高等院校实验教学示范中心实验教材

病原生物学与免疫学实验

第4版

主　　编　杨　健　胡为民　杨继文
副主编　朱　红　杨尚君　潘万龙
编　　委　(以姓氏排音为序)
常晋霞　陈　蓉　胡为民　李倩倩
李雪璐　潘万龙　彭丽娟　王　燕
杨继文　杨　健　杨尚君　杨艳红
张仁刚　张晓丽　张晓英　周燕蓉
朱　红　朱晓燕

科学出版社
北　京

内　容　简　介

本书分为四部分，绪言主要介绍本门课程的教学目的和要求以及实验室规则和实验室生物安全；第一篇主要介绍三门课程的基本实验，包括医学免疫学、病原生物学和人体寄生虫学基本实验项目，内容包括一些新的实验技术；第二篇为综合性和设计性实验，该篇首先介绍了感染性疾病病原体的检测方法和常用的用于病原体检测的分子生物学实验技术，其次罗列了经典的感染性疾病临床病例，目的是在病例讨论基础之上，围绕病原体的检测，综合运用所学的基础知识和基本实验技能设计实验；第三篇是创新性实验相关内容，主要介绍了国家创新创业实验项目的目的和要求以及项目申请书的格式和内容，该篇主要针对一些对科学研究特别感兴趣的同学。

本教材适合医药院校临床、预防、寄出、口腔、麻醉、影像、护理、中医、药学、检验等各专业、各层次学生的病原学免疫学实验教学。

图书在版编目（CIP）数据

病原生物学与免疫学实验 / 杨健，胡为民，杨继文主编. —4 版. —北京：科学出版社，2015. 8

ISBN 978-7-03-045051-7

Ⅰ. ①病… Ⅱ. ①杨… ②胡… ③杨… Ⅲ. ①病原微生物-实验-高等学校-教材 ②医药学-免疫学-实验-高等学校-教材 Ⅳ. ①R37-33②R392-33

中国版本图书馆 CIP 数据核字（2015）第 131489 号

责任编辑：朱　华 / 责任校对：李　影
责任印制：赵　博 / 封面设计：范璧合

科学出版社 出版
北京东黄城根北街 16 号
邮政编码：100717
http://www.sciencep.com
天津市新科印刷有限公司印刷
科学出版社发行　各地新华书店经销
*
2006 年 9 月第　一　版　　开本：787×1092　1/16
2015 年 8 月第　四　版　　印张：12　1/4　插页：8
2025 年 1 月第二十次印刷　　字数：278 000

定价：49.80 元

（如有印装质量问题，我社负责调换）

前　言

实验教学是高等教育的重要环节之一，医学实验教学不但可以帮助学生加深对基础理论知识的认识，增强学生的动手能力，同时也能培养学生的学习兴趣、探索精神和创新精神。我校从2001年起着手了实验教学改革，把医学微生物学、医学免疫学和人体寄生虫学整合为一门独立的课程，已经走过了14年的历程，完成了3版教材的编写和使用，第3版教材已经使用3年，在第3版教材的基础之上进行了修订和调整，完成了第4版教材的编写。

第4版教材定位于实用性、参考性、综合性、先进性和一定的系统性，与第3版的最大区别在于把实验相关原理融合到实验相应篇章，而不独立成章。第4版教材第一篇是基本实验，分章节分别叙述了三门课程的实验项目，包括验证性实验、综合性实验以及一些前沿的实验项目；第二篇是综合性、设计性实验，该篇以临床感染性疾病病例为基础，让同学能提前接触、了解临床感染性疾病相关病例，从而增加基础课的趣味性、增加学生的学习兴趣，同时，寓学习目的于病例之中。第三篇是创新性实验的相关内容，创新是社会发展的力量源泉，大学生创新性能力的培养是高等教育工作的重要组成部分，该篇主要包括国家对于大学生创新性实验项目申请以及项目标书的相关内容，主要的目的是激发学生对科学研究的兴趣以及培养学生对科学研究的探索精神。

本实验教材适用于临床医学、检验医学、中西医结合、麻醉学、影像学、法医学、公共卫生管理、预防医学、护理学、口腔医学等专业本、专科学生使用。本实验教材的编写和出版得到了川北医学院微生物学与免疫学教研室、人体寄生虫学教研室、病原生物学与免疫学实验教学中心各位老师以及科学出版社的大力支持，在此表示诚挚的谢意。因学识水平和经验所限，本书中恐有疏漏甚至错误之处，恳请同行学者提出宝贵意见，以促进本教材的修改和完善。

川北医学院病原生物学与免疫学实验教学中心

2015年6月

目　　录

第三篇 创新性实验相关内容

绪 言

一、病原生物学与免疫学实验目的和要求

(1) 通过实验观察和实验操作,巩固并加深对医学免疫学和病原生物学基本理论知识的理解。

(2) 掌握病原生物学与免疫学的基本操作技术;树立牢固的无菌观念,掌握生物安全的基本知识和病原生物学中常见的无菌操作技术,为以后的临床操作奠定坚实的基础。

(3) 熟悉感染性疾病常用的诊断方法和手段,了解病原生物学和免疫学实验技术的新进展。

(4) 培养学生具有从事科学实验的能力,能够独立观察实验结果、整理分析实验资料、总结书写实验报告和论文的能力。培养学生一定的创新能力,能够提出问题,分析问题并设计方案解决问题。培养学生严谨的科学态度和作风,培养学生不仅具有独立解决问题的能力,同时也培养学生团结协作精神。

二、实验室生物安全

国家根据病原微生物的传染性、感染后对个体或者群体的危害程度,将病原微生物分为四类(表 0-1):

表 0-1 病原微生物生物危害的类别划分

类别	划分标准	举例
一类	能够引起人类或者动物非常严重疾病的微生物,以及我国尚未发现或者已经宣布消灭的微生物	埃博拉病毒、沙粒病毒、天花病毒等
二类	能够引起人类或者动物严重疾病,比较容易直接或者间接在人与人、动物与人、动物与动物间传播的微生物	如结核分枝杆菌、布鲁氏菌、圣路易斯脑炎病毒、朊粒等
三类	能够引起人类或者动物疾病,但一般情况下对人、动物或者环境不构成严重危害,传播风险有限,实验室感染后很少引起严重疾病,并且具备有效治疗和预防措施的微生物	乙型肝炎病毒、沙门菌、志贺菌、梅毒螺旋体、葡萄球菌等
四类	在通常情况下不会引起人类或者动物疾病的微生物	如枯草杆菌、犬肝炎病毒等

一类、二类病原微生物统称为高致病性病原微生物。

根据微生物实验室开展工作的性质、接触的病原体生物危害程度、采取生物安全措施的不同分为 4 级(表 0-2):

表 0-2 病原微生物实验室分级

级别	主要用途	实验条件
一级	从事基础教学与研究,接触四类生物危害微生物	开放式工作台和规范的微生物操作技术

续表

级别	主要用途	实验条件
二级	从事实验健康服务、诊断、研究、接触三类生物危害微生物	除了开放式长形工作台还应配置生物安全柜，实验室应有生物危害标记，操作人员应身着防护服，有规范的病原微生物操作技术
三级	从事特殊诊断与服务，接触二类生物危害微生物	需要生物安全柜和其他操作所需的基本装置，实验室应有生物危害标记，操作人员身着特殊防护服，规范的微生物操作技术，人员进入受限，实验室内有定向气流
四级	从事危险病原体操作，接触一类病原微生物	应有配套的生物安全柜，人员身着带正压的连衣裤，实验室空气经过滤，配备带双门的高压灭菌器，除了三级防护措施外，人员进入实验室时，应经过密封的过渡舱，离开时应经风淋，生物废弃物应经特殊处理

三、实验室规章制度

病原生物学实验的对象大多为病原微生物，有的具有一定的感染性，因此要求进入实验室后必须严格遵守以下实验室规则：

(1) 每次进入实验室必须穿白大褂，不必要的物品不得带入实验室，必须带入的书籍和文具等应放在实验台下的抽屉里，以免受到污染。

(2) 实验室内禁止饮食、喝水、抽烟，不得高声谈笑或随便走动，务必关闭手机铃声，上课期间不得使用手机。

(3) 各种实验物品应按指定地点存放，用过的器材必须放入消毒缸内，禁止随意放于桌上及冲入水槽。

(4) 须送培养箱培养的物品，应做好标记后送到指定地点。

(5) 实验过程中发生差错或意外事故时，应立即报告老师，并在老师的指导下进行正确的处理，禁止隐瞒或擅自处理。如有传染性的材料污染桌面、地面等，应立即用规定浓度的消毒液浸泡污染部位，作用5~10min后方可抹去。如手被活菌污染也应使用合适浓度的消毒液浸泡5~10min后，再以自来水反复冲洗。

(6) 爱护室内仪器设备，严格按照仪器的操作规则使用，尤其是显微镜，使用油镜头后必须擦净镜油。节约使用实验材料，不慎损坏了器材等，应主动报告老师并进行相应清理。

(7) 实验完毕，应物归原处，并将桌面整理清洁，实验室打扫干净。最后以消毒液浸泡手5min，清水洗净后方可离开实验室。

第一篇　基 本 实 验

第一章　免疫学基本实验

第一节　抗体的制备

抗体(antibody,Ab)是免疫系统在抗原的刺激下,B淋巴细胞转化为浆细胞,由浆细胞所产生的、能与相应抗原发生特异性结合的免疫球蛋白(immunoglobulin,Ig)。抗体在疾病的诊断和防治中发挥重要作用,人工制备抗体是大量获得抗体的重要途径。人工制备抗体的类型主要有多克隆抗体(polyclonal antibody,PcAb)、单克隆抗体(monoclonal antibody,McAb)和基因工程抗体(gene engineering antibody,GeAb)。本书主要介绍多克隆抗体和单克隆抗体的制备方法。

一、多克隆抗体

多克隆抗体(polyclonal antibody,PcAb)是指多种抗原决定簇的抗原免疫动物,刺激机体多个B细胞克隆,产生针对多种抗原表位的不同抗体,所获得的抗体为多种抗体的混合物,即多抗。为制备高效价、高特异性的多克隆抗体,须有理想的免疫原、适宜的动物和可行的方法。本书主要介绍大肠埃希菌抗血清制备的多克隆抗体。

实验1-1　多克隆抗体的制备

【实验目的】

制备高效价、高特异性的免疫血清,可为免疫学诊断、特异性免疫治疗和免疫学实验提供常用的试剂。

【实验原理】

将抗原导入敏感动物体内后,刺激其淋巴结和脾脏中的淋巴细胞等网状内皮细胞系统大量增殖。实验动物对初次免疫和二次免疫的应答不同。初次免疫应答较弱,特别是对易代谢,可溶性的抗原。首次注射后7d左右,在血清中可以检测到抗体,其浓度维持在一个较低水平;注射后10d左右抗体的滴度会达到最大值。这种抗体滴度增加,血清中抗体种类和性质发生改变称为免疫应答的成熟,在抗体的制备过程中具有重要的实际意义。通常在抗原注射4~6w后会产生具有高亲和力的抗体。免疫应答的动力学结果取决于抗原和免疫动物的种类,但初次和二次免疫应答之间的关系是免疫应答的一个重要特点。三次或以后的抗原注射所产生的应答和二次应答结果相似。

【实验材料】

家兔、大肠埃希菌、SS平板、固体斜面培养基、固体营养培养基、接种环、酒精灯、玻璃过滤器、37℃培养箱、摇床恒温水浴箱、离心机、振荡器、灭菌大试管、毛细管、玻片、0.5%石炭酸溶液、硫柳汞溶液、饱和硫酸铵溶液、磷酸、盐缓冲液、盐酸溶液、氢氧化钠溶液、生理盐水。

【实验方法】

1. 抗原的制备 从正常人群的粪便中分离出的大肠埃希菌作革兰染色，革兰染色阴性，符合糖发酵实验阴性标准，SS平板上菌落典型的菌才能作后续实验。将分离出的大肠埃希菌接种于固体斜面培养基纯培养。再将其接种于固体营养培养基平板，置37℃培养箱培养16~18h后用无菌生理盐水洗下菌苔，充分摇匀。将此悬液作革兰染色镜检，如未检测到杂菌，将其加热至80℃ 30min，玻璃滤器滤过，上面得O菌液，下面得H菌液，将菌液稀释至约10亿/mL浓度，置4℃冰箱待用。

2. 免疫方法 选择并标记雄性家兔10只，O菌液与H菌液各注射注射5只。

3. 血清制备 末次注射后5~7d，从兔耳静脉采血2mL，分离血清。用试管凝集定量法测定抗体效价，如效价达1∶1万以上，则以无菌操作从兔心脏抽血，分离血清，于56℃保温30min，以灭活补体。在血清中加入适量的0.5%石炭酸作防腐剂，分装成每小瓶1~2mL，密封，做好标记，置于4℃冰箱保存备用。

【实验结果】

将免疫后收集的血液与注射前收集的血液进行比较，检测是否有抗体产生及抗体的效价。用抗大肠埃希菌H、O血清，作玻片凝集试验，肉眼及镜下观察，该现象与伤寒杆菌凝集现象不易区分。将H、O混合后血清适当稀释代替伤寒病人血清，将大肠埃希菌H、O菌液代替伤寒菌液作肥达反应，其现象与临床肥达反应不易区分。

【注意事项】

（1）抗原的质量很关键，增强抗原的免疫原性不能破坏其本身的抗原表位；

（2）混合抗体的制备需要适当选择抗原簇以免制成的混合抗体不能检出规定的细菌而造成漏检；

（3）制备抗原须灭活细菌，抗体制备须研究抗原的注射剂量、注射时间和取血时间，避免抗原制备失败或抗体效价不理想；

（4）若血清抗体效价检测未达到要求，可加强免疫一次；

（5）免疫后的动物要密切监测动物的身体状况若出现超敏反应、皮肤溃烂等问题要及时处理。

实验1-2 抗体的提取与纯化（盐析沉淀法）

一般抗体提取与纯化的操作程序是为多克隆抗体血清设计的，主要的方法有盐析法、凝胶过滤法、离子交换层析法与梯度离心法，在实际应用中多在抗体的产量与纯度之间考虑一合理的方法。本次实验选用盐析法，此法简便，产量高，但纯度稍差。

【实验目的】

用盐析法纯化抗血清。

【实验原理】

此法提取抗体，是根据蛋白质具有胶体性质，当蛋白质溶液中加入大量中性盐类时，夺取蛋白质水化层使其脱水，并中和蛋白质所带电荷，使蛋白质失去稳定因素而从溶液中沉淀出来，但并不引起蛋白质发生变性，此现象称盐析。由于各种蛋白质析出时所要求盐类浓度不同，因此在蛋白质溶液中加入不同浓度的中性盐，能使各种成分蛋白质分别析出，达到分离提纯抗体的目的。

【实验材料】

饱和硫酸铵溶液(pH7.0)、免抗人 IgG 免疫血清、pH7.4 0.01mol/L PBS(含 0.14 mol/L NaCl)、奈氏试剂、透析袋、离心机、磁力搅拌器、小烧杯、离心管。

【实验方法】

(1) 每组于小烧杯中加入抗血清 5mL、PBS 5mL,在搅拌器上边搅拌边逐滴缓慢加入饱和硫酸铵 10mL,逐渐发生混浊。分装 2 支 10mL 离心管,4℃ 30min 或过夜。

(2) 3000rpm 20~30min(最好 4℃),去上清,共用 5mL PBS 将两支离心管的沉淀溶解并吸于一支离心管中。加饱和硫酸铵 2.5 mL 使其蛋白质沉淀,4℃30min(33%硫酸铵饱和度)。此步重复 1~2 次。

(3) 3000rpm 20~30min,去上清,用少量 PBS 溶解,吸入透析袋内,用无 NaCl 0.01 mol/L PBS 4℃透析去盐,每天换液 3 次(在磁力搅拌下透析更快),到除尽溶液中的 NH_4 为止,约需 2~3d。透析液 NH_4 的检测用奈氏试剂,如产生黄色沉淀证明 NH_4 存在。

(4) 可用葡聚糖 G-25 或 G-50 凝胶过柱除盐并进一步纯化。

(5) 紫外分光光度计读 OD_{280}值,了解抗体蛋白质含量。小量分装,-20℃保存。

二、单克隆抗体

单克隆抗体(monoclonal antibody,McAb)是由淋巴细胞杂交瘤产生的、只针对复合抗原分子上某一单个抗原决定簇的特异性抗体。单抗在结构和组成上高度均一,抗原特异性及同种型一致,易于体外大量制备和纯化,故单抗具有纯度高、特异性强、效价高、少或无血清交叉反应、制备成本低等特性,已广泛应用于疾病的诊断、特异性抗原或蛋白的检测和鉴定、疾病的被动免疫治疗和生物导向药物的制备等。

要制备单克隆抗体需先获得能合成专一性抗体的单克隆 B 淋巴细胞,但这种 B 淋巴细胞不能在体外生长。而实验发现骨髓瘤细胞可在体外生长繁殖,应用细胞杂交技术使骨髓瘤细胞与免疫的淋巴细胞合二为一,得到杂种的骨髓瘤细胞。这种杂种细胞继承两种亲代细胞的特性,它既具有 B 淋巴细胞合成专一抗体的特性,也有骨髓瘤细胞能在体外培养增殖永存的特性,用这种来源于单个融合细胞培养增殖的细胞群,可制备抗一种抗原决定簇的特异单克隆抗体(图 1-1,彩图)。

(一) 抗原提纯与动物免疫

对抗原的要求是纯度越高越好,尤其是初次免疫所用的抗原。如为细胞抗原,可取1×10^7个细胞作腹腔免疫。可溶性抗原需加完全福氏佐剂并经充分乳化,如为聚丙烯酰胺电泳纯化的抗原,可将抗原所在的电泳条带切下,研磨后直接用以动物免疫。

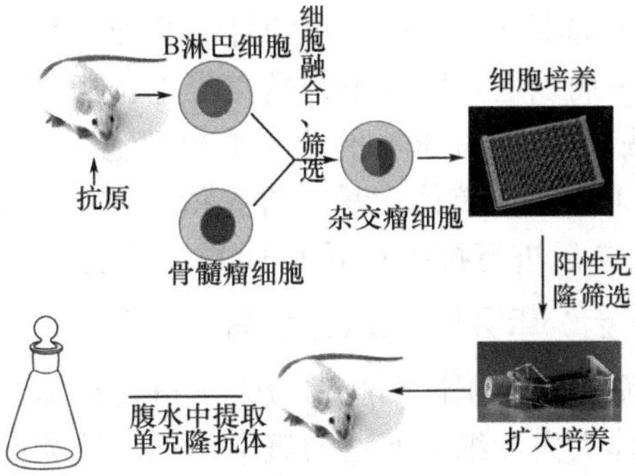

图 1-1　单克隆抗体制备过程示意图

选择与所用骨髓瘤细胞同源的 BALB/c 健康小鼠,鼠龄在 8~12w,雌雄不限。为避免小鼠反应而不佳或免疫过程中死亡,可同时免疫 3~4 只小鼠。

免疫过程和方法与多克隆抗血清制备基本相同，因动物、抗原形式、免疫途径不同而异，以获得高效价抗体为最终目的。免疫间隔一般2～3w。一般被免疫动物的血清抗体效价越高，融合后细胞产生高效价特异抗体的可能性越大，而且单克隆抗体的质量（如抗体的浓度和亲和力）也与免疫过程中小鼠血清抗体的效价和亲和力密切相关。末次免疫后3～4d，分离脾细胞融合。

（二）骨髓瘤细胞及饲养细胞的制备

选择瘤细胞株的最重要的一点是与待融合的B细胞同源。如待融合的是脾细胞，各种骨髓瘤细胞株均可应用，但应用最多的是Sp2/0细胞株。该细胞株生长及融合效率均佳，此外，该细胞株本身不分泌任何免疫球蛋白重链或轻链。细胞的最高生长密度为9×10^5/mL，倍增时间通常为10～15h。融合细胞应选择处于对数生长期、细胞形态和活性佳的细胞（活性应大于95%）。骨髓瘤细胞株在融合前应先用含8-氮鸟嘌呤的培养基作适应培养，在细胞融合的前一天用新鲜培养基调细胞浓度为2×10^5/mL，次日一般即为对数生长期细胞。

在体外培养条件下，细胞的生长依赖适当的细胞密度，因而，在培养融合细胞或细胞克隆化培养时，还需加入其他饲养细胞（feeder cell）。常用的饲养细胞为小鼠的腹腔细胞，制备方法为用冷冻果糖液注入小鼠腹腔，轻揉腹部数次，吸出后的液体中即含小鼠腹腔细胞，其中在巨噬细胞和其他细胞。亦有用小鼠的脾细胞、大鼠或豚鼠的腹腔细胞作为饲养细胞的。

在制备饲养细胞时，切忌针头刺破动物的消化器官，否则所获细胞会有严重污染。饲养细胞调至1×10^5/mL，提前一天或当天置板孔中培养。

（三）细胞融合

细胞融合是杂交瘤技术的中心环节，基本步骤是将两种细胞混合后加入PEG使细胞彼此融合。其后把培养液稀释，消除PEG的作用。将融合后的细胞适当稀释，分置培养板孔中培养。融合过程中有几个问题应特别注意。①细胞比例：骨髓瘤细胞与脾细胞的比值可从1∶2到1∶10不等，常用1∶4的比例。应保证两种细胞在融合前都具有较高活性。②反应时间：在两种细胞的混合细胞悬液中，第1min滴加4.5mL培养液；间隔2min滴加5mL培养液，尔后加培养液50mL。③培养液的成分：对融合细胞，良好的培养液尤其重要，其中的小牛血清、各种离子和营养成分均需严格配制。如融合效率降低，应随时核查培养基情况。

（四）有限稀释法

筛选阳性株一般选用的骨髓瘤细胞为HAT敏感细胞株，所以只有融合的细胞才能待续存活一周以上。融合细胞呈克隆生长，经有限稀释后（一般稀释至0.8个细胞/孔），按Poisson法计算，应有36%的孔为1个细胞/孔。细胞培养至覆盖0～20%孔底时，吸取培养上清用ELISA检测抗体含量。首先依抗体的分泌情况筛选出高抗体分泌孔，将孔中细胞再行克隆化，尔后进行抗原特异的ELISA测定，选高分泌特异性细胞株扩大培养或冻存。

（五）单克隆抗体的制备和冻存

筛选出的阳性细胞株应及早进行抗体制备，因为融合细胞随培养时间延长，发生污染、染色体丢失和细胞死亡的概率增加。抗体制备有两种方法。一是增量培养法，即将杂交瘤细胞在体外培养，在培养液中分离单克隆抗体。该法需用特殊的仪器设备，一般应用无血清培养基，以利于单克隆抗体的浓缩和纯化。最普遍采用的是小鼠腹腔接种法。选用BALB/c小鼠或其亲代小鼠，先用降植烷或液状石蜡行小鼠腹腔注射，一周后将杂交瘤细胞接种到小鼠腹腔中去。通常在接种一周后即有明显的腹水产生,每只小鼠可收集5~10mL的腹水,有时甚至超过40mL。该法制备的腹水抗体含量高,每毫升可达数毫克甚至数十毫克水平。此外,腹水中的杂蛋白也较少,便于抗体的纯化。接种细胞的数量应适当,一般为5×10^5/鼠,可根据腹水生长情况适当增减。

选出的阳性细胞株应及早冻存。冻存的温度越低越好,冻存于液氮的细胞株活性仅有轻微的降低,而冻存在-70℃冰箱则活性改变较快。细胞不同于菌种,冻存过程中需格外小心。二甲亚砜(DMSO)是普遍应用的冻存保护剂。冻存细胞复苏后的活性多在50%~95%之间。如果低于50%,则说明冻存复苏过程有问题。

(六) 单克隆抗体的纯化

单克隆抗体的纯化方法同多克隆抗体的纯化,腹水特异性抗体的浓度较抗血清中的多克隆抗体高,纯化效果好。按所要求的纯度不同采用相应的纯化方法。一般采用盐析、凝胶过滤和离子交换层析等步骤达到纯化目的,也有采用较简单的酸沉淀方法。目前最有效的单克隆抗体纯化方法为亲和纯化法,多用葡萄球菌A蛋白或抗小鼠球蛋白抗体与载体(最常用Sepharose)交联,制备亲和层析柱将抗体结合后洗脱,回收率可达90%以上。蛋白可与IgG1、IgG2a、IgG2b和IgG3结合,同时还结合少量的IgM。洗脱液中的抗体浓度可用紫外光吸收法粗测,小鼠IgG单克隆抗体溶液在A_{280nm}时,1.44(吸光单位)相当于1mg/mL。经低pH洗脱后在收集管内预置中和液或速加中和液对保持纯化抗体的活性至关重要。

(陈 蓉)

第二节 凝集实验

凝集反应(agglutination test)一种血清学反应。颗粒性抗原(细菌或红细胞等)与相应抗体结合,在有电解质存在的条件下,经过一定时间,出现肉眼可见的凝集小块。参与凝集反应的抗原称为凝集原,抗体称为凝集素。凝集反应可分为直接凝集反应和间接凝集反应两类。

一、直接凝集实验

直接凝集反应:颗粒状抗原(如细菌、红细胞等)与相应抗体直接结合所出现的凝集现象。实验方法分为玻片法和试管法。

1. 玻片法 一种定性实验方法。可用已知抗体来检测未知抗原。若鉴定新分离的菌种时,可取已知抗体滴加在玻片上,将待检菌液一滴与其混匀。数分种后,如出现肉眼可见的凝集现象,为阳性反应。该法简便快速,除鉴定菌种外,也可用于菌种分型、测定人类红细胞的ABO血型等。

2. 试管法 一种定量实验的经典方法。可用已知抗原来检测受检血清中有无某抗体及抗体的含量。用来协助临床诊断或供流行病学调查研究。操作时,将待检血清用生理盐水连续成倍稀释,然后加入等量抗原,最高稀释度仍有明显凝集现象者,为血清的效价,也称滴度,以表示血清中抗体的相对含量。诊断伤寒、副伤寒病的肥达氏反应(Widal test)、布氏病的瑞氏反应(Wright test)均属定量凝集反应。

实验 1-3　细菌的鉴定

【实验目的】

通过已知抗体(诊断血清)与未知抗原(细菌)的结合对所感染细菌进行定性诊断。

【实验原理】

颗粒性抗原(细菌、螺旋体、红细胞等)与相应的抗血清混合后,在电解质参与下,经过一定时间,抗原抗体凝聚成肉眼可见的凝集块,这种现象称为凝集反应。血清中的抗体称为凝集素(agglutinin),抗原称为凝集原(agglutinogen)。若用已知的志贺菌诊断血清和沙门菌诊断血清与待检菌混合,发生凝集反应,即可判断待检菌为其中一种。

【实验材料】

(1) 志贺菌多价诊断血清,沙门菌多价诊断血清。

(2) 待检菌 24h 培养物(斜面或平皿)。

(3) 生理盐水、滴管、载玻片、接种环、酒精灯等。

【实验方法】

(1) 取洁净载玻片一张,用标记笔划分成三格,并依次编号。

(2) 用滴管滴加一滴志贺菌多价诊断血清于第一格,一滴生理盐水于第二格,一滴沙门菌多价诊断血清于第三格。

(3) 用灭菌接种环取待检菌培养物少许,与盐水及血清分别混合。注意每次取菌后与不同血清或盐水混合时,接种环均需烧灼灭菌,以免互相污染,影响结果的正确性。

(4) 轻轻摇动载玻片,数分钟后,将载玻片稍微倾斜,对光观察。

【实验结果】

首先观察第二格(阴性对照)是否出现凝集颗粒,若出现则为非特异性凝集或操作过程中污染所致,本次实验无效。阳性为反应物内有大量均匀细沙状白色凝集物,阴性则无凝集物形成。若待检菌与沙门菌多价诊断血清不发生凝集,而与志贺菌多价诊断血清出现凝集,则该菌即为志贺菌属细菌;若待检菌与志贺菌多价诊断血清不发生凝集,而与沙门菌多价诊断血清出现凝集,则该菌为沙门菌属细菌(图 1-2,彩图)。

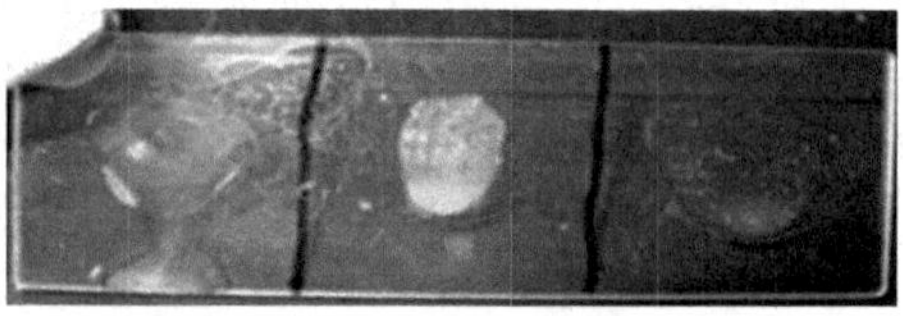

阴性　　阴性　　阳性

图 1-2　玻片凝集结果示意图

【注意事项】

(1) 待检菌为肠道致病菌,实验过程中必须严格遵守无菌操作原则。

(2) 结果观察后,将玻片放入盛有消毒液的指定容器内,切忌随意存放或冲洗。

(3) 取待检菌培养物不宜过多,与诊断血清混合时,必须将细菌涂散,涂均匀,以免将未涂散的细菌误认为阳性的凝集物;但也不宜涂得太宽,以免很快干涸而影响结果观察。

(4) 吸取不同血清时不可共用滴管,以免交叉污染,导致结果不准确。

(5) 如环境温度过低,可将玻片背面与手背轻轻摩擦或在酒精灯火焰上空掩几次,以提高反应温度,加快结果出现。

实验 1-4 人 ABO 血型鉴定

【实验目的】

(1) 学习鉴定 ABO 血型的方法。

(2) 掌握 ABO 血型鉴定的原理。

(3) 认识血型鉴定在输血中的重要性。

【实验原理】

ABO 血型系统是根据红细胞膜上多糖侧链所形成的抗原决定簇来命名的,根据侧链末端单糖的不同分为 A、B 两种抗原,A 型者(AA 或 AO)红细胞膜上为 A 抗原,B 型者(BB 或 BO)红细胞膜上为 B 抗原,O 型者红细胞膜上不含 A、B 抗原,将标准抗 A 和抗 B 血清分别与待测红细胞混合。如果抗原与抗体相对应,则引起红细胞凝集,反之则不凝集,据其凝集现象可判断血型。输入错误血型会导致溶血反应,母亲和胎儿血型不符也可能发生新生儿溶血症,因此血型鉴定非常有必要。

【实验材料】

(1) 标准抗 A 血清、标准抗 B 血清。

(2) 75%乙醇溶液、酒精棉球、一次性采血针、消毒牙签、载玻片、消毒缸、显微镜等。

【实验方法】

(1) 将载玻片洗净,擦干,不能留有水分,以防溶血。

(2) 在载玻片上滴加抗 A 血清、抗 B 血清。旁边放置两个消毒牙签。

(3) 用酒精棉球消毒无名指,等酒精挥发后,用采血针采血,将血液分别滴入血清中,再用牙签混合或不断轻轻晃动载玻片,使血清和红细胞充分混匀,1~2min 后肉眼观察凝集现象,如肉眼观察不清,可将载玻片置于低倍显微镜下观察结果,结果判定见表 1-1。

表 1-1 ABO 血型正向定型及结果判定

标准血清		血型
抗 A 血清	抗 B 血清	
+	-	A 型
-	+	B 型
-	-	O 型
+	+	AB 型

+:表示凝集;-:表示不凝集

【实验结果】

阳性:液体变清,并有红色凝集块出现(图 1-3,彩图)。

阴性:液体仍然混浊,无凝集块出现(图 1-3,彩图)。

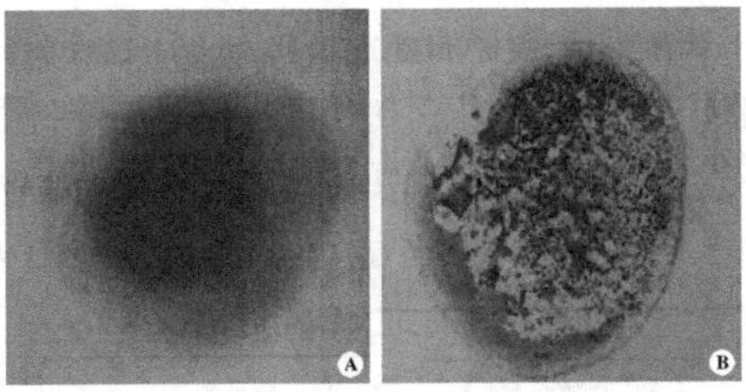

图 1-3 血型鉴定结果示意图

【注意事项】

(1) 记录结果之后,将玻片放入消毒缸内,切勿随意放置或冲洗。

（2）严格进行无菌操作，防止被采血部位感染。

（3）用牙签混匀时，勿混用牙签，以免产生错误结果。

实验 1-5　试管凝集实验（肥达反应）

【实验目的】

（1）掌握试管凝集实验的原理。

（2）熟悉肥达反应的方法、凝集效价的判定及临床意义。

【实验原理】

试管凝集实验是用已知的颗粒性抗原来检测未知抗体及其相对含量。肥达反应就是用已知的伤寒沙门菌 O、H 抗原和甲、乙型副伤寒沙门菌 H 抗原，与不同稀释度的病人血清作定量凝集实验，以测定病人血清中有无相应抗体存在。根据抗体含量及其动态变化，辅助诊断伤寒、副伤寒。

【实验材料】

（1）抗原：伤寒沙门菌 O、H 抗原、甲、乙型副伤寒沙门菌 H 抗原。

（2）病人血清（须经 56℃，30min 灭活）。

（3）小试管、试管架、1mL 刻度吸管、5mL 刻度吸管、水浴箱等。

【实验方法】

试管凝集反应操作程序（表 1-2）：

表 1-2　试管凝集试验操作方法

试管编号	1		2		3		4		5		6		7
生理盐水	0.5	↘	0.5	↘	0.5	↘	0.5	↘	0.5	↘	0.5	↘	0.5
待检血清	0.5		0.5		0.5		0.5		0.5		0.5		弃去
血清稀释度	1∶20		1∶40		1∶80		1∶160		1∶320		1∶640		无血清
伤寒沙门菌菌液	0.5		0.5		0.5		0.5		0.5		0.5		0.5
血清最终稀释度	1∶40		1∶80		1∶160		1∶320		1∶640		1∶1280		无血清

（1）将小试管置试管架上，共 4 排，每排 7 支，依次编号。

（2）于小试管内，各注入生理盐水 0.5mL。

（3）对倍稀释血清：在每排第 1 管加入 1∶10 稀释的病人血清 0.5mL，用 1 mL 吸管吹吸 3 次，混匀，吸出 0.5mL 加入各排第 2 管，混匀后吸出 0.5mL 加入第 3 管，依次稀释至第 6 管弃 0.5mL，第 7 管作空白对照。

（4）从第 7 管开始，由后向前，于第 1 排各管内加入伤寒 H 菌液 0.5mL；于第 2 排各管内加入伤寒 O 菌液 0.5mL；于第 3 排各管内加入甲型副伤寒 H 菌液（PA）0.5mL；于 4 第排各管内加入乙型副伤寒 H 菌液（PB）0.5mL。

（5）加毕，振摇试管架，混匀，52℃ 水浴 2～4h，取出置室温过夜，然后观察结果，或置 37℃孵箱 16～18h，取出观察结果。

【实验结果】

先勿振动试管，在斜射光线下透视，首先观察盐水对照管，预期结果是管底沉淀物呈圆形,边缘整齐,轻轻振荡,细菌分散呈均匀混浊,即未出现凝集现象。若出现非特异性凝集现象,则本次实验无效。观察实验管应自第1管开始。O菌液凝集物呈颗粒状,轻摇时不易升起和离散。H菌液凝集物呈疏松棉絮状,沉于管底,轻摇时即易离散和升起。根据凝集反应的程度,分别以下列记号表示:

++++:管内液体澄清,细菌完全被凝集于管底,轻摇有大片凝集块。

+++:管内液体轻度混浊,细菌大部分被凝集于管底,凝集块相对较小。

++:管内液体中度混浊,部分细菌被凝集于管底,凝集明显,呈颗粒状。

+:管内液体很混浊,仅少量细菌凝集。

-:管内液体与对照管相同,无凝集。

凝集效价的判断:与相应菌液发生++凝集反应的血清最高稀释比例为该被检血清的凝集效价,设稀释比例为 n,凝集效价则用 $1:n$ 表示,n 值越高,代表血清中所含抗体量越多。

根据得到的4个凝集效价判断临床意义:

(1) 伤寒流行区的健康人因隐性感染或预防接种,其血清中可能有低效价抗体存在。一般当伤寒抗O效价≥1∶80,抗H≥1∶160,副伤寒抗H≥1∶80时,才有诊断意义。

(2) 抗O正常,抗H正常,感染伤寒的可能性很小。

(3) 抗O正常,抗H超过正常,可能是接种了伤寒菌疫苗,无诊断意义。

(4) 抗O超过正常,抗H正常,可能是伤寒感染早期,但不能区别伤寒或副伤寒。

1)抗O抗体主要是IgM,出现较早;抗H抗体主要是IgG,出现较晚。

2)无论伤寒或甲型、乙型副伤寒病人,血清中抗O抗体效价均升高,故抗O抗体效价增高时,只能拟诊为伤寒类感染,而不能区别伤寒或副伤寒。

(5) 抗O超过正常,抗H超过正常,可诊断为伤寒或副伤寒中的某一种或几种感染。伤寒杆菌与副伤寒杆菌甲、乙、丙4种的H抗原各不相同,所产生的H抗体各异。当某种抗H抗体超过正常时,结合抗O效价升高,则可做出诊断。

(6) 肥达反应必须动态观察,每周检查一次,如效价显著递升,诊断意义更大。

(7) 约有10%的伤寒病人始终不出现肥达阳性反应,有的是由于在发病早期已大量使用过氯霉素,有的是由于使用了免疫抑制剂,有的可能是轻型感染,个别人可能由于先天性体液免疫功能缺陷,或老弱、婴儿等免疫功能低下所致。

【注意事项】

(1) 取样和加样应该准确;稀释血清时应仔细核对并逐管进行,以防跳管和漏管。

(2) 在观察结果时,最好勿振摇试管,应轻拿轻放,以免将凝集物摇散影响他人观察。

二、间接凝集实验

间接凝集反应:将可溶性抗原(或抗体)先吸附于一种与免疫无关的、一定大小的颗粒状载体的表面,然后与相应抗体(或抗原)作用。在有电解质存在的适宜条件下,即可发生凝集,称为间接凝集反应。用做载体的微球可用天然的微粒性物质,如人(O型)和动物(绵羊、家兔等)的红细胞、活性炭颗粒或硅酸铝颗粒等;也可用人工合成或天然高分子材料制成,如聚苯乙烯胶乳微球等。由于载体颗粒增大了可溶性抗原的反应面积,当颗粒上的抗原与微量抗体结合后,就足以出现肉眼可见的反应,敏感性比直接凝集反应高得多。

实验 1-6 间接凝集实验

【实验目的】

(1) 通过检测待检血清中的类风湿因子,辅助诊断类风湿性关节炎。

(2) 了解间接凝集实验的原理、方法及应用。

【实验原理】

将可溶性抗原(或抗体)吸附或偶联在与免疫无关、大小适当的颗粒性物质(载体)上,成为人工免疫微球,与相应抗体(或抗原)结合后,在适宜电解质存在条件下,出现特异性的凝集现象,称为间接凝集反应。载体的种类很多,如人(O 型)、动物(羊、兔)红细胞,活性炭颗粒、乳胶微球等。下面介绍检测类风湿因子的间接乳胶凝集实验(玻片法)。

类风湿性关节炎是一种由变性 IgG 导致的自身免疫性疾病,患者可产生自身抗体,即类风湿因子(一种抗变性 IgG 的 IgM 抗体)。用吸附有变性 IgG 的乳胶颗粒与患者血清作凝集实验,可检测有无类风湿因子存在,用于类风湿性关节炎的诊断。

【实验材料】

(1) 类风湿乳胶诊断试剂(即吸附有人变性 IgG 的乳胶颗粒,又称为致敏乳胶)。

(2) 载玻片、毛细滴管等。

【实验方法】

(1) 将玻片分为 3 格,用毛细滴管向 1、2、3 格内分别加 1 滴阳性对照血清、待检血清、阴性对照血清。

(2) 再向每格内加致敏乳胶 1 滴,连续摇动载玻片 2~3min 后,观察结果。

【实验结果】

以肉眼观察到出现凝集为阳性,不出现凝集为阴性。阳性程度的判断,与一般凝集反应类同。玻片法一般作定性测定,若先在试管中将待检血清作对倍稀释,然后分别滴加在玻片上观察凝集现象,也可作半定量测定。

【注意事项】

(1) 标本和试剂应按顺序加入。

(2) 滴加血清和乳胶诊断试剂时应悬空加入,以免污染试剂。

实验 1-7 间接凝集抑制实验(妊娠实验)

【实验目的】

通过妊娠实验的基本操作过程,了解间接凝集抑制实验的原理、方法及应用。

【实验原理】

将待检抗原(或抗体)与已知可溶性的抗体(或抗原)先行混合,作用一定时间后,再与已知可溶性抗体(或抗原)对应的抗原(或抗体)致敏的胶乳颗粒作用,如待测样品中含有相应抗原(或抗体),便可与加入的抗体(或抗原)结合。当再加入抗原(或抗体)致敏颗粒后,则无相应的抗体(或抗原)与胶乳颗粒表面的抗原(或抗体)结合,因而不出现凝集现象,此为胶乳凝集抑制试验。因此不发生凝集者为阳性;发生凝集者为阴性。

孕妇尿液中含有绒毛膜促性腺激素(HCG),正常人尿中无。当向孕妇尿中加入一定量抗 HCG 抗体时,由于发生抗原抗体反应,抗体被消耗。此时,再往尿中加入胶乳抗原(吸附有 HCG 的聚苯乙烯胶乳颗粒),因已无抗体,故不能发生凝集——即凝集被抑制,为凝集抑制实验阳性;反之,被检尿中无 HCG(非妊娠尿),加入 HCG 抗体后其未被结合和消耗,胶乳抗原加入后,抗原与抗体发生反应,出现肉眼可见的均匀细小颗粒——即凝集未被抑制,为凝集抑制实验阴性,亦即妊娠实验阴性。

【实验材料】

(1) 聚苯乙烯胶乳抗原(吸附有 HCG)、兔抗人 HCG 免疫血清(含抗 HCG 抗体)、生理盐水。孕妇尿液、正常人尿液、待检尿液。

(2) 带漆圈的黑色玻璃板、毛细滴管、牙签、特种铅笔。

【实验方法】

(1) 取画有 2.5~3cm 大小漆圈的黑色玻璃板,用特种铅笔做好标记,圈 1 供待检标本用,圈 2 作为阳性对照,圈 3 作为阴性对照。

(2) 用 3 支洁净的毛细滴管分别加待检尿液、孕妇尿液、正常人尿(或生理盐水)各一滴于圈 1、圈 2 和圈 3 内,然后于上述三圈内各滴加免疫血清一滴,分别用牙签(或火柴棒)混匀。在桌面上连续缓缓摇动 1~2min。

(3) 于上述三圈内各加胶乳抗原一滴,混匀,再连续摇动 2~5min,观察结果(见表 1-3)。

表 1-3　胶乳妊娠试验

圈号	1	2	3
第 1 步	待检尿液	孕妇尿液	正常人尿(或 NS)
第 2 步	HCG 免疫血清	HCG 免疫血清	HCG 免疫血清
第 3 步	胶乳抗原	胶乳抗原	胶乳抗原
现象	凝集/不凝集	不凝集	凝集
结果判定	−/+	+	−
结果意义	非妊娠尿/妊娠尿	阳性对照	阴性对照

【实验结果】

(1) 阴性对照圈内应出现明显的均匀一致的细小凝集颗粒;阳性对照圈内应为均匀乳胶状无凝集颗粒。

(2) 如实验圈内出现明显的均匀一致的凝集颗粒为阴性反应,说明待检尿液中没有 HCG,即为非妊娠尿;如不出现凝集则为阳性,说明待检尿为妊娠尿,即尿液中含有 HCG。

【注意事项】

(1) 所用的免疫血清必须在有效期内使用,用前应充分摇匀。

(2) 吸取不同样品的毛细滴管和搅拌不同样品的牙签不能混用。

(3) 加样不宜过多,带漆圈的黑色玻璃板应平置,防止三圈内反应液溢流相混。

实验 1-8　协同凝集实验

【实验目的】

了解协同凝集实验的原理、方法及应用。

【实验原理】

金黄色葡萄球菌细胞壁成分中的 A 蛋白(staphylococcal protein A,SPA)能与人及多种哺乳动物(猪、兔、羊、鼠等)血清中 IgG 类抗体的 Fc 段非特异性结合。IgG 的 Fc 段与 SPA 结合后,两个 Fab 段暴露在葡萄球菌表面,仍保持其抗体活性和特异性,当其与特异性抗原相遇时,可出现特异凝集现象,即为协同凝集。本实验先用葡萄球菌与伤寒"O"抗血清即 IgG 抗体混合,再与伤寒杆菌"O"抗原结合,即可出现肉眼可见的凝集现象。

【实验材料】

(1) 抗原:可溶性伤寒杆菌"O"抗原。

(2) 免疫血清:伤寒杆菌 0901 兔免疫血清(用前经 56℃30min 灭活)。

(3) 10% CoWan Ⅰ株金黄色葡萄球菌(含大量 SPA)的菌液。

(4) 0.5% 甲醛,用 PBS 配制。

(5) 吸管、滴管、玻片等。

【实验方法】

1. 10%葡萄球菌菌悬液的制备　CoWan Ⅰ株葡萄球菌接种于柯氏瓶,37℃培养 18~24h,用 PBS 洗下菌苔,以 2500rpm 离心 20min。沉淀菌用 PBS 洗两次后,用 0.5% 甲醛(用 PBS 配置)在室温中固定 3h。置于 80℃水浴中 4min 以破坏菌体的自源性分解酶。再用 PBS 洗涤 2 次后配成 10% 菌悬液。

2. 致敏葡萄球菌　1mL 10% 的菌液加 0.1mL 伤寒"O"抗血清充分混合放入 37℃水浴中 30min(中间需摇动两次)。取出后经 2500rpm 离心 20min,弃去上清液,沉淀菌用 PBS 洗涤 2 次后配成 10% 菌悬液。

3. 协同凝集实验　分别取伤寒杆菌"O"抗原一滴与致敏葡萄球菌悬液及未致敏的葡萄球菌菌液一滴在载玻片上分别混匀,观察约 2min,记录有无凝集。

【实验结果】

(1) 伤寒杆菌"O"抗原与致敏葡萄球菌悬液混匀后出现肉眼可见的凝集现象。

(2) 伤寒"O"抗原与未致敏的葡萄球菌菌液,未出现肉眼可见的凝集现象。

【注意事项】

(1) 用前需仔细检查试剂本身有无自凝颗粒。

(2) 本实验的特异性取决于标记用的免疫血清的特异性,凝集反应的强弱取决于免疫血清效价的高低,故应选用特异性强和效价高的抗血清。

(常晋霞)

第三节　沉 淀 实 验

沉淀反应(precipitation)是指可溶性抗原(如血清蛋白质、细胞裂解液或组织浸液等)与相应抗体在适当条件下发生特异性结合而出现的沉淀现象。沉淀反应的本质即为抗原抗体反应,分为两个阶段。第一阶段为抗原抗体特异性结合,在几秒内或几十秒内即可形成可溶性免疫复合物,快速而不可见。第二阶段为形成可见的免疫复合物,需要几十分钟或数小时完成,观察此阶段形成的肉眼可见的沉淀线或沉淀环。经典的沉淀反应皆在抗原抗体反应第二阶段完成后对免疫复合物进行定性或定量测定(终点法),敏感度达 mg/L,但反应时间长。根据沉淀反应的介质和原理,将其分为液体内沉淀反应、凝胶内沉淀反应和免疫电泳相关沉淀反应。

凝胶内沉淀试验(gel phase precipitation)最常用的凝胶为琼脂糖,该试验利用可溶性抗原和相应抗体在凝胶中扩散,形成浓度梯度,在抗原与抗体浓度比例恰当的位置形成肉眼可见的沉淀线或沉淀环。可分为单向琼脂扩散试验(single gel diffusion)与双向琼脂扩散试验(double gel diffusion)。

免疫电泳相关沉淀反应是电泳分析与沉淀反应的结合物,该法加快了沉淀反应的速度,可将某些蛋白组分利用其带电荷的不同而将其分开,再分别与抗体反应,以此作更细微的分析,故应用范围不断扩大。包括免疫电泳(immunoelectrophoresis,IEP)、对流免疫电泳(counter immunoelectrophoresis,CIEP)、火箭免疫电泳(rocket immunoelectrophoresis,RIE)、交叉免疫电泳、免疫固定电泳等。本节将对其中的免疫电泳、对流免疫电泳和火箭免疫电泳作详细介绍。

实验 1-9　单向琼脂扩散试验

【实验目的】

检测血清中的各种 IgG 含量。

【实验原理】

在含抗体的琼脂板上打孔,将抗原加入孔中。孔中抗原向四周扩散,在抗原与抗体比例合适处呈现白色沉淀环。沉淀环的直径大小,与抗原的浓度成正比。如先用不同浓度标准抗原的沉淀环直径制成标准曲线,则未知标本中的抗原含量可从标准曲线中求出,本试验主要用于检测标本中各种 Ig、补体成分、转铁蛋白、抗胰蛋白酶、糖蛋白和前白蛋白等的含量。试验灵敏度较高(不能测 μg/mL 以下含量)。

【实验材料】

(1) 1%生理盐水琼脂。

(2) 抗人 IgG 诊断血清。

(3) 待检人血清。

(4) 人 IgG 参考血清。

(5) 载玻片、微量移液器、打孔器等。

【实验方法】

(1) 将适宜稀释度的诊断血清与预先溶化的 1% 琼脂在 56℃ 水浴中混匀,每张载玻片浇注 3. 5mL 制成免疫琼脂板。

(2) 用打孔器在免疫琼脂板上打孔,孔间距为 1. 2~1. 5cm,挑出孔内琼脂。

(3) 稀释参考血清:将参考血清用 0. 01mol/L pH 7. 2 PBS 倍比稀释成 1∶10~1∶160 五种浓度。

(4) 加样:用微量移液器取 5 μL 各种不同浓度的参考血清,准确地加到琼脂板的各孔中,每种浓度加 2 个孔,用以制作标准曲线。测待检血清时,血清用 PBS 作 1∶40 稀释,每孔加 5μL,每份标本加 2 个孔。

(5) 将加样的琼脂板置湿盒内,经 37℃ 24h 后取出,测各孔沉淀环直径(如图 1-4)。

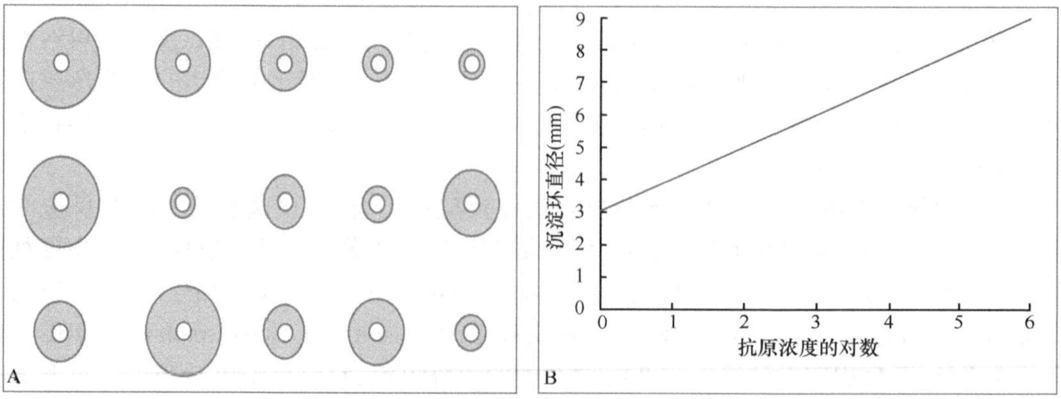

图 1-4 单向琼脂扩散试验结果示意图

上排为 5 个不同的参考血清;中排、下排为患者血清

【实验结果】

以各种浓度参考血清的沉淀环直径为纵坐标,相应孔中 IgG 含量的对数为横坐标,在半对数纸上画出标准曲线。根据待检血清沉淀环直径,查标准曲线,将查得的 IgG 含量乘以标本的稀释倍数,即为血清中的 IgG 含量。

【注意事项】

(1) 诊断血清与溶化琼脂混合时,一定要把溶化琼脂的温度控制在 56℃条件下,如过高会使抗体变性,过低则琼脂凝固不能浇板或浇板不均匀、不平整。浇板时要注意厚薄一致,无气泡,布满整张玻片。

(2) 加样时避免破坏孔壁。

(3) 孔间距不能小于 1cm。

(4) 扩散时琼脂板应保持水平,以免沉淀环变形,影响结果判定。若沉淀环不清晰,可用 1% 鞣酸浸泡 10min 后再测量。

实验 1-10 双向琼脂扩散试验

【实验目的】

用已知抗体鉴定未知抗原,检测患者血清中的甲胎蛋白,以辅助诊断原发性肝癌。

【实验原理】

将抗原和抗体分别加到含有电解质的琼脂板上相对应的孔中,两者各自向四周扩散,若抗原抗体相对应,就在比例适合处形成白色沉淀线。一对抗原抗体系统只能形成一条沉淀线。如果含有若干对抗原抗体系统,则因其分子大小不同,扩散速度不同,可在琼脂中出现多条沉淀线。本试验可用于分析和鉴定标本中多种抗原成分等。缺点是所需时间较长,灵敏度不很高;其优点是特异性高。

【实验材料】

(1) 1% 生理盐水琼脂。

(2) 待检血清、肝癌患者阳性血清(或脐带血清)、生理盐水。

(3) 甲胎蛋白(AFP)诊断血清。

（4）载玻片、打孔器、微量移液器等。

【实验方法】

1. 琼脂板制备　取洁净玻片1张，放水平台上，将已溶化的1%生理盐水琼脂3.5～4mL倾倒在玻片上，让其自然铺成水平面，避免出现气泡。待琼脂凝固后，用打孔器按图1-5打孔，取出孔中琼脂，将琼脂板通过酒精灯火焰1次进行封底。

2. 加样　在中心孔内加入AFP诊断血清，1、4孔加入肝癌病人阳性血清作为对照，2、3、5、6孔中分别加入待检血清，每孔5μL。

3. 扩散　将加样后的琼脂板放入湿盒内，置37℃温箱中，24h后观察结果。

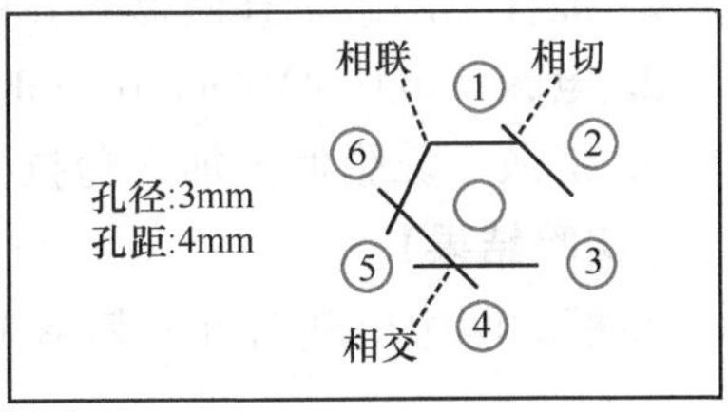

图1-5　双向琼脂扩散试验示意图

【实验结果】

（1）加阳性对照血清的1、4两孔与中心孔之间出现清晰的乳白色沉淀线。

（2）如图1-5所示，待检血清如与中心孔间也出现了沉淀线，且一端与相邻的阳性对照血清形成的沉淀线顶端相联（6号孔），则该待检血清为阳性。虽出现了沉淀线但与阳性对照血清的沉淀线相交（5号孔），则表明二者的抗原性不同，为另一抗原抗体反应，判为阴性；如与阳性对照血清的沉淀线相切（2号孔），则表明二者的抗原性有相同的部分，仍为阳性，但还有另外一对抗原抗体的存在。如果48h后，待检血清与中心孔间仍无沉淀线形成（3号孔），则为阴性。

【注意事项】

（1）琼脂铺板应一次铺成，均匀平滑，琼脂板不能有松动。

（2）加样时不可有气泡或样品溢出，每换一种成分要换一个吸头。

实验1-11　免疫电泳

【实验目的】

定性分析待检血清中的抗原组分。

【实验原理】

本试验是将琼脂电泳和双向琼脂扩散结合起来，用于分析抗原组分的一种定性方法。其分辨力远比双向琼脂扩散和对流免疫电泳要高。试验分两个步骤进行。

1. 电泳　将待检的可溶性物质，在琼脂板上进行电泳分离。由于各种可溶性蛋白分子的大小、质量与所带电荷不同，在电场作用下其运动速度不同，因此，通过电泳能够把混合物中的各种不同成分分离开来。

2. 琼脂扩散　电泳后，在琼脂槽中加入相应抗血清，然后置湿盒内，让其进行扩散。当抗原与抗体相遇，且比例适合时出现特异性沉淀线。根据沉淀线的数量、位置和形态，可鉴定分析各种抗原成分及其性质。

【实验材料】

（1）待检血清，正常人血清。

（2）免抗人全血清。

（3）1%离子琼脂：用0.05mol/L，pH 8.6巴比妥缓冲液配制。

（4）载玻片、打孔器、聚苯乙烯塑料条、微量移液器、电泳仪等。

【实验方法】

1. 制板 载玻片放于水平台上，将塑料条按图 1-6 琼脂槽位置放置于玻片上。吸取 4mL 溶化的 1% 琼脂，注于载玻片上。自然凝固后，取出塑料条，即成琼脂槽。再按图 1-6 打孔，挑去孔中琼脂。

2. 加样 用微量移液器往孔中加入标本 5μL。

3. 电泳 电压 4V/cm，电泳时间 1.5h。

4. 扩散 琼脂槽内加入兔抗人血清，充满槽内，琼脂板置湿盒内，37℃扩散 24h。

【实验结果】

在槽的两边出现对称的弧形沉淀线（图 1-7），观察、分析弧形沉淀线的区别。

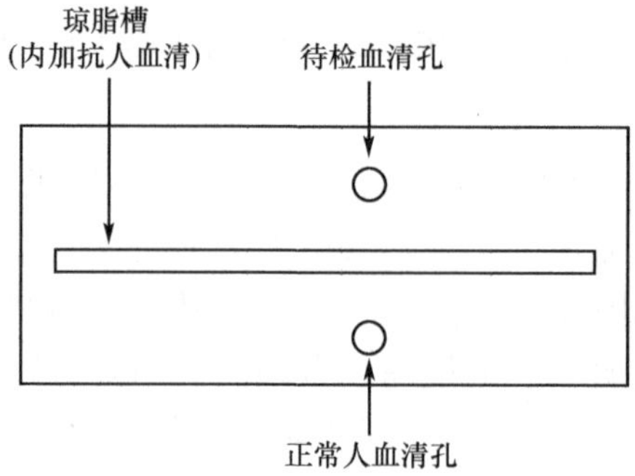

图 1-6 免疫电泳制板模式图

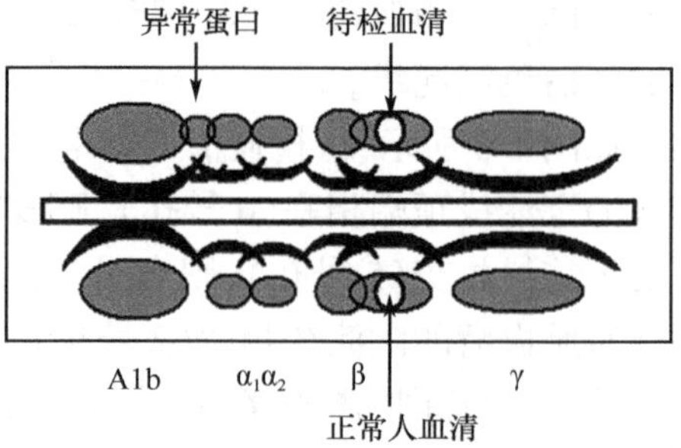

图 1-7 免疫电泳扩散模式图

【注意事项】

（1）打孔时注意检查琼脂板有无松动。

（2）加样时不可有气泡或样品溢出，每换一种成分要换一个吸头。

（3）扩散时琼脂板应保持水平，以免沉淀线变形，影响结果判定。

实验 1-12 对流免疫电泳

【实验目的】

用已知甲胎蛋白（AFP）诊断血清检测待检血清中是否含有 AFP。

【实验原理】

带电的胶体颗粒可在电场中移动，其移动方向与速度和胶体颗粒所带电荷与大小有关。多数蛋白质抗原在 pH 8.6 的缓冲液中带负电荷。将抗原加入琼脂阴极端的小孔中，由阴极向阳极移动；抗体为球蛋白，等电点较高，只带微弱的负电荷，且分子较大，故移动较慢，将抗体加于阳极端的小孔中，因电渗作用而流向阴极；抗原与抗体在两孔间相遇时，在两者比例适当处形成白色沉淀线。此种在双向琼脂扩散基础上加电泳的方法，称为对流免疫电泳。

对流免疫电泳的特点是：由于抗原、抗体在电场中相对移动，限制了抗原抗体多方向自由扩散的倾向，并能增加抗原抗体的局部浓度及加快它们相遇的速度，从而提高了敏感性及缩短反应时间。常用于检测甲胎蛋白（AFP）等。

本法缺点是：若标本中有一对以上抗原抗体同时存在时，生成的沉淀线往往重叠在一起，无法分辨。

【实验材料】

(1) AFP 诊断血清、AFP 阳性血清、待检血清 1、待检血清 2、生理盐水。

(2) pH8.6 0.05mol/L 巴比妥缓冲液。

(3) 1%离子琼脂:取上述缓冲液 50mL,加蒸馏水 50mL,加 1g 精制琼脂粉,加热溶化即成 1%离子琼脂。

(4) 打孔器、微量移液器、电泳仪等。

【实验方法】

1. 制备琼脂板　取洁净玻片 1 张,放于水平台上,将已溶化的离子琼脂 3.5~4mL 注于玻片上,让其自然铺成水平面,待凝固、封底后按图 1-8 打孔。孔径 3mm,孔间距 4mm,行间距 4mm。

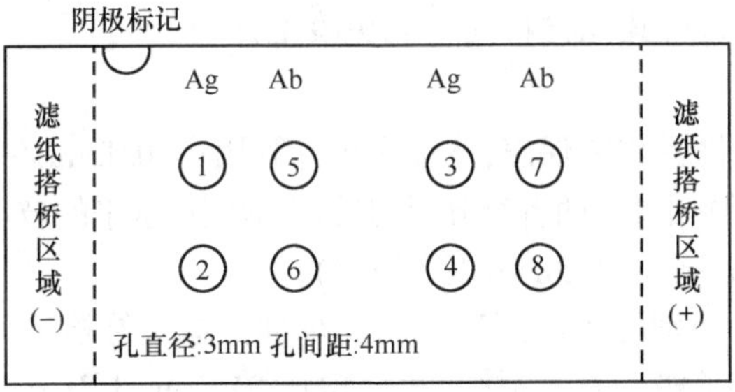

图 1-8　对流免疫电泳打孔加样示意图

1 号孔:待检血清 1(待检抗原 1);2 号孔:待检血清 2(待检抗原 2) 3 号孔:生理盐水(阴性抗原);4 号孔:AFP 阳性血清(阳性抗原) 5 号孔、6 号孔、7 号孔、8 号孔:AFP 诊断血清(抗体)

2. 加样　按图 1-8 用移液器在抗体孔内加入 AFP 诊断血清,在抗原孔内分别加入待检血清、AFP 阳性血清及生理盐水,每孔 5μL。

3. 电泳　将加好样的琼脂板置于电泳槽支架上,抗原孔置阴极端,抗体孔置阳极端,琼脂板两端用双层滤纸搭桥,使琼脂板两端与电泳槽缓冲液相连。槽内缓冲液为 pH8.6 0.05mol/L 巴比妥缓冲液。接通电源,电场强度调节到 4~6V/cm(玻片长度)或电流 3mA/cm(玻片宽度),电泳 45~60min。

【实验结果】

电泳毕,关闭电源,取出琼脂板,观察抗原抗体孔间有无白色沉淀线。阳性对照孔与抗体间出现清晰沉淀线,且阴性对照孔与抗体间不出现沉淀线,说明试验结果有效。若待检血清与抗体孔间出现沉淀线,为阳性;不出现沉淀线,为阴性。若沉淀线不够清晰,可在 37℃放置数小时,以增强线条清晰度。

【注意事项】

(1) 打孔时做好阴极标记,琼脂板不能有松动。

(2) 加样时抗原加入每一对孔靠近阴极的孔内,抗体加入每一对孔靠近阳极的孔内。不可有气泡或样品溢出,每换一种成分要换一个吸头。

实验 1-13　火箭免疫电泳

【实验目的】

用已知抗体检测未知抗原。

【实验原理】

火箭免疫电泳，是在单向琼脂扩散的基础上发展起来的一种技术。检测时，将含有已知抗体的琼脂浇注成琼脂板，打孔后加入待检样品和不同稀释度的标准抗原，经电泳后，与相应的抗体形成抗原抗体复合物，在两者比例适当的部位沉淀下来，所形成的沉淀峰形似火箭（图 11-8），故名火箭电泳。沉淀峰的高低，与抗原的浓度成正比，与抗体浓度成反比。因此，可以对抗原进行定量测定。

【实验材料】

（1）已知抗体和对应的标准抗原，待检抗原。

（2）1% 琼脂：用 0.05mol/L pH 8.6 巴比妥缓冲液配制。

（3）玻璃板（7×10cm），其他材料同对流免疫电泳。

【实验方法】

1. 制板 1%琼脂溶化后 56℃保温，按板大小计算用量（0.15mL/cm^2）。抗体根据效价用缓冲液稀释后，按板大小计算用量。两者充分混匀后，立即倒在水平的玻璃板上，使其自然凝固。

2. 打孔 孔径 3mm，孔间距 5mm（见图 1-9）。

3. 加样 于每孔内分别加入不同稀释度的标准抗原及待检抗原，每孔 5μL。

4. 电泳 抗原端接负极，对应端接正极。电压 3V/cm，电泳 6～8h。

【实验结果】

制作标准曲线：以标准抗原沉淀峰的高度作纵坐标，标准抗原浓度作横坐标，绘出标准曲线。测量待检抗原峰的高度，再查标准曲线，即可知待检抗原浓度。

【注意事项】

（1）加入抗原的一端一定要放置在电泳槽的阴极，否则将不会出现沉淀结果。

（2）搭桥时应注意滤纸片须与琼脂凝胶紧密接触，以免出现电流不均匀，导致沉淀线歪斜、不均匀等。

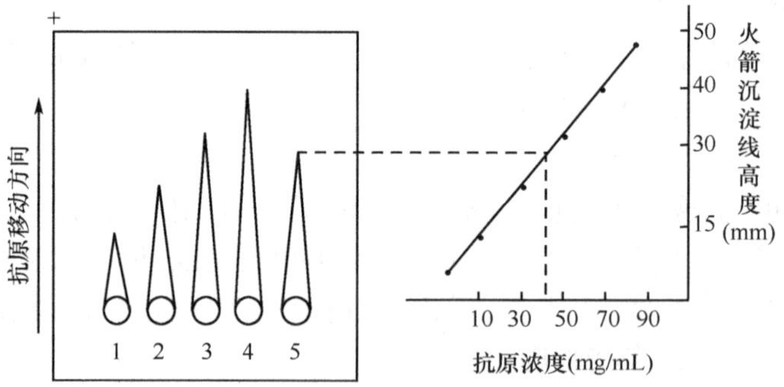

图 1-9 火箭电泳示意图

1 号孔、2 号孔、3 号孔、4 号孔为已知浓度标准抗原孔；5 号孔为待检抗原孔

（3）电泳完毕，先断开电源，再取电泳板进行观察，以防触电。

（4）同时进行多块琼脂板电泳时，可适当加大电流值。

（5）如果时间允许，低电压、低电流、较长时间电泳，结果会更加清晰。

（杨艳红）

第四节　补体相关实验

实验 1-14　血清总补体活性测定

通常用补体 50% 溶血(50% complement hemolysis,CH50)实验测定血清总补体活性。

【实验目的】

检测血清中总补体的含量。

【实验原理】

补体是机体免疫防御系统的重要组成部分,其主要功能是抗感染,同时也有引起炎症的作用,参与变态反应。总补体活性测定,主要是反映补体(C1~C9)经传统途径活化的活性。绵羊红细胞(抗原)被相应溶血素(抗体)致敏后,在补体参与下,即产生溶血现象。其溶血的程度与总补体活性有关,但非直线关系。以溶血百分率作纵坐标,相应的血清量作横坐标绘图,可得到典型的 S 型曲线(见图 1-10)。曲线两端平坦,补体量的增减,对溶血程度影响不大,而在曲线中段(大约 30%~70% 溶血处)曲线斜度最陡,几乎呈一直线。当补体量稍有变动,即可对溶血程度产生很大影响。因此,以 50% 溶血作为终点,较以 100% 作为溶血终点更为敏感,用以精确检测血清中补体的含量,称为补体 50% 溶血测定。

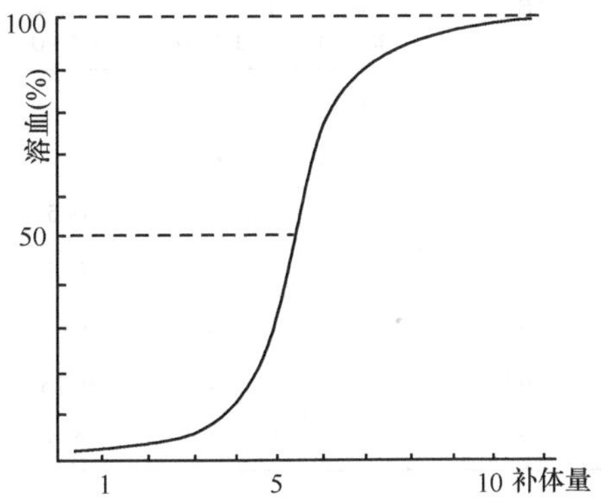

图 1-10　溶血程度与补体含量的关系

临床上,血清总补体活性的变化,对某些疾病的诊断和治疗有极其重要的作用。

1. 总补体活性升高　可见于各种急性炎症、感染、组织损伤、恶性肿瘤等,一些传染病,如风湿热、结核、麻疹等也可见补体代偿性升高。

2. 总补体活性降低

(1) 补体消耗增多:常见于血清病、急性肾小球肾炎、慢性肾炎、SLE 活动期、恶性类风湿性关节炎等。

(2) 补体大量丧失:多见于肾病综合征或大面积烧伤等情况。

(3) 补体合成不足:见于各种肝病患者,如肝硬化、慢性活动性肝炎及急性重症肝炎等。CH50 测定可用于多种疾病的辅助诊断或观察病情变化的指标,以及作为检测人体非特异性免疫的指标之一。标准的 CH50 测定法操作和计算比较繁杂,但很精确;简化的测定法则较为简单,适用于临床,现介绍简化法。

【实验材料】

(1) 2% 绵羊红细胞(SRBC)、生理盐水、蒸馏水、2U 溶血素、待检血清。

(2) 1% 致敏 SRBC:取 2U 溶血素与 2% SRBC 等量混合,15min 后,即可应用。

(3) 50% 溶血标准管:2% SRBC 悬液 2mL,加蒸馏水 8mL,使其全溶血,即 100% 全溶血管。取此液体 2mL,加入缓冲盐水 2mL,混匀后即为 50% 溶血标准管。

(4) 水浴箱、小试管、试管架、1mL 及 2mL 吸管。

【实验方法】

(1) 取洁净小试管 7 支,分别标记管号。

(2) 稀释血清:取待检血清 0.2mL,加生理盐水 1.8mL,混合即成 1 : 10 稀释,吸出 0.5mL 血清放入第 1 管,然后将余下的 1.5mL 血清与等量生理盐水混合,稀释成 1 : 20,从中吸出 0.5mL 放入第 2 管,将所余 2.5mL 血清与等量生理盐水混匀,即成 1 : 40 稀释血清,再按表 3 所列的量将 1 : 40 血清分别加于 3~7 管。

(3) 按表 1-4 加入其余各种成分。

(4) 37℃水浴箱中作用 30min。

(5) 离心沉淀 1000rpm,5min 后,与 50%溶血标准管比较,判定结果。

表 1-4 CH50 测定操作程序 (单位:mL)

试管号	稀释血清			生理盐水	1%致敏 SRBC	结果(单位)
	1 : 10	1 : 20	1 : 40			
1	0.5	-	-	0.1	37℃水浴 30min,1000rpm 离心 5 min 后与 50%溶血标准管比较	20
2	-	0.5	-	0.1		40
3	-	-	0.5	0.1		80
4	-	-	0.4	0.2		100
5	-	-	0.3	0.3		133
6	-	-	0.25	0.35		160
7	-	-	0.2	0.4		200

【实验结果】

用分光光度计比色或目测色泽,以最接近 50%溶血标准管的那一管定为 CH50 效价管,从图 1-10 中查出补体量。正常值:80~120U/mL 血清。

【注意事项】

(1) 由于补体对热不稳定,在室温下很快失活,故要求必须是新鲜抽取的血清,在离体后 2h 内测定,才能得到可靠的结果。

(2) 试验管及标准管试管的口径、厚度、透明度必须一致,以免影响观察结果。

实验 1-15 补体结合实验

补体可与大多数抗原抗体复合物结合而被激活,从而产生溶解细胞效应。补体的作用无特异性,据此特性而建立的补体结合试验可用来检测血清中的未知抗原(或抗体)。

【实验目的】

检测待检物中是否含有相应抗原或抗体。

【实验原理】

补体结合试验是以已知抗原(或抗体)和待检抗体(或抗原)作为待检系统,以绵羊红细胞(SRBC)与相应抗体(溶血素)组成指示系统。在试验过程中,补体先与待检系统反应,如果待检系统中抗原与抗体相对应,则结合形成免疫复合物,可优先结合补体,这样补体就不再与指示系统中的致敏红细胞反应,所以不发生溶血;反之,若待检系统中抗原与抗体不相对应,则发生溶血现象。因此,可以根据溶血的出现与否,定性或定量检测抗体或抗原。

补体结合试验中有5种成分参与反应，分属于3个系统：①反应系统，即已知的抗原（或抗体）与待测的抗体（或抗原）；②补体系统；③指示系统，即SRBC与相应溶血素，试验时常将其预先结合在一起，形成致敏红细胞。反应系统与指示系统争夺补体系统，先加入反应系统给其以优先结合补体的机会。著名的华氏反应（wassermann reaction）就是将这一原理应用于梅毒的诊断。除了用于传染病诊断和流行病学调查以外，在一些自身抗体、血迹中的蛋白质鉴定、肿瘤相关抗原以及HLA的检测和分析中也有应用。

补体结合试验的改良方法较多，较常用的有全量法（3mL）、半量法（1.5mL）、小量法（0.6mL）和微量法（塑板法）等。后两种方法可以节省抗原，血清标本用量较少，特异性也较好，目前应用较为广泛。下面以小量法检测抗体为例说明试验过程，即抗原、抗体、溶血素、羊红细胞各加0.1mL，补体加0.2mL，总量为0.6mL。

【实验材料】

（1）pH7.4的巴比妥缓冲液（BBS）。

（2）2%绵羊红细胞（SRBC）、溶血素、补体（新鲜混合豚鼠血清）、待检血清、特异性抗原、阳性血清、阴性血清等。

（3）离心机、试管、吸管、恒温水浴箱等。

【实验方法】

1. 预备实验

（1）溶血素滴定：先将溶血素适当稀释，再按表1-5将下列成分按次序加入各管中混匀。

表1-5　溶血素滴定　　（剂量单位：mL）

试管号	溶血素（稀释度）	1∶30补体血清	2% SRBC	巴比妥缓冲液		假定结果
1	0.1（1∶500）	0.2	0.1	0.2	放置37℃水浴30min	全溶血
2	0.1（1∶1000）	0.2	0.1	0.2		全溶血
3	0.1（1∶2000）	0.2	0.1	0.2		全溶血
4	0.1（1∶3000）	0.2	0.1	0.2		全溶血
5	0.1（1∶4000）	0.2	0.1	0.2		半溶血
6	0.1（1∶5000）	0.2	0.1	0.2		微溶血
7	0.1（1∶5000）	0.2	0.1	0.2		不溶血
8	0.1（1∶5000）	0.2	0.1	0.2		不溶血

溶血素单位的计算：当补体用量固定时，以完全溶解一定量红细胞所需的最小量溶血素为1个单位。按表1-5的假定结果，1∶3000稀释度0.1 mL的溶血素为1个单位，正式试验时一般要求采用2个单位，即应用1∶1500稀释度的溶血素0.1 mL。

（2）补体滴定：将新鲜混合豚鼠血清1∶30稀释后，按表1-6将下列成分按次序加各管中混匀。加入抗原的目的是观察其对补体和溶血系统的影响。

表1-6　补体滴定　　（剂量单位：mL）

试管号	1∶30补体	巴比妥缓冲液	稀释抗原		2% SRBC	2U溶血素		假定结果
1	0.03	0.27	0.1	放置37℃	0.1	0.1	放置37℃	不溶血
2	0.04	0.26	0.1	水浴30min	0.1	0.1	水浴30min	不溶血

续表

试管号	1∶30 补体	巴比妥缓冲液	稀释抗原		2% SRBC	2U 溶血素		假定结果
3	0.06	0.24	0.1	放置 37℃ 水浴 30min	0.1	0.1	放置 37℃ 水浴 30min	微溶血
4	0.08	0.22	0.1		0.1	0.1		半溶血
5	0.10	0.20	0.1		0.1	0.1		全溶血
6	0.12	0.18	0.1		0.1	0.1		全溶血
7	0.14	0.16	0.1		0.1	0.1		全溶血
8	0.16	0.14	0.1		0.1	0.1		全溶血

补体单位的计算：当溶血素用量固定时，以完全溶解一定量致敏红细胞所需的最小量溶血素为 1 个单位。按表 1-6 的假定结果，1 个单位的补体为 1∶30 稀释血清 0.1 mL，正式试验时一般要求采用 2 个单位，可根据所需的量（如 0.2 mL）计算补体的稀释度（X）。

$$2\times0.1 : 0.2 = 30 : X$$

$$X = 30$$

表示要使 0.2 mL 中含有 2 个单位补体，豚鼠血清应作 1∶30 稀释。

（3）抗原和抗体滴定：一般采用方阵滴定法。

1）将 64 支试管按表 1-7 排列成纵向 8 列与横向 8 行的方阵。

2）将抗原和抗体先经 56℃ 灭活 30min，再分别用 BBS 进行 1∶4～1∶256 的倍比稀释。

3）按照表 1-7 在 1～7 列对应各管中加不同稀释度的抗原 0.1 mL，同时在 1～7 行对应管中加不同稀释度的抗体 0.1 mL，第八行和第八列均不加血清，以 BBS 代替作为对照。

4）向每一管加入 2 单位的补体 0.2 mL，混匀，置 4℃ 16～18h，而后置 37℃ 水浴 60 min。

5）向每一管加入 2% SRBC 和 2 单位溶血素各 0.1mL，混匀后，再放置 37℃ 水浴 30 min。

6）效价判定：以"-"表示完全不溶血，以"1+"、"2+"、"3+"、"4+"分别表示从轻微溶血到完全溶血的不同程度。选择抗原和抗体都呈现完全溶血的最高稀释度作为 1 个单位。如表 1-7 所示结果，抗原 1∶64、抗体 1∶32 计为 1 个单位。正式试验时，抗原一般采用 2～4 个单位（即 1∶16～1∶32），抗体采用 4 个单位（即 1∶8）。

表 1-7 抗原和抗体方阵滴定结果

抗原 抗体	1∶4	1∶8	1∶16	1∶32	1∶64	1∶128	1∶256	抗原对照
1∶4	4+	4+	4+	4+	4+	4+	3+	-
1∶8	4+	4+	4+	4+	4+	3+	2+	-
1∶16	4+	4+	4+	4+	3+	2+	2+	-
1∶32	4+	4+	4+	4+	3+	2+	+	-
1∶64	4+	4+	4+	4+	2+	+	-	-
1∶128	4+	2+	+	-	-	-	-	-
1∶256	3+	+	-	-	-	-	-	-
抗体对照	-	-	-	-	-	-	-	-

2. 正式试验　先将待检血清作 1∶2～1∶256 倍比稀释，分别加入编号为 1～8 的试管，然后按照表 1-8 所示在各管中加入 2 个单位抗原、2 个单位补体、补充适量 BBS，将各管混匀进行孵育。同时设阳性对照（加入抗体阳性血清）、阴性对照（加入抗体阴性血清），以及血清对照、抗原对照、溶血素对照、SRBC 对照等 6 个对照管。

表 1-8　补体结合试验　（剂量单位：mL）

试管号	血清	2U 抗原	巴比妥缓冲液	2U 补体		2% SRBC	2U 溶血素	
1～8（待检管）	0.1	0.1	–	0.2	置 4℃冰箱 16～18h 后，置 37℃水浴 60min	0.1	0.1	放置 37℃水浴 30min 后观察结果
9（血清对照）	–	0.1	0.1	0.2		0.1	0.1	
10（阳性对照）	0.1	0.1	–	0.2		0.1	0.1	
11（阴性对照）	0.1	0.1	–	0.2		0.1	0.1	
12（抗原对照）	–	0.1	0.1	0.2		0.1	0.1	
13（溶血素对照）	–	–	0.2	0.2		0.1	0.1	
14（SRBC 对照）	–	–	0.5	–		0.1	–	
15（3U 补体）	–	0.1	–	0.3		0.1	0.1	
16（2U 补体）	–	0.1	0.1	0.2		0.1	0.1	
17（1U 补体）	–	0.1	0.2	0.1		0.1	0.1	

【实验结果】

溶血程度判断标准见表 1-9

表 1-9　溶血程度判断标准

溶血百分数	记录为	结果
–	++++	强阳性反应（完全不溶血）
25%	+++	阳性反应（微溶血）
50%	++	弱阳性反应（中度溶血）
75%	+	可疑反应（大部分溶血）
100%	–	阴性反应（完全溶血）

应该先观察对照管，除阳性对照和 SRBC 对照管完全不溶血以外，其他对照管应完全溶血，方可证明试验结果可靠，若有不溶血现象说明试剂或操作有误。在对照管结果与预期相符合的情况下，待检管呈现溶血现象时为阴性反应，不出现溶血现象时为阳性反应，并按以上标准判断溶血程度。

【注意事项】

（1）实验器材应清洁，残留的某些脂类、变性的球蛋白和酸碱等化学物质均可非特异性结合补体或破坏补体活性。

（2）绵羊红细胞、诊断抗原和抗体等试剂均不能被细菌污染。

（3）时间、温度、电解质、酸碱度以及各种成分的剂量等因素均可影响实验结果，所以需对试验的条件和各个环节加以严格控制。

（李倩倩）

第五节 免疫细胞相关实验

实验 1-16 外周血单个核细胞的分离

【实验目的】

（1）掌握密度梯度离心法分离单个核细胞的原理和操作方法。

（2）了解离心机的使用和抽血技术。

【实验原理】

外周血含有多种细胞，包括粒细胞、红细胞、淋巴细胞、单核细胞和血小板等。这些细胞的大小、密度、表面电荷、黏附能力和细胞表面分子等均存在差异，因此可借助这些差异区分不同的细胞类别。本实验采用密度梯度离心法分离人外周血细胞。根据物理学中颗粒沉降原理，不同密度的颗粒在其沉降运动中可因其比重的差别而处于不同的分布位置。利用此原理可设计一定比重的液体界面，将外周血中各种不同比重的细胞通过离心沉降而达到使其彼此分离的目的。

外周血单个核细胞（peripheral blood mononuclear cell，PBMC）包括淋巴细胞和单核细胞。分离常用 Ficoll-Hypaque（聚蔗糖-泛影葡胺）分层液法。Ficoll 是聚蔗糖商品名，密度为 1.020，添加适量比重为 1.200 的泛影葡胺可配制成密度合适的 Ficoll-Hypaque 分层液，分离人外周血单个核细胞以密度为 1.077±0.001 的分层液最佳。将抗凝外周血置于密度约 1.077 的等渗 Ficoll-Hypaque 分层液上，进行密度梯度离心后，不同血细胞按密度不同作相应密度梯度分布，从而达到分离的目的。离心后不同比重的血细胞分布如图 1-11 所示，由于血小板密度为 1.030～1.035，小于分层液，位于上层的血浆中；红细胞和多形核白细胞密度为 1.092 左右，大于分层液，位于分层液下方；而 PBMC 密度约为 1.075，与分层液密度相当，聚集在血浆层和分层液的界面上呈白色云雾状，吸取该层细胞即可得到 PBMC。本法获得的 PBMC 纯度可达 95%，淋巴细胞约占 90%～95%，细胞收率可达 80% 以上。需要注意的是，不同动物的单个核细胞比重各不相同，如大鼠为 1.087，小鼠为 1.085，故不能直接采用人外周血单个核细胞分层液分离其他动物的单个核细胞。

【实验材料】

（1）淋巴细胞分层液（比重为 1.077±0.001 的 Ficoll-Hypaque 分层液）

（2）肝素溶液：用生理盐水配制成 125～250U/mL 溶液，4℃保存 备用。

（3）无 Ca^{2+}、Mg^{2+} Hank′s 液，0.4% 台盼蓝溶液。

（4）无菌注射器、压脉带、碘酒与酒精棉球、刻度吸管、毛细吸管、试管、离心管、移液器、水平离心机、血球计数板、光学显微镜。

【实验方法】

（1）以小组为单位，无菌抽取静脉血 2mL，注入盛有肝素溶液（50U）的无菌小瓶中，轻轻摇匀。

（2）取抗凝血 2mL，用刻度吸管加 Hank′s 液 2mL 对倍稀释，用毛细吸管混匀。

（3）将上述稀释混匀的抗凝血用毛细吸管沿管壁缓慢地加到装有 2mL 淋巴细胞分层液的离心管中，使加入的血液重叠于分层液上，形成明显的分界面，注意不要摇动。

(4) 置水平离心机 2000rpm 离心 20min,小心取出,离心后的细胞分布如图 1-11 及书后彩图。

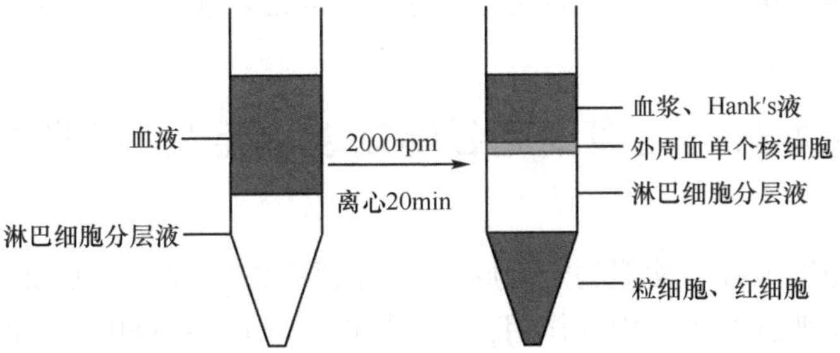

图 1-11　血细胞离心前后分布示意图

(5) 将毛细吸管轻轻插入离心管,小心吸出白色云雾状的单个核细胞层移入另一小试管。用 Hank's 液混匀,1500rpm 离心 5min。

(6) 洗涤:弃上清液,加入 Hank's 液约 5mL,1500rpm 离心 5min。重复洗涤 1 次。

(7) 弃上清液,加入 Hank's 液 0.2mL,用毛细吸管反复吹打,将吸附于管底的细胞吹打于液体中,形成细胞悬液。

(8) 计数与活力检查:取 20μL 细胞悬液与 20μL 台盼蓝充分混匀,用移液器加入血球计数板,使其充满计数池,然后镜检计数。死、活细胞的区分为活细胞不着色,死细胞染成蓝色。分别计数 4 个大格的死、活细胞数与活细胞占细胞总数的百分率。注意细胞压线时计数原则为计上不计下,计左不计右。将计数结果代入式(1-1)和式(1-2)计算悬液中单个核细胞浓度和活细胞百分率。

$$\text{PBMC 浓度(细胞数/mL)} = \frac{\text{4 个大格细胞数之和}}{4} \times 10^4 \times \text{稀释倍数} \tag{1-1}$$

$$\text{活细胞(\%)} = \frac{\text{活细胞数}}{\text{细胞总数}} \times 100\% \tag{1-2}$$

【实验结果】

(1) 获得单个核细胞悬液(90%~95% 为淋巴细胞),计算得到细胞浓度。

(2) 计算得出活细胞百分率,一般细胞活性应在 95% 以上。

【注意事项】

(1) 将稀释血加入分层液上时,一定要小心,动作要轻,切不可冲散分层液而使血液与之混合,以免影响分离效果。

(2) 吸取单个核细胞层时最好一次吸完,避免吸取过多的分层液和血浆,以免造成其他细胞(如血小板)污染。

(3) 经 Ficoll-Hypaque 分层液法得到的外周血单个核细胞中,除包含少数的单核细胞外,淋巴细胞占绝大多数,因此,对细胞纯度要求不高时可用单个核细胞代表淋巴细胞进行某些实验。若需纯度较高的淋巴细胞或亚群,可采用 Percoll 分层液法、E 花环沉降法、尼龙毛分离法、亲和板结合分离法、磁性细胞分选技术、流式细胞仪分离法等,也可在分离得到 PBMC 基础上采用以下方法去除单核细胞:

1) 贴壁黏附法:因单核细胞对玻璃、塑料具有黏附力,故将所分离的单个核细胞悬液倒入玻璃或塑料平皿或扁平培养瓶中,移至 37℃温箱静置 1h 左右,单核细胞易贴壁而滞留平皿壁上,未贴壁的非黏附细胞几乎为纯淋巴细胞。

2)玻璃纤维柱法:利用单核细胞容易吸附于玻璃纤维的特性,将单个核细胞悬液倒入装有玻璃纤维的柱层中,置37℃,45min后,用37℃~42℃预温的Hank's液冲洗,收集洗脱的细胞,即是淋巴细胞。

实验1-17 巨噬细胞吞噬功能测定(大吞噬试验)

【实验目的】

(1) 掌握巨噬细胞吞噬功能测定的原理,熟悉巨噬细胞吞噬功能测定的操作方法。

(2) 证实巨噬细胞吞噬异物的作用,以及其在机体固有免疫中发挥的重要作用。

【实验原理】

巨噬细胞又称大吞噬细胞,属固有免疫细胞,具有很强的变形运动和吞噬杀伤,以及清除体内损伤、衰老的细胞和病原体等抗原性异物的能力,是固有免疫系统的重要组成部分,在固有免疫中发挥重要作用。巨噬细胞的吞噬杀伤能力,在一定程度上反映机体的免疫状态。

巨噬细胞对颗粒性抗原有强大的吞噬作用,因此,常用鸡红细胞、白色念珠菌等颗粒性抗原与巨噬细胞孵育检测其吞噬功能。在小鼠腹腔中注射淀粉肉汤,可刺激引起非感染性炎症渗出,在腹腔局部出现较多巨噬细胞,能吞噬注入腹腔的鸡红细胞等较大异物。取小鼠腹腔液涂片镜检,可见鸡红细胞被吞噬的现象,通过计算吞噬百分率和吞噬指数,从而判断巨噬细胞的吞噬能力。

【实验材料】

(1) 6%淀粉肉汤:可溶性淀粉6g加入肉汤培养液100mL中,混匀,煮沸灭菌。

(2) 1%鸡红细胞悬液:取Alsever液保存的鸡全血,用生理盐水洗涤3次,2000rpm离心5min,弃上清,积压细胞用生理盐水配成1%鸡红细胞悬液备用。

(3) 小鼠:6~8周龄昆明种小鼠或其他小鼠。

(4) 其他:生理盐水、蒸馏水、瑞氏-姬姆萨染液、甲醇、无菌注射器、试管、吸管、载玻片、显微镜等。

【实验方法】

(1) 实验前3天,于小鼠腹腔注射6%淀粉肉汤1mL。

(2) 实验当天,于小鼠腹腔注射1%鸡红细胞悬液0.5~1mL,轻揉腹部,使鸡红细胞分散。30min后腹腔内注射2mL Hank's液,轻揉小鼠腹部。

(3) 断颈处死小鼠,解剖暴露腹腔,用尖吸管吸出腹腔液移入干净试管中。

(4) 取一滴腹腔液涂片,自然干燥后甲醇固定4~5min,滴加瑞氏-姬姆萨染液数滴覆盖涂片,先染1min,再加等量蒸馏水混匀继续染色8min,用蒸馏水冲洗玻片一端将染液漂走,自然晾干,油镜镜检。

【实验结果】

镜下可见巨噬细胞的细胞核呈肾形或马蹄形,较大,染成淡紫色,细胞质呈浅灰蓝色;被吞噬的鸡红细胞呈椭圆形,有细胞核,胞核呈紫色,细胞质呈淡红色。油镜下计数100个巨噬细胞,记录吞噬有鸡红细胞的巨噬细胞数和吞噬的鸡红细胞总数,并按式(1-3)和式(1-4)计算吞噬百分率和吞噬指数:

$$吞噬百分率(\%)=\frac{吞噬鸡红细胞的巨噬细胞数}{100(巨噬细胞)}\times 100\% \tag{1-3}$$

$$吞噬指数=\frac{100\ 个巨噬细胞吞噬的鸡红细胞总数}{100(巨噬细胞)} \tag{1-4}$$

吞噬百分率和吞噬指数越高,表明巨噬细胞的吞噬能力越强。此外,观察鸡红细胞被消化的等级,也能判断巨噬细胞吞噬和消化功能,鸡红细胞被消化的程度分为 4 级:

Ⅰ级:未消化,被吞噬的鸡红细胞胞浆浅红或浅黄绿色,胞核淡紫红色。

Ⅱ级:轻度消化,被吞噬的鸡红细胞胞浆浅黄绿色,胞核固缩呈紫蓝色。

Ⅲ级:重度消化,被吞噬的鸡红细胞胞浆淡染,胞核呈浅灰黄色。

Ⅳ级:完全消化,巨噬细胞内仅见形状类似鸡红细胞大小的空泡,边缘整齐,胞核隐约可见。

【注意事项】

(1) 小鼠腹腔注射时切勿刺伤内脏。吸取腹腔液时避免损伤血管引起出血,影响实验结果。

(2) 掌握好吞噬作用的时间。时间过长可能已被消化,过短则尚未被吞噬。

(3) 涂片应厚薄适当,避免过厚或过薄影响计数。

实验 1-18　中性粒细胞吞噬功能测定(小吞噬试验)

【实验目的】

(1) 掌握中性粒细胞吞噬功能测定的原理,熟悉中性粒细胞吞噬功能测定的操作方法。

(2) 熟悉中性粒细胞的生物学特性,以及其在机体固有免疫中发挥的重要作用。

【实验原理】

中性粒细胞又称小吞噬细胞,属固有免疫细胞,具有很强的趋化和吞噬杀伤,能吞噬和消化衰老、死亡的细胞和病原体(如化脓性球菌),是固有免疫系统的重要组成部分,在固有免疫中发挥重要作用。在体外将细菌等异物与中性粒细胞混合,在一定条件下共同孵育后,显微镜下即可见中性粒细胞内吞噬有细菌,通过计数吞噬百分率和吞噬指数,可反映中性粒细胞的吞噬能力。有助于对疑有吞噬杀菌功能缺陷的疾病作出诊断。本实验以白色葡萄球菌作为中性粒细胞的吞噬物。

【实验材料】

(1) 白色葡萄球菌 18h 孵育的肉汤培养物。

(2) 肝素溶液、瑞氏染液、pH6.8 PBS 缓冲液、蒸馏水、香柏油等。

(3) 无菌注射器、压脉带、碘酒与酒精棉球、载玻片、恒温孵育箱、显微镜等。

【实验方法】

(1) 采集外周静脉血 2mL,肝素抗凝。

(2) 混合血液与菌液:取抗凝血 2mL 至小试管中,加入 1mL 白色葡萄球菌菌液,混匀。

(3) 水浴反应:37℃水浴 20min,其间混匀一次。

(4) 制备薄血膜涂片:取出小试管,用吸管吹打混匀,取 1 滴混合液滴至载玻片上,用另一载玻片推开,制成血涂片。

(5) 染色:待血涂片自然干燥后,滴瑞氏染液数滴,染色 1min,再加等量 PBS 缓冲液与染液混合，轻轻晃动混匀，继续染色 5～8min，注意勿使染液干涸。用蒸馏水冲洗玻片一端将染液漂走，吸水纸吸干或自然晾干。

（6）油镜镜检。

【实验结果】

油镜下见中性粒细胞的细胞核呈分叶状，染成蓝紫色，胞浆呈淡红色；被吞噬的细菌呈蓝紫色。观察 100 个中性粒细胞，计数吞噬细菌的中性粒细胞数和吞噬的细菌总数，按式（1-5）和式（1-6）计算吞噬百分率和吞噬指数：

$$\text{吞噬百分率}(\%)=\frac{\text{吞噬细菌的中性粒细胞数}}{100(\text{中性粒细胞})}\times 100\% \tag{1-5}$$

$$\text{吞噬指数}=\frac{100\text{ 个中性粒细胞吞噬的细菌总数}}{100(\text{中性粒细胞})} \tag{1-6}$$

一般情况下，人中性粒细胞吞噬百分率参考值为 62%～76%，吞噬指数参考值为1.32～1.72。

【注意事项】

（1）人白细胞的吞噬活性在 37℃时最好，避免恒温孵育箱恒温效果不佳至温度过高或过低。

（2）血涂片必须自然干燥后再染色，避免加热干燥。

（3）血涂片应厚薄适当，避免过厚或过薄影响计数。越接近推片末梢白细胞越多，计数时应取玻片前、中、后三段计数，以提高准确性。

实验 1-19　NK 细胞活性测定

【实验目的】

掌握乳酸脱氢酶释放法检测 NK 细胞活性的原理和方法。

【实验原理】

自然杀伤细胞（natural killer，NK）来源于骨髓淋巴样干细胞，不表达特异性抗原识别受体，是不同于 T、B 淋巴细胞的第三类淋巴细胞，具细胞介导的细胞毒作用，无需抗原预先致敏即可直接杀伤某些肿瘤细胞、病毒感染细胞等靶细胞，是固有免疫的重要成分。目前将具有 TCR-、mIg-、CD56+、CD16+表型的淋巴样细胞鉴定为人 NK 细胞。随着流式细胞仪的广泛应用，目前临床上常采用三色荧光抗体标记 NK 细胞，将 CD3-CD56+ CD16+细胞认定为 NK 细胞。

NK 细胞的检测包括数量测定和活性测定，本实验介绍活性测定的方法。NK 细胞活性的测定方法很多，如形态法、酶释放法、荧光法、同位素法、化学发光法等，均较复杂费时，因此 NK 细胞活性测定尚难成为临床常规检测技术，多用于研究领域。本实验采用乳酸脱氢酶释放法检测小鼠 NK 细胞活性。乳酸脱氢酶（LDH）是存在于活细胞胞质的内含酶之一，在正常情况下不能透过细胞膜。将一定比例的 NK 细胞和靶细胞共同孵育一段时间，当靶细胞受到 NK 细胞的攻击杀伤后，LDH 释放到损伤的靶细胞外。通过离心沉淀，取上清液，检测靶细胞遭破坏后释放的 LDH 量从而反映 NK 细胞活性。LDH 在催化乳酸生成丙酮酸的过程中，使氧化型辅酶 Ⅰ（NAD+）变成还原型辅酶 Ⅰ（$NADH_2$），后者再通过递氢体吩嗪二甲酯硫酸盐（PMS）还原硝基氯化四氮唑蓝（NBT），形成有色甲臜类化合物。在酶标仪上用 490nm 或 570nm 波长测定光密度（OD）值，按照公式计算得出 NK 细胞活性。

【实验材料】

(1) 效应细胞:小鼠脾细胞(来源于6~8周龄小鼠)。

(2) 靶细胞:YAC-1细胞株(小鼠T淋巴瘤细胞株)。

(3) LDH底物溶液(临用前配制):硝基氯化四氮唑蓝4mg,氧化型辅酶Ⅰ10mg,吩嗪二甲酯硫酸盐1mg,加蒸馏水2mL溶解,混匀后取上清液1.6mL,加1mol/L乳酸钠0.4mL,然后加入0.1mol/L pH 7.4 PBS至10mL。

(4) 1% NP-40:1mL NP-40加去离子水99mL。

(5) 1 mol/L柠檬酸终止液:柠檬酸21g加去离子水定容至100mL。

(6) ACK红细胞裂解液、Hank's液、RPMI-1640培养液、胎牛血清。

(7) 96孔培养板、酶标仪、CO_2培养箱、离心机、倒置显微镜等。

【实验方法】

1. 小鼠脾细胞的制备 断颈处死小鼠,无菌取出脾脏,放入盛有适量无菌Hank's液的平皿中,漂洗干净,用200目尼龙网研磨过滤,制成单细胞悬液。用Hank's液洗1次,1000rpm离心5min。弃上清将细胞弹起,加入3~5倍细胞体积的红细胞裂解液,轻轻吹打混匀,裂解1~2min后,1000rpm离心5min,弃上清,Hank's液洗2次,最后用含10%胎牛血清的RPMI-1640完全培养液调整细胞浓度为2×10^7个/mL。

2. 靶细胞制备 靶细胞YAC-1细胞株传代培养。取24~48h培养的靶细胞,Hank's液洗3次,最后用含10%胎牛血清的RPMI-1640完全培养液调整细胞浓度为4×10^5个/mL。

3. 效-靶细胞作用 取靶细胞和效应细胞各100μL(效靶比50:1),加入U型96孔培养板中;靶细胞自然释放对照组加靶细胞和培养液各100μL;靶细胞最大释放对照组加靶细胞和1% NP40各100μL。上述各项均设三个复孔,于37℃、5% CO_2培养箱中培养4h。培养板以1500rpm离心5min。

4. 酶促反应 每孔吸取上清100μL移入另一平底96孔培养板中,置37℃预温10min。每孔加入新鲜配制的LDH底物溶液100μL,室温避光反应10~15min,每孔加入1mol/L的柠檬酸终止液30μL终止酶促反应,用酶标仪570nm波长测定OD值。

【实验结果】

按式(1-7)计算NK细胞活性:

$$\text{NK细胞活性(自然杀伤率\%)}=\frac{\text{实验组OD值}-\text{自然释放对照组OD值}}{\text{最大释放对照组OD值}-\text{自然释放对照组OD值}}\times100\% \tag{1-7}$$

【注意事项】

(1) 靶细胞和效应细胞必须新鲜,细胞存活率应大于95%。

(2) 吸取培养上清时尽量不要扰动到沉淀的细胞。

(3) 在一定范围内,NK细胞活性与效靶比值成正比。一般效靶比值不应超过100。

(4) 检测人外周血NK细胞活性,效应细胞可用分离的单个核细胞经贴壁去除单核细胞的淋巴细胞,靶细胞应选择K562细胞株。

实验1-20 E玫瑰花环试验

【实验目的】

掌握E玫瑰花环试验的原理、操作方法、结果判定及临床意义。

【实验原理】

免疫细胞在分化不同阶段,以及活化的过程中,表达的细胞表面标志称为白细胞分化抗原(即 CD 分子)。有的 CD 分子是多种免疫细胞共有的,有的是特异性的,因此可选取合适的 CD 分子,用其抗体或利用该标志的特性,用于免疫细胞的鉴定和分离。人外周血 T 淋巴细胞表面具有 CD2(LFA-2)分子,能够与绵羊红细胞(sheep red blood cell,SRBC)结合,也称为绵羊红细胞受体,即 E(erythrocyte)受体。它是 T 淋巴细胞的特异标志,B 细胞不表达,因此可利用 CD2 分子的这一特性鉴别 T 淋巴细胞。在体外一定条件下,将淋巴细胞与 SRBC 混合时,SRBC 能结合于 T 细胞的周围,形成以 T 细胞为中心,四周环绕 SRBC 的玫瑰花样的花环,故称为 E 玫瑰花环试验(erythrocyte rosette test)。通过计数花环形成率,即可得出 T 淋巴细胞百分率,可了解机体的细胞免疫状态,为临床某些疾病的诊断和防治提供免疫方面的重要参考。T 淋巴细胞表面标志和数量的检测还包括免疫荧光法、免疫细胞化学法、流式细胞仪检测法等。

E 玫瑰花环试验分为总 E(Et,t 为 total 的缩写)花环试验和活性 E(Ea,a 为 active 的缩写)花环试验。Et 花环试验检测标本中 T 淋巴细胞的总数;而 Ea 花环试验,检测对 SRBC 具有高度亲和力的那部分 T 淋巴细胞数量,这部分淋巴细胞当与较低比例 SRBC 混合,低速离心后不经低温放置,即能迅速形成玫瑰花样花环。在某些免疫缺损病和恶性肿瘤的研究中,观察到病人的 Ea 玫瑰花环减少,而 Et 玫瑰花环可以正常。因此,Ea 花环试验更能敏感地反映机体的细胞免疫功能和动态变化。

根据所需血量的多少,E 玫瑰花环试验分为常量法和微量法,本实验介绍常量法。

【实验材料】

(1) 淋巴细胞分层液。

(2) 肝素溶液。

(3) 无 Ca^{2+}、Mg^{2+} Hank's 液,pH7.4~7.6。

(4) Alsever 溶液,用于保存绵羊红细胞。

(5) SRBC 悬液:自绵羊颈静脉无菌采血,放入盛有玻珠的无菌三角烧瓶内,摇动数分钟,使成脱纤维血。每 10mL 脱纤维血加 5mL Alsever 溶液混合,放 4℃冰箱备用。

(6) 吸收灭活的小牛血清:小牛血清置 56℃ 30min 灭活,取 2 体积灭活小牛血清,加 1 体积压积的 SRBC,混匀,置 37℃温箱作用 30min,离心沉淀红细胞,吸取上清放 4℃冰箱保存备用。

(7) 0.8%戊二醛、细胞染液(美兰染液、姬姆萨染液、瑞氏染液任选其一)。

(8) 离心机、水浴箱、电冰箱、显微镜等。

【实验方法】

(1) 取肝素抗凝血 2mL,经 Hank's 液对倍稀释后,分离单个核细胞。分离的淋巴细胞用含 20%小牛血清的 Hank's 液调成浓度为 2×10^6/mL 的混悬液。

(2) 用 Alsever 液保存的 SRBC,吸弃上清后,取沉淀细胞,用 Hank's 液洗涤 3 次,每次离心 1500rpm,10min,将压积 SRBC 用 Hank's 液配成 1%SRBC 悬液(约为 8×10^7/mL)。

(3) Et 试验:取上述淋巴细胞悬液 0.1mL 和 1%SRBC 0.1mL 混匀,SRBC 与淋巴细胞的比例不应低于 20∶1。置 37℃水浴 10min 后,低速离心 500rpm,5min,然后移置 4℃冰箱 2h 或过夜。取出吸弃部分上清后,轻轻摇匀,加 0.8%戊二醛 2 滴固定 2min。取 1 滴涂片,待自然干燥,滴加染液染色,流水冲洗,干燥后镜下观察(或在固定后,在试管内加 1%美兰

染液 1～2 滴，搓匀，室温下染色 3～5min，取 1 滴细胞悬液于玻片上，加盖玻片后镜检计数）

（4）Ea 试验：取淋巴细胞悬液 0.1mL 和 0.5% SRBC 悬液 0.1mL 混匀，SRBC 与淋巴细胞之比为 8～20∶1。低速离心 500rpm，5min，弃部分上清。轻轻摇匀后，加 0.8% 戊二醛 2 滴固定 2min。其余程序同 Et 试验。

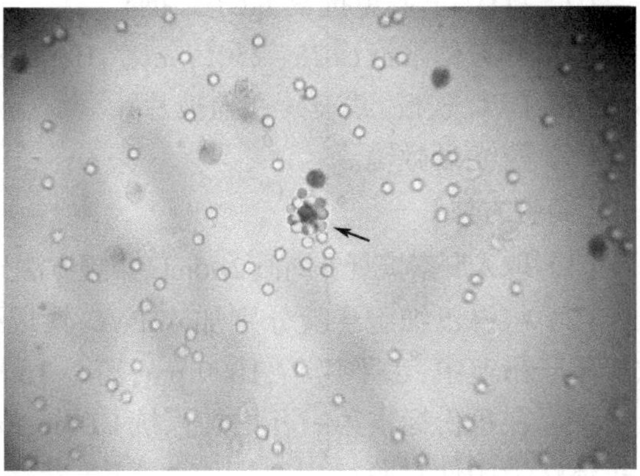

图 1-12　E 花环（100×）

【实验结果】

凡淋巴细胞周围吸附 3 个或 3 个以上 SRBC 者，即为 E 花环形成细胞（图 1-12，彩图）。计数 200 个淋巴细胞，（按式 1-8）计算 Et 和 Ea 花环形成细胞百分数。

$$\text{E 玫瑰花环形成率} = \frac{\text{形成花环细胞数}}{\text{形成花环细胞数} + \text{未形成花环细胞数}} \times 100\% \quad (1\text{-}8)$$

由于受环境因素、离心机等的影响，正常值在不同实验室略有差异，一般 Et 为 60%～80%，Ea 为 25%～40%。

【注意事项】

（1）SRBC 一般采血后保存在 Alsever 液中，2 周内可以使用。检测的血液标本要新鲜，放置时间不得超过 3～4h。同时用台盼蓝（Typan blue）染色法计数的活细胞数不少于 95%。

（2）重悬时，只宜轻缓旋转试管，使细胞团块松开即可，不能过猛或强力吹打，否则花环会消失或减少。

（胡为民）

实验 1-21　间接免疫荧光技术检测 T 细胞亚群（CD4）

【实验目的】

（1）掌握间接免疫荧光技术的原理，熟悉利用该法检测人外周血中 T 淋巴细胞亚群的基本操作。

（2）根据 CD4+、CD8+T 淋巴细胞亚群的数量及比例，可判断人的免疫功能有无异常，有助于免疫相关疾病（如：AIDS 等）的诊断。

【实验原理】

用标有 FITC（fluorescein isothiocyanate，异硫氰酸荧光素）的羊（或兔）抗鼠 IgG 作为第二抗体，再借助人 T 细胞表面 CD4 的单抗介导二抗与人 T 细胞的结合。在荧光显微镜下，结合有荧光素标记抗体的细胞在黑暗背景下发出荧光，凡是呈现特异性荧光的细胞即为阳性细胞，计数阳性细胞，从而确定 CD4+T 细胞的数目及其占总 T 淋巴细胞的百分率。

【实验材料】

（1）鼠抗人 CD4 单抗（一抗）。

（2）FITC-羊或兔抗鼠 IgG（二抗）。

（3）肝素钠溶液（125～250U/mL）、Hank′s 液和 RMPI-1640 营养液。

（4）PVC 软板、载玻片和盖玻片。

（5）荧光显微镜。

【实验方法】

（1）取人肝素抗凝外周血 2～5mL，常规方法分离单个核细胞，调整细胞浓度至 1.5×10^6/mL。

（2）将淋巴细胞悬液分别加入 PVC 软板孔内，每孔 100μL，每份标本加两孔。将塑料软板置于吊篮中，水平离心，1000rpm，离心 1min，去上清。

（3）在每份标本第一孔内加入抗 CD4mAb 20μL，第二孔内加入 RMPI-1640 营养液或无关抗体作为阴性对照。

（4）将软板置于振荡器上振荡 5s，使淋巴细胞与 mAb 充分混匀。放入有盖湿盒内，置 4℃冰箱中作用 45min。

（5）取出，每孔加入 Hank′s 液 200μL，振荡 5s，置吊篮中 1000rpm 离心 1min。甩去上清，加 Hank′s 液 200μL，重复洗涤 3 次。

（6）分别加入兔或羊抗鼠 IgG 荧光抗体各 10μL，振荡 5s，放入湿盒内置 4℃冰箱中作用 45min 后，同上洗涤 3 次。

（7）甩去上清，加入 20%甘油 PBS 缓冲液 50～100μL 振荡摇匀后，用微量移液器分别吸取细胞悬液至玻片上，覆以盖玻片。

【实验结果】

在荧光显微镜下用高倍镜观察，分别计数 200 个淋巴细胞，记录荧光阳性细胞数（细胞膜上呈现明亮点或帽状黄绿色荧光的细胞），然后按式（1-9）计算出 CD4+T 淋巴细胞的数目及 CD4+T 细胞亚群的百分率。

$$\text{CD4+T 细胞百分率}=\frac{\text{荧光阳性细胞数}}{200}\times100\% \tag{1-9}$$

【注意事项】

（1）抗体与细胞孵育时应在 4℃或冰上，避免非特异性结合。

（2）抗体与细胞孵育的时间不要过长，0.5～1h 的反应时间即可。

试验 1-22　淋巴细胞转化实验

【实验目的】

（1）掌握 T 淋巴细胞转化实验的原理。

（2）掌握细胞计数的方法。

（3）熟悉能引起 T 淋巴细胞发生转化的常用抗原性物质及其特点。

【实验原理】

淋巴细胞在体外培养时，受到非特异性有丝分裂原如 PHA、ConA 或抗原刺激后，活化的细胞可表现为体积增大、代谢旺盛、蛋白质和核酸合成增加，即向淋巴母细胞转化和增殖。此现象称为淋巴细胞转化现象（简称为淋转）。淋巴细胞转化率的高低可以反映机体的免疫水平，细胞免疫缺陷时，患恶性肿瘤或某些其他疾病时，转化率显著降低。因此可作为测定机体免疫功能的指标之一，也可以辅助疾病诊断。

【实验材料】

(1) 肝素、199 培养液、小牛血清、链霉素、青霉素、PHA。

(2) 注射器、针头、试管、吸管、离心机。

【实验方法】

(1) 采肝素抗凝血 1~2mL(1mL 血中加肝素 20 单位)充分混匀。37℃静置 1~2h。红细胞沉淀后,吸取血浆层并捎带些红细胞,移入另一无菌试管中。计数白细胞后 2000 rpm 离心 10min,弃上清液。用 199 培养液将沉淀的白细胞配成 1×10^7/mL 细胞悬液。

(2) 取细胞悬液 0.6mL(6×10^6 细胞)加入含有 2.4mL 199 培养液的培养瓶中。每毫升营养液加 30 μgPHA。

(3) 37℃孵育 68~72h。培养过程中,每天翻动培养瓶或旋转摇匀 1~2 次。

(4) 培养后,振荡培养瓶,将细胞重新悬起,然后移入试管中,1000 rpm 离心 5min。

(5) 尽量弃去上清液,将沉淀物混匀,取一滴放在载玻片上,推成血膜(头、体、尾分明),自然干燥,用瑞氏染液染色后镜检(见图 1-13)。

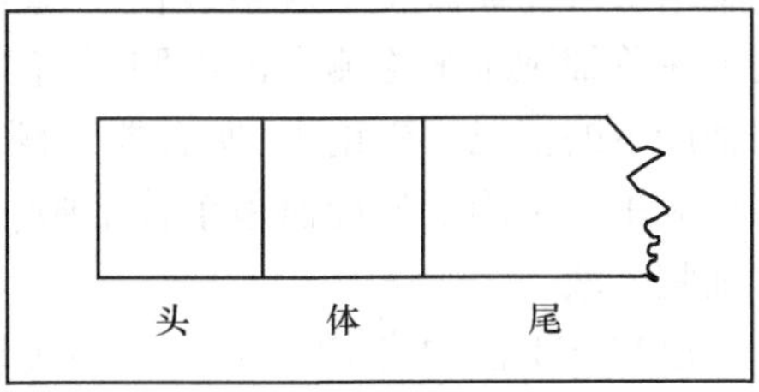

图 1-13　血膜片示意图

(6) 计算淋巴细胞的转化率:油镜下观察每张玻片的头、体、尾三段。每段各一纵列(目的是减少推片中细胞分布不均造成的误差)。

每张玻片记数 200~400 个细胞,其中头部 50~100,体部 50~100,尾部 100~200 细胞,然后按式(1-10)计算淋巴细胞转化率,一般认为转化率的正常值为 60%~80%。

$$\text{淋巴细胞转化率}=\frac{\text{转化淋巴细胞数}}{\text{转化淋巴细胞数}+\text{非化淋巴细胞数}}\times100\% \qquad (1\text{-}10)$$

【实验结果】

淋巴细胞转化率:60%~80%为正常,50%~59%为偏低,<50%为降低。

【注意事项】

(1) 注意无菌操作。

(2) 操作尽可能短时间内完成,以减少死细胞数。

(3) 离心时,加速度与减速度要均匀平稳,不能用离心机"刹车"档。

(4) 细胞数量、刺激剂浓度需要在预实验中摸索最适条件。

(常晋霞)

实验 1-23　ELISPOT

【实验目的】

(1) 熟悉 ELISPOT 的原理。

(2) 了解 ELISPOT 的操作过程。

【实验原理】

ELISPOT(enzyme-linked immunospot assay),即酶联免疫斑点技术,是从单细胞水平检测分泌抗体细胞(ASC)或分泌细胞因子(CK)细胞的一项细胞免疫学检测技术(图

1-14)。由于该方法具有较高的特异性和敏感性,易操作,成本相对流式细胞分析术也较低,已被广泛用于移植中排斥反应的预测、疫苗发展、Th1/Th2 分析、自身免疫病研究、肿瘤研究、过敏性疾病和感染性疾病研究、抗原决定簇图谱分析、化合物和药物免疫学反应的筛选等。

该技术是运用酶联免疫吸附试验中的双抗体夹心法去检测分泌某一细胞因子或特定抗原的单个细胞。淋巴细胞在体内或在体外被特异性抗原或丝裂原激活后的表现之一就是能分泌大量的细胞因子。如果将这些活化的淋巴细胞转入 ELISPOT 培养板中培养,其所分泌的细胞因子即可在分泌细胞原位被培养板上包被的特异性细胞因子抗体所捕获。依次加入生物素标记的检测抗体、酶标记的链霉亲和素及酶的底物后,形成不溶性颜色产物,即斑点。每个斑点是激活的淋巴细胞分泌产生的细胞因子区域,代表一个活性淋巴细胞。实验结果可在显微镜下观察或使用酶联免疫斑点自动图像分析仪来进行计数分析。该方法可在单细胞水平检测淋巴细胞对特异性抗原的反应能力和特异性抗原刺激下分泌淋巴细胞产生的情况。理论上,所有能分泌细胞因子的细胞都可以用 ELISPOT 进行检测分析,实际应用中常用于外周血单个核细胞(PBMC)、骨髓细胞、中枢神经系统和淋巴组织制备的单细胞悬液。

ELISPOT 法源自 ELISA,又突破传统 ELISA 法,是定量 ELISA 技术的延伸和新的发展。两者都可检测细胞产生的细胞因子或其他可溶性蛋白,但相比之下,ELISPOT 比 ELISA 灵敏度高 100~1000 倍,不仅能分析细胞因子分泌的总量变化,更能独特检测活化淋巴细胞的数量变化,ELISPOT 可精确到检测出 10^6 个淋巴细胞中的一个分泌细胞因子的活化细胞。

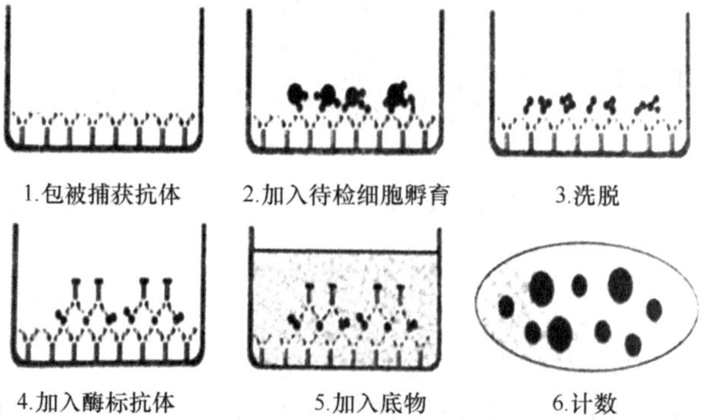

图 1-14　ELISPOT 实验原理

【实验材料】

(1) RPMI-1640 含 2mmol/L 谷氨酰胺抗生素,5% HI-FCS,Hepes 缓冲液。使用前过滤除菌。

(2) 阴性对照用含 ConA 的培养液(4~8μg/mL)或含 PHA 的培养液(1.25~10μg/mL),过滤除菌(可以配成 2 倍的浓缩液,使用时对倍稀释)。

(3) pH7.4 无菌 PBS;无菌 PBS 含 1% 的 BSA(PBS-BSA);无菌 PBS 含 0.05% Tween20(PBST);无菌的 ELISPOT 培养板;包被抗体:抗某细胞因子的抗体,生物素标记的抗该细胞因子的抗体,辣根过氧化物酶标记的链霉亲和素,辣根过氧化物酶的底物溶液(显色剂),淋巴细胞分离液。

(4) 倒置显微镜或酶联免疫斑点自动图像分析仪。

【实验方法】

1. 包被 ELISPOT 板

(1) 将无菌去离子水加入包被抗体瓶中,混合 15s,室温放置 5min。

(2) 取出 50μL,加入 5mL 的无菌 PBS,混匀后加入 ELISPOT 板,每孔 50μL。

(3) 在 ELISPOT 板中加入 50μLPBS/孔,盖上板盖,37℃1h 或 4℃过夜。

(4) 将其他包被抗体进行分装,50μL/瓶。-20℃保存。

2. 准备 ELISPOT 板

(1) 取出 ELISPOT 板,去掉液体,用无菌 PBST 洗涤 5 次(可以使用托盘,在超净工作台内进行)。

(2) 加入 200μL/孔的无菌 PBS-BSA,37℃1h 或 4℃过夜。

(3) 去掉液体,不用洗板。

(4) 加入 100 μL 已准备好的细胞,细胞总数在(1~4)×10^5/孔[初次进行实验,应作刺激物浓度梯度和(或)细胞计数梯度预实验]。

PBMC 细胞的准备:取新鲜血液,使用肝素进行抗凝。室温下最多放置不超过 24h。将抗凝血用生理盐水等体积稀释,在 3mL 的淋巴细胞分离液液面上小心叠加入 6mL 稀释血。800rpm 离心 20min,小心吸出淋巴细胞层。用生理盐水或培养基稀释后,250rpm 离心 10min,弃上清。加入培养基悬浮沉淀细胞,计数。按照实验设计配制阳性、阴性以及实验用细胞组分。如果需要,可预先用抗原刺激细胞。

(5) 37℃,5% CO_2 温箱中孵育 5~20h(根据所检测细胞因子种类、细胞是否进行了预刺激等来确定孵育时间)。

3. 检测

(1) 加入 500μL 的无菌去离子水至冻干的生物素标记的抗体瓶中,室温放置 5min。取出 100μL 加入到 10mL 的 PBS-BSA 中,混匀。其余的抗体,可以分装-20℃保存。

(2)取出 ELISPOT 板,去除培养细胞。加入冰冻去离子水 200μL/孔,将板放置在冰上 10min,PBST 洗板 10 次。

(3)加入生物素标记的检测抗体,100μL/孔,37℃1h 或 4℃过夜。

(4)PBST 洗板 5 次,加入 500 μL 的无菌去离子水到酶标记物瓶中,室温放置 5min。取出 100μL 加入到 5mL 的 PBS-BSA 中,混匀。其余的酶标记物,可分装-20℃保存。

(5)加入 50μL/孔的酶标记的抗体,37℃1h 或 4℃过夜。

(6)洗板 5 次(最后一次可用 PBS,避免 Tween20 对显色剂的影响)。

(7)取出 1.5mL 显色剂Ⅰ和 1.5mL 显色剂Ⅱ,4℃暗处混合。

(8)加入 30μL/孔新鲜配制的显色剂Ⅰ/Ⅱ,放置暗处,室温孵育 20~30min(至显微镜下可以观察到斑点为止,如 30min 内无明显斑点,可以重新加入显色剂)。

(9)去除显色液,使用去离子水清洗 ELISPOT 板。

(10)室温干燥 ELISPOT 板,在倒置显微镜下观察结果或使用自动酶联免疫斑点图像分析仪进行分析。

【实验结果】

通过显色反应,在细胞分泌这种可溶性蛋白的相应位置上显现清晰可辨的斑点,可直接在显微镜下人工计数斑点或通过计算机辅助的分析系统对斑点进行计数,并用斑点形成单位(sfu/L 百万加入细胞)记录结果。1 个斑点代表 1 个细胞,从而计算出分泌该蛋白的细胞的频率。图 1-15 为人淋巴细胞用钙伊屋诺霉素(calcium ionomycin)和 PMA 刺激过夜后使用 IFN-ELISPOT 试剂盒检测其中 T 淋巴细胞分泌 IFN-γ 的分析结果(彩图,图 1-15)。该结果在避光的条件下可保存半年至两年。

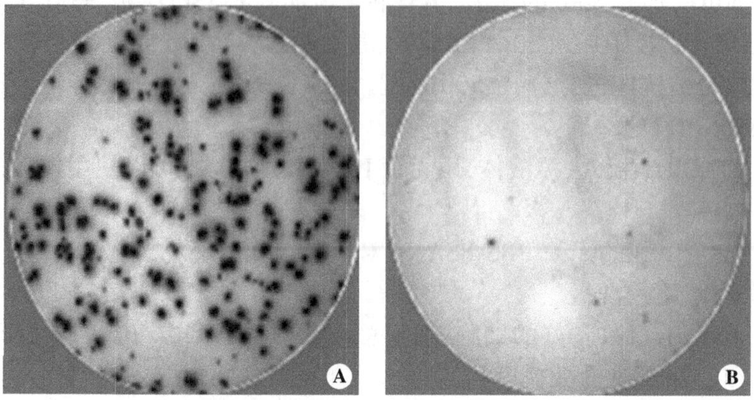

图 1-15　ELISPOT 技术检测分析人淋巴细胞分泌 IFN-γ 的结果

A. 接受刺激剂的细胞,可见散在的黑色斑点,每个斑点是激活的淋巴细胞分泌的待测细胞因子区域,代表一个活性淋巴细胞;B. 未接受刺激细胞对照,未见明显斑点

【注意事项】

(1) 取外周血淋巴细胞(PBMC)进行 ELISPOT 检测时,最好采用新鲜血液,避免出现血凝块。避免在室温下放置时间过长或过夜。

(2) 为保证结果的准确性,建议做双复孔或三复孔。推荐以下对照设定:阳性对照:重组细胞因子或确定能分泌该种细胞因子的细胞;阴性对照:相同数量的未刺激的细胞;背景对照:无菌细胞培养液;检测抗体对照:用 PBS 代替检测抗体。

(3) ELISPOT 检测过程中,在加入检测抗体之前的所有步骤必须严格无菌操作。

(4) 将抗原和淋巴细胞在体外混合,刺激并预孵育是通用的办法。在置入 ELISPOT 板之前,预孵育的淋巴细胞应使用预温到 37℃的培养液洗涤 1~2 次。置入 ELISPOT 板以后,通常在 37℃培养箱中培养 5~6h。

(5) ELISPOT 试验检测的是每一个分泌细胞因子的活化细胞。在培养细胞过程中,任何移动、震动(包括开关培养箱门)都会导致细胞在培养板上的移动,从而得到不规则斑点或者斑点花纹,影响最终结果。因此细胞在 ELISPOT 培养板孵育的过程中,应注意保持培养板的静置,不应对其移动。

实验 1-24　溶血空斑试验

【实验目的】

(1) 掌握溶血空斑试验的原理。

(2) 熟悉溶血空斑试验的操作过程。

【实验原理】

溶血空斑试验,又称空斑形成细胞试验(plague forming cell assay,PFC),是体外检测抗体产生细胞(B 淋巴细胞)功能的一种方法。其原理是将绵羊红细胞(SRBC)免疫过的小鼠脾脏制成细胞悬液,与一定量的 SRBC 混合,在补体的参与下,使抗体产生细胞周围的 SRBC 溶解,从而在每一个抗体产生细胞周围形成一个肉眼可见的局部圆形透明溶血区,称为溶血斑,每一个空斑表示一个抗体生成细胞,空斑大小表示抗体生成细胞产生抗体的多少。由于溶血空斑试验具有特异性高,筛选力强,可直接观察等优点,故可用于测定药物和手术等因素对体液免疫功能的影响,评价免疫治疗或免疫重建后机体产生抗体的能力。

本试验分为直接法和间接法。直接法是检测合成 IgM 型抗体的细胞。机体经初次免疫时,此类细胞最早出现,4~5d 达高峰。因为 IgM 活化补体的能力强,可以不必另加显斑剂,也就是只加细胞和补体即可出现空斑。间接法是检测合成其他类别 Ig(IgG、IgA 等)的细胞时,须使用显斑剂。因为这些类别的 Ig 活化补体的能力弱,就需要在检测系统中另加显斑剂(即针对各型 Ig 高纯度的抗血清),使单体的抗体分子聚合成复合体,引起补体活化而产生溶血斑。

目前有关溶血空斑试验的具体方法很多,现仅将琼脂平板溶血空斑试验的直接法介绍如下。

【实验材料】

(1) 平皿(5.5cm×1.5cm)、剪刀、镊子、青霉素小瓶、水浴箱、孵箱。

(2) 18~25g 小鼠。

(3) pH7.2 的 PBS(含 Ca^{2+}、Mg^{2+}):取 PBS100mL,经高压灭菌后,加入无菌 10% $MgSO_4$ 溶液 1mL,1% $CaCl_2$ 溶液 1mL,调 pH 至 7.2。

(4) SRBC 悬液:按常规洗涤 SRBC,用 PBS 配成 20% 的浓度,计数后调整细胞浓度至 2×10^9/mL。

(5) 底层和顶层琼脂:用 PBS 将优质琼脂粉配成 1.4% 和 0.7% 两种浓度,溶化后将 1.4% 的琼脂分装中试管,每管 5 mL,将 0.7% 的琼脂分装小试管,每管 1.5mL 备用。

(6) DEAE-右旋糖酐:分子量 5 万,用蒸馏水配成 1% 浓度备用。右旋糖酐有阻止琼脂的抗补体作用。

(7) 补体:3 只以上豚鼠混合血清,应用时用 PBS 稀释成 1:30 浓度(如不加 DEAE-右旋糖酐,则采用原浓度或 1:5 浓度)。

【实验方法】

1. 免疫脾细胞的制备

(1) 免疫小白鼠:每只小白鼠经尾静脉注入 2×10^9/mL 的 SRBC 0.2mL,或腹腔注射 4×10^8/mL 的 SRBC 1mL。

(2) 制备脾细胞悬液:将免疫后 4 天的小鼠断颈处死,解剖取出脾脏,放入 pH7.2 含 Ca^{2+}、Mg^{2+} 的冷 Hank's 液中漂洗后,置青霉素小瓶中,用眼科手术剪剪碎,加入适量的 Hank's 液,用毛细吸管吹打,使细胞分散成悬液,静置 3min,待大的组织块下沉后,取上层液至小试管中,1500rpm 离心 5min,弃上清后,加入 3mL Hank's 液,用毛细吸管吹打混匀,按白细胞计数法计算脾细胞数,最后用 Hank's 液调整细胞数至 1×10^7/mL,放 4℃ 冰箱备用。

2. 底层琼脂的制备 将每管含 5mL、1.4% 琼脂加热溶化后,倾倒于置水平位的平皿内,冷凝固后,打开皿盖,底面朝上将平皿反扣,放 37℃ 温箱 1h 后备用。

3. 顶层琼脂的制备 将 1.5mL 0.7% 的琼脂溶化后,置于 45℃ 恒温水浴箱中,依次加入 1% 的 DEAE-右旋糖酐 0.05mL，2×10^9/mL 的 SRBC 0.1mL，1×10^7/mL 脾细胞悬液 0.1mL，迅速将上述小管在水浴中振荡使各成分混匀，立即倾入已铺好底层琼脂的平皿中，于水平位立即轻轻旋转平皿，使之均匀平铺，凝固后，放 37℃温箱 1h。

4. 加补体 从温箱中取出平皿，每皿加 1∶30 稀释的新鲜豚鼠血清 1.5mL（如不加 DEAE-右旋糖酐，则加原液或 1∶5 稀释的新鲜豚鼠血清 1.5mL），继续放 37℃温箱，温育 30min 后取出，于室温下放 1h，再放 4℃冰箱过夜，次日倾去补体，进行空斑计数。

【实验结果】

将平皿划分小方格，用放大镜观察并计数溶血空斑总数，再换算出每百万脾细胞（1×10^6）中所含抗体形成细胞数。如用于药物的筛选，可比较给药组和对照组每百万脾细胞抗体形成细胞数的平均值，以表示药物的刺激作用或抑制作用。

【注意事项】

（1）SRBC 要新鲜，洗涤不得超过 3 次。

（2）制备脾细胞一定要用冷 Hank′s 液，制备好以后，应放 4℃冰箱备用，以保持脾细胞的活力。

（3）倒底层和顶层琼脂一定要在水平台上进行，顶层琼脂与各成分既要充分混匀，又不能出现气泡。

（杨艳红）

第六节　免疫标记技术

免疫标记技术是用荧光素、酶、放射性核素、胶体金颗粒等标记物，标记抗体或抗原，进行的抗原抗体反应，其同时具备免疫技术的特异性和标记技术的灵敏性的突出特点，标记物与抗原或抗体连接后，不改变后者的免疫特性，具有特异、灵敏、快速等优点成为目前应用最广泛的免疫学检测技术。免疫标记技术不仅可用于定性或定量检测甚至可用于定位检测。

一、酶联免疫吸附实验

酶免疫测定（enzyme immunoassay，EIA）是以酶标记的抗体或抗原进行的抗原抗体反应，并以底物分解后的颜色深浅来反映待检样品中的抗原或抗体含量的方法，是标记免疫技术的一种。它将抗原抗体反应的特异性与酶催化作用的高效性相结合，通过酶作用于底物后显色来判断结果。可用酶标测定仪测定光密度（OD）值以反映抗原含量，敏感度可达到每毫升 ng～pg 水平。目前在免疫酶技术中常用的酶为辣根过氧化物酶（horseradish peroxidase，HRP）和碱性磷酸酶（alkaline phosphatase，AP），其次还有葡萄糖氧化酶，β-半乳糖苷酶、溶菌酶和苹果酸脱氢酶等。常用的方法有酶联免疫吸附试验和酶免疫组化技术，前者测定溶性抗原或抗体，后者测定组织中或细胞表面抗原。酶联免疫吸附试验（enzyme linked immunosorbent assay，ELISA）是酶免疫测定技术中应用最广、最有发展前途的一种技术。

其基本原理是：包被抗原或抗体后，使抗原或抗体与某种酶连接成酶标抗原或抗体，这种酶标抗原或抗体既保留其免疫活性,又保留酶的活性。在测定时,把待检标本(测定其中的抗体或抗原)和酶标抗原或抗体与固相载体表面的抗原或抗体起反应。洗涤去除固相载体上形成的抗原抗体复合物以外的其他物质,最后加入底物,酶分解底物使溶液吸光度发生变化,由于吸光度与标本中待检物质的量成比例,故可定性并定量待检标本中抗原或抗体的浓度。ELISA 的操作方法较多,可分为检测抗原的技术类型(双抗体夹心法、双位点一步法、竞争法、双夹心法、桥联法等)和检测抗体的技术类型(间接法、双抗原夹心法、竞争法、桥联法、捕获法等)两大类;另为其他酶免疫技术(均相酶免疫测定、液相酶免疫测定、斑点酶免疫结合试验、免疫印迹法、高灵敏度酶联免疫吸附试验、BAS-酶联免疫吸附试验等)。

常用于酶免疫技术的酶主要包括辣根过氧化物酶(HRP)和碱性磷酸酶(AP),其次还有葡萄糖氧化酶、β-半乳糖苷酶、溶菌酶和苹果酸脱氢酶等。

1. 辣根过氧化物酶(horseradish peroxidase, HRP)　应用最广泛。HRP 广泛分布于植物界,辣根中含量高,它是由无色的酶蛋白和棕色的铁卟啉结合而成的糖蛋白,辅基为酶活性中心所在。HRP 的辅基和酶蛋白最大吸收光谱分别为 403nm 和 275nm,一般以 OD_{403}/OD_{275}的比值 RZ(德文 reinheit zahl)表示酶的纯度。高纯度的酶 RZ 值应在 3.0 左右(最高可达 3.4)。RZ 值越小,非酶蛋白就越多。值得注意的是,纯度并不表示酶活性,如当酶变性后,RZ 值仍可不变,酶活力是选择酶时更重要的指标。

HRP 的底物有可溶性底物和不溶性底物两种。不溶性底物用于酶免疫组化技术,常用的是 3.3-二氨基联苯胺四盐酸盐(DAB),产物显色为棕黄色。可溶性底物适宜于做酶免疫测定技术,常用的是邻苯二胺(OPD)和四甲基联苯胺 (TMB),前者产物显色为橙红色,测读波长为 492nm,后者显色为黄色,测读波长为 450nm。

2. 碱性磷酸酶(calkaline phospharase, AP)　可从大肠埃希菌或小牛肠黏膜中提取。其不溶性底物常用硝基蓝四氮唑,可溶性底物一般常用硝基苯磷酸酶。

实验 1-25　免疫斑点实验

【实验目的】

通过斑点酶联免疫吸附试验(dot-ELISA)(直接法)定性检测人血清 HBsAg,诊断乙型肝炎病毒携带状态。

【实验原理】

固相载体选用吸附蛋白质能力很强的硝酸纤维素膜(nitrocellμLose, NC),底物经酶反应后形成有色沉淀,使固相膜染色(斑点)。可分为斑点-ELISA(dot-ELISA)和斑点酶免疫渗滤试验(dot immunoenzyme filtration array, DIEFA)。dot-ELISA 反应层次为 NC 膜—包被抗原—待检抗体—酶标记抗抗体—不溶性底物。该法的优点是包被抗原用量少,敏感性高。缺点是不能做定量测定。DIEFA 的原理是利用微孔滤膜的可滤过性和毛细吸管作用建立的固相标记免疫测定新技术。其操作与 ELISA 基本相同。该法简便、快速、敏感、特异,不需要任何特殊仪器设备,可随时随地实施,如用于早早孕诊断。

【实验材料】

(1) 待检标本、阳性对照标本、阴性对照标本。

(2) 硝酸纤维膜、酶标记抗-HBs、移液枪。

(3) 底物二氨基联苯胺(DAB)溶液、封闭液、洗涤液及缓冲液:常规配制。

【实验方法】

1. 点膜 将硝酸纤维膜用铅笔画格编号后，在平皿内用移液枪按设计点待检标本、阳性对照标本与阴性对照标本。每格 5μL，温箱干燥。注意手指不能直接与膜接触。

2. 封闭 加封闭液 10mL，淹没硝酸纤维膜，置 37℃温箱 30min，封闭硝酸纤维膜。

3. 洗涤 倒去平皿内封闭液，用洗涤液振荡洗涤 5min（室温）2 次。

4. 酶标抗体作用 换一平皿加入缓冲液 10mL、酶标记抗-HBs 2μL，摇动混匀，移入硝酸纤维膜，37℃作用 30min。

5. 洗涤 倒去抗体，用缓冲液室温振荡洗涤膜 5min 2 次，以充分洗去未能结合上的酶标抗体。

6. 底物显色 换新鲜配制的底物二氨基联苯胺（DAB）溶液室温避光显色，待显色后用自来水冲洗阻断显色液的进一步作用，观察、记录、分析结果。

【实验结果】

膜上点标本处显色为阳性，不显色为阴性（与阳性对照标本、阴性对照标本比较）。此法为定性方法，不用于定量。

【注意事项】

（1）点膜操作应注意标本间隔均匀一致，严格控制点样量，避免样品在膜上融合造成检测结果出现假阳性。

（2）严格两次洗涤操作避免试验中假阳性结果的出现。

（3）底物临用现配，避光保存。

实验 1-26 间接 ELISA

【实验目的】

通过实验定性定量检测待检血清标本中抗-HBs 含量，判断机体是否具有乙型肝炎病毒被动免疫力。间接法主要用于测定待检样品中特异性抗体，临床上已有多种试剂盒应用。

【实验原理】

其实验原理如图 1-16 所示。将已知特异性抗原包被作为固相，加待检标本，再加酶标记的二抗体，形成固相抗原-受检血清-酶标抗抗体，加底物观察显色反应，颜色深度代表标本中待检抗体的量。应用一种酶标抗抗体可以用于测定一个种系内各种抗原相应抗体。

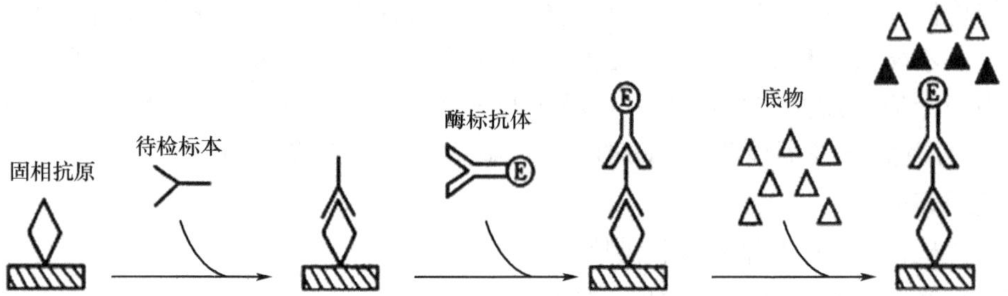

图 1-16 间接法测抗体示意图

【实验材料】

(1) 试剂:抗 HBs 诊断试剂盒。

(2) 器材:酶联仪,微量加样器,吸头。

【实验方法】

(1) 包被抗原:在聚苯乙烯微量反应板孔中加抗原 100μL(1μg 蛋白/mL)4℃ 12~18h。

(2) 用 0.1% BSA 或正常兔血清 4℃封闭 12~18h,4℃冰箱备用。

(3) 洗涤:用前应进行漂洗去除杂蛋白,用洗涤液洗 3 次,每次 3min。

(4) 加待测样本:将血清稀释成 1 : 50,每份标本加复孔,每孔 100μL。37℃保温 30min。每次试验均设已知的阳性和阴性血清对照。

(5) 洗涤 3 次后,加兔抗 IgG 酶结合物,37℃保温 30min。以相同方法洗涤 3 次。

(6) 加新鲜配制的邻苯二胺(OPD)底物溶液和双氧水溶液各 100μL。静置 20min,再加入 3mol/L 硫酸每孔 50μL 终止反应。

(7) 观察和测量

1) 肉眼观察:白色背景上观察四孔呈现的颜色反应,与已知阳性和阴性孔比较。

2) 酶联仪比色:酶联仪用 492nm 测 OD 值(所用波长与底物有关。界值以均值±2.1 判断)。

【实验结果】

(1) 定性及半定量分析:如图 1-17(彩图,图 1-17)。

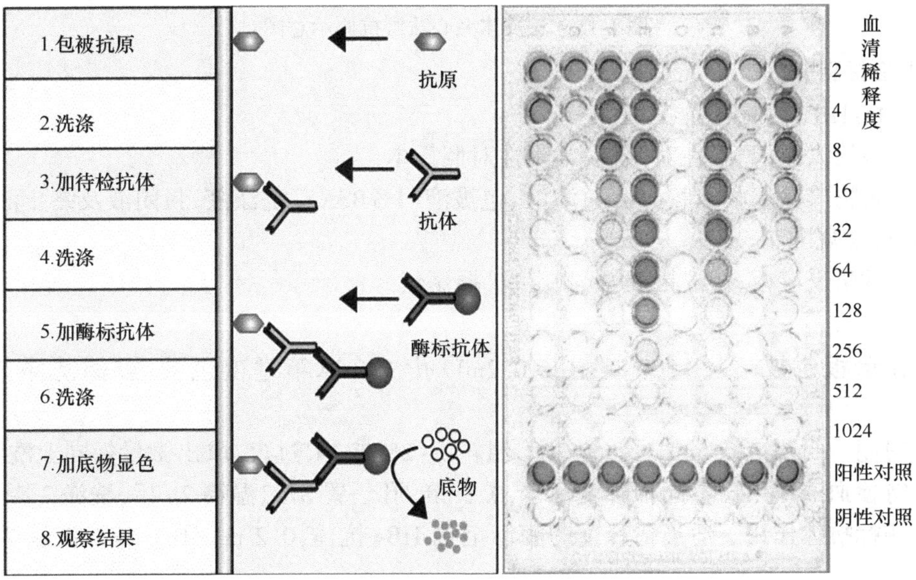

图 1-17　间接 ELISA 操作步骤及结果示意图

(2) 酶联仪比色分析:按式(1-11)计算:

$$P/N=\frac{\text{标本 }A_{495}\text{值}-\text{空白对照 }A_{495}\text{值}}{\text{阴性 }A_{495}\text{值}-\text{空白对照 }A_{495}\text{值}} \qquad (1\text{-}11)$$

一般 P/N 值≥2.1,可定为阳性,或经标准品确定阳性值。

【注意事项】

（1）仔细加样，避免空间样品污染。

（2）严格洗涤操作，每次洗涤均用力甩干孔内残余液体，三次洗涤结束还应以吸水纸或毛巾包裹用力拍板，以使干燥，避免实验结果出现假阳性。

实验 1-27　双抗体夹心法

【实验目的】

用已知抗体 anti-HBs 检测血清中 HBsAg，用于定性或定量诊断体内乙肝病毒携带状态。

【实验原理】

将已知特异性抗体包被微量反应板，加待检标本抗原反应，再加酶标抗体，使形成固相抗体-待检抗原-酶标抗体夹心复合物，洗涤除去未结合的酶标抗体及杂质，加底物显色，根据颜色反应的程度进行该抗原的定性或定量（图 1-18）。一般而言，包被抗体和酶标抗体是识别同一抗原分子上的两个不同抗原决定簇的两种抗体。

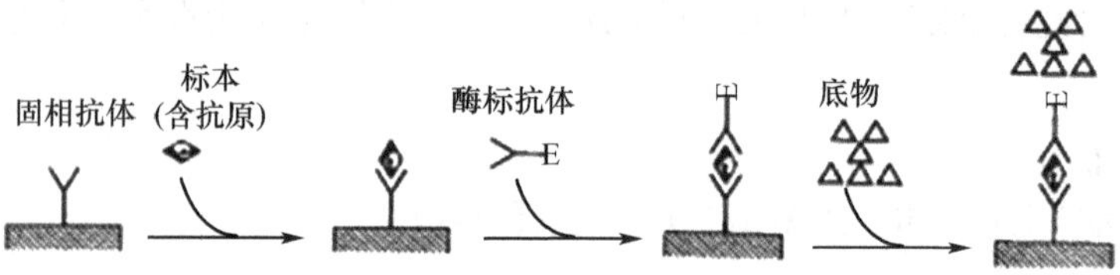

图 1-18　双抗体夹心法测抗原示意图

【实验材料】

（1）抗-HBs、酶标记抗-HBs。

（2）待检人血清、阳性对照标本、阴性对照标本。

（3）底物二氨基联苯胺（DAB）溶液、包被液（1% BSA）、洗涤液、封闭液及终止液（2mol/L H_2SO_4）：常规配制。

（4）微量反应板、移液枪、酶标测定仪、振荡仪。

【实验方法】

1. 微量板包被　1∶500 抗-HBs 0.2mL/孔，4℃冰箱过夜包被，震荡洗涤 3 次，每次 10min。

2. 封闭　封闭液 0.5mL/孔，置 37℃温箱 1～2h 或 4℃过夜，取出微量板同上洗涤 3 次。

3. 待检血清作用　不同稀释度标本，0.2 mL/孔。置 37℃温箱 2h 后，洗涤 3 次。

4. 酶标抗体作用　适当稀释度的酶标记抗-HBs 抗体，0.2 mL/孔。37℃温箱 2h 后，洗涤 3 次。

5. 底物作用　OPD 溶液 0.2mL/孔，置室温 30min（避光）。

6. 反应终止液作用　2mol/L H_2SO_4 0.1mL/孔。

7. 测 A_{495} 值　用酶标仪测定每孔在 495mm 的 A_{495} 值。

【实验结果】

按式（1-11）计算。

$$P/N=\frac{\text{标本 }A_{495}\text{值}-\text{空白对照 }A_{495}\text{值}}{\text{阴性 }A_{495}\text{值}-\text{空白对照 }A_{495}\text{值}} \tag{1-12}$$

一般 P/N 值≥2.1,可定为阳性,或经标准品确定阳性值。

【注意事项】

应严格控制酶催化底物的反应时间,一般为 30~60min。当达到预定应用时间,应立即加入反应终止液,否则反应时间过长,会影响结果判断。

二、胶体金标记技术

是一种以胶体金作为标记物的免疫标记技术。最初用于免疫电镜技术。迄今为止,金标记仍主要用于免疫组织化学中。胶体金可以通过异性电荷的吸引和蛋白质等各种大分子物质结合,不影响蛋白质生物活性和免疫活性。在免疫组织化学技术中,习惯上将胶体金结合蛋白质的复合物称为金探针。在免疫测定时金标记常与膜载体配合,形成特定的测定模式,出现的如斑点免疫渗滤试验和斑点免疫层析试验(dot immunochromatographic assay,DICA)简称免疫层析试验(ICA)等,已是目前应用广泛、简便、快速的检测方法。金免疫技术主要有金免疫组织化学染色技术(包括金免疫光镜染色技术和金免疫电镜染色技术)和金免疫测定技术(包括斑点免疫渗滤试验又称"一步金法"和斑点免疫层析试验等)。

金免疫测定技术具有简便、快速、单份测定等特点,除试剂外无需任何仪器设备,且试剂稳定。因此特别适用于急诊检验。但这类试验不能准确定量,所以主要限于检测正常体液中不存在的物质(例如诊断传染病中的抗原或抗体)以及正常含量极低而在特殊情况下异常升高的物质(如 HCG 等)。目前临床检验中已开展的项目有 HCG、抗 HCV 和抗 HIV 等。新项目正在不断发展中。目前使用的"一步金法"早早孕妊娠诊断纸条就是依据该斑点免疫层析试验设计的产品。金免疫技术的敏感度低于其他标记免疫技术,经银加强染色后敏感度可与荧光免疫技术和酶免疫技术相当。故金免疫组织化学染色技术主要用于细胞抗原(表面及内部)和组织切片中抗原的检测。

实验 1-28　胶体金的制备

【实验原理】

胶体金是由氯金酸在还原剂作用下聚合成的特定大小的金颗粒,由于静电作用形成一种稳定的胶体状态,故称为胶体金。根据实验需要,可以利用不同的还原剂制备直径大小不同的胶体金颗粒,其中 3~5 nm 是橙黄色,10~20 nm 是酒红色,30~80 nm 是紫红色,常用 10~20 nm 胶体金颗粒标记特异性抗体或抗原。胶体金可以和各种蛋白质结合,在免疫测定中常将胶体金与抗体或抗原结合后的复合物称为免疫金复合物。结合机制可能是胶体金颗粒表面带负电荷,与蛋白质分子的正电荷之间靠静电力相互吸引,达到范德华引力范围内既而形成牢固地结合。由于结合过程主要是物理吸附作用,因此并不影响蛋白质的生物活性,如抗原与抗体的特异性结合。

常用的制备胶体金的方法有白磷还原法、抗坏血酸还原法、枸橼酸三钠还原法、鞣酸-枸橼酸钠还原法、柠檬酸三钠还原法,现以柠檬酸三钠还原法为例。

【实验材料】

(1) 试剂:氯金酸,1%柠檬酸三钠溶液。

(2) 器材:普通光学显微镜,烧杯、吸管,量筒,电炉,玻璃棒等。

【实验方法】

（1）将氯金酸（$HAuCl_4$）先配制成 0.01%水溶液，取 100mL 加热至沸。

（2）沸腾后立即快速搅动下准确加入一定量的 1%柠檬酸三钠水溶液 4mL。

（3）继续加热煮沸 5min，呈橙红色。

【实验结果】

制得的胶体金颗粒直径约为 15nm。若将柠檬酸三钠的量分别减至 2.5mL、1.5mL、1.0mL、0.75mL，则金颗粒直径分别为 20nm、30nm、50nm、60nm。对每次制好的胶体金应在光学显微镜下加以检定。主要检查指标有：颗粒大小、颗粒直径的均一程度以及有无凝集颗粒等。肉眼观察是最基本也是最简单和方便的检定方法，但需要一定的经验。在日光下仔细观察比较胶体金的颜色，良好的胶体金应该是清亮透明的。若制备的胶体金混浊或液体表面有悬浮物，提示此次制备的胶体金有较多的凝集颗粒。

实验 1-29　胶体金标记蛋白的制备

【实验原理】

胶体金与蛋白的结合过程主要是物理吸附作用，取决于 pH，在接近蛋白质的等电点或略偏碱性的 pH 条件下，二者易形成牢固的结合物。

【实验材料】

（1）试剂有 K_2CO_3，NaCl，1%聚乙二醇（PEG20000），0.005mol/L pH9.0 硼酸盐缓冲液，磷酸盐缓冲液，生理盐水，蔗糖。

（2）所需器材有酶联仪，微量加样器，精密 pH 试纸，玻璃棒，试管，吸管等。

【实验方法】

1. 体金溶液的准备　用 0.1 mol/L K_2CO_3 调节胶体金溶液的 pH 至选定值（原则上可选择待标记蛋白质等电点，也可略为偏碱，但通常最适反应 pH 往往需经多次试验才能确定）。由于胶体金溶液可能损坏 pH 计的电极（探头），故一般用精密 pH 试纸测定 pH，也可用胶填充的联合电极检测。或者先用终浓度为 0.1%的聚乙二醇（PEG20000）稳定胶体金后，再测胶体金的 pH。

2. 胶体金与待标记蛋白质用量比例的确定

（1）根据待标记蛋白质的要求，调节胶体金溶液的 pH 后，分装 10 管，每管 1mL。

（2）将待标记蛋白（以 IgG 为例）用 0.005mol/L pH9.0 硼酸盐缓冲液做系列稀释为 5～50μg /mL，分别取 1 mL 加入 1 管胶体金溶液内。对照管加 1mL 稀释液（不含蛋白质）。混合均匀。

（3）放置 5min 后，在上述各管内加入 0.1 mL 10% NaCl 溶液。混匀后静置 2h，观察结果。

未加蛋白质（对照管）和加入蛋白质的量不足以稳定胶体金的各管，呈现由红变蓝的聚沉现象；而加入蛋白质的量达到或超过最低稳定量的各管仍保持红色不变。其中含蛋白量最低的试管即含稳定 1mL 胶体金所需的蛋白质量。一般在此基础再增加 10%～20%，即为待标记蛋白（IgG）的实际用量。

3. 胶体金与蛋白质（以 IgG 为例）的结合　按上述方法确定两种试剂的最适用量比例后，分别取所需量的胶体金和相应量的抗体蛋白，0.1 mol/L K_2CO_3 调 pH 至 9.0。在搅拌下将金溶液和抗体蛋白液混合,10min 后再加入一定量的稳定剂(终浓度为 1% 的 PEG)以饱和游离的胶体金,防止抗体蛋白与胶体金的聚合和发生沉淀。

4. 胶体金标记蛋白的纯化

(1) 用超速离心法去除上清液中未结合的蛋白质。离心条件视胶体金颗粒的粒径而异:对 5nm 金颗粒可选用 40 000rpm 60min,8nm 金颗粒用 25 000rpm 45min 离心。

(2)轻吸上清液,沉淀用含 PEG 或 BSA 的缓冲液悬浮,恢复原体积后再离心。如此洗涤 2~4 次,以彻底除去未结合的蛋白质。

(3)为了得到颗粒均匀一致的免疫金试剂,可将上述初步纯化的结合物再用 10%~30% 蔗糖或甘油进行密度梯度离心,分带收集不同粒度的胶体金与蛋白的结合物。

5. 保存 免疫金复合物最终用稀释液配制成工作浓度保存。稀释液通常是加入稳定剂的缓冲液。缓冲液常用中性的 PBS 或 Tris 缓冲液。

实验 1-30　胶体金标记技术常用方法

【实验原理】

胶体金标记技术常用的方法有:①斑点金免疫渗滤试验;②斑点免疫层析,如广泛使用的早早孕硝酸纤维素膜诊断条;③金标记的免疫组织化学技术。现以斑点免疫层析检查 HCG 为例。

原理如图 1-19:早早孕诊断条上 B 区是吸水性纤维,C 区是淀粉和糖类物质,含有用胶体金标记的鼠抗 HCG 单克隆抗体(抗 HCG 免疫金复合物),T 区是测试区,结合有鼠抗 HCG 单克隆抗体,R 区是质控区,结合有抗小鼠 Ig 的抗体。当试纸条下端浸入液体标本时,B 区吸水性纤维即吸取液体,液体向上移动流经 C 区,免疫金复合物复溶并带动其膜条另一端渗移。标本中的 HCG 与抗 HCG 免疫金复合物结合,此抗原抗体复合物流至 T 区时即被固相抗体所捕获,在膜条上显示红色反应条带。过剩的抗 HCG 免疫金复合物继续上行,至 R 区与固相抗小鼠 Ig 抗体结合,呈现红色质控条带。若将测试条插入溶液中后,即使待测标本中无 HCG 时也会显色,则该条已失去测试的价值。该条为妊娠测试的家庭使用、计划生育提供了方便。

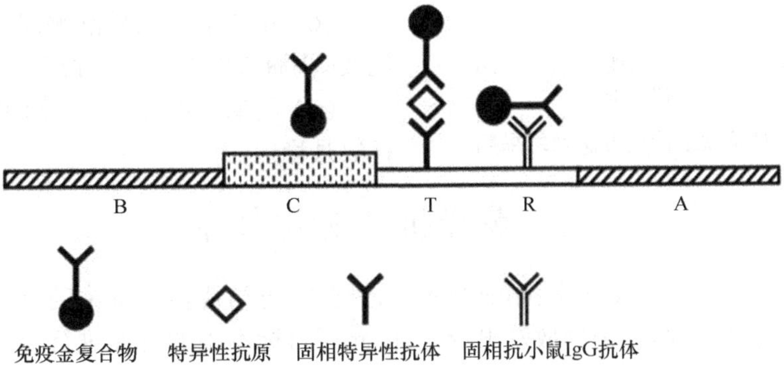

图 1-19　斑点免疫层析原理示意图

【实验材料】

早早孕诊断试纸条(图 1-20,彩图),尿样。

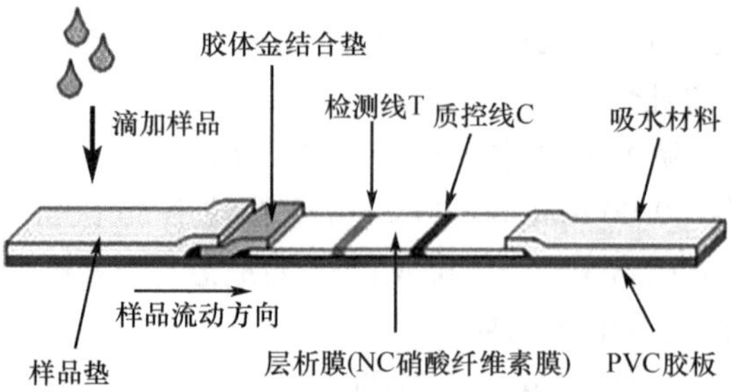

图 1-20　早早孕诊断试纸条结构示意图

【实验方法和实验结果】

如图 1-21,详见试剂盒说明。

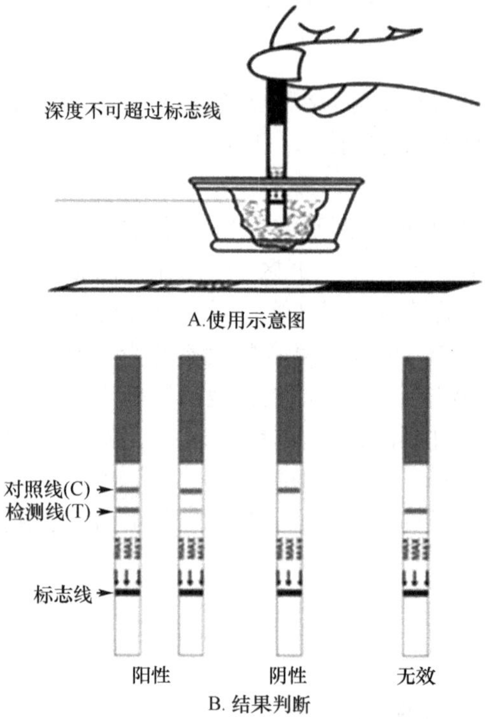

图 1-21　早早孕试纸使用方法及结果判断

【注意事项】

(1) 若待标记蛋白质溶液含有较高的离子浓度,应在标记前预先对低离子强度的蒸馏水透析去盐。

(2) 氯金酸对金属有强烈的腐蚀性,因此在配制氯金酸水溶液时,不应使用金属药匙称量氯金酸。

(3) 制备胶体金的蒸馏水应是双蒸水或三蒸水,或者是高质量的去离子水。

(4) 玻璃器皿必须严格清洗,绝对洁净后烤干。最好经过硅化处理,或用第一次配制的胶体金稳定玻璃器皿表面,再用双蒸水清洗后使用。

(5) 配制胶体金溶液的 pH 以中性(pH7.2)较好。

(6) 由于氯金酸易潮解,配制时应将整个包装(小瓶或安瓿)一次性溶解。

(7) 将氯金酸配成 1% 水溶液,在 4℃ 可保存数月稳定。

三、荧光抗体标记技术

将特异性抗体标记上荧光素,制成荧光标记抗体,再与待检标本中的抗原反应,置荧光显微镜下观察,抗原抗体复合物散发出荧光,借此可对标本中的抗原进行定性、定位或定量的检测。常用的荧光素有异硫氰酸荧光素(fluorescein isothiocynate, FITC)或罗丹明(lissamine rhodamine B200,RB200)以及 3H-吲哚菁类染料 CY3、CY5 等。在荧光灯源紫外线或蓝紫光激发下 FITC 产生黄绿色荧光,B200 产生明亮橙色荧光,CY3、CY5 产生红色荧光。荧光免疫技术是标记技术中发展最早的一种,近年来随着新仪器和新方法的出现,荧光免疫技术发展很快。免疫荧光技术可分为两大类:一类是荧光抗体染色技术,该技术用荧光抗体对细胞、组织切片或其他标本中的抗原或抗体进行鉴定和定位检测，包括荧光免疫显微技术和流式荧光免疫技术；另一类是荧光免疫测定（fluorescence immunoassay，FIA），主要用于体液标本中抗原或抗体的定量检测，如时间分辨荧光免疫测定（TR-FIA）、荧光偏振免疫测定（FPIA）等。在此仅简介荧光免疫显微技术，其分为直接法、间接法、补体结合法本法、双标记法等。

1. 直接免疫荧光法　用荧光素直接标记抗体，滴加荧光抗体于待检标本上，使之与抗原发生特异性结合，用缓冲液冲去游离荧光抗体，干燥后在荧光显微镜下观察（图 1-22）。此法可用于检测抗原。本法操作简便，特异性高，非特异荧光染色因素少；缺点是敏感度偏低，每检查一种抗原需制备相应的特异荧光抗体。

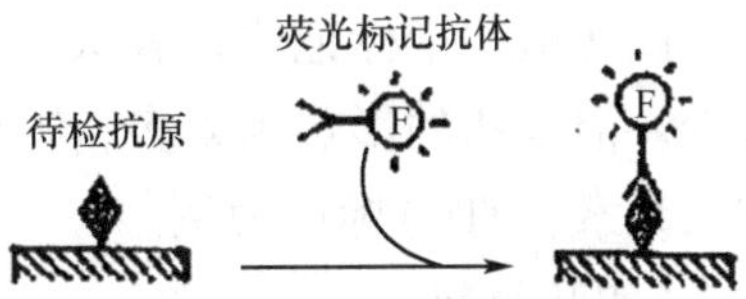

图 1-22　直接免疫荧光法原理示意图

2. 间接免疫荧光法　将荧光素标记抗抗体（第二抗体），待基质标本中的抗原与相应抗体（第一抗体）反应，再用荧光素标记抗抗体结合第一抗体，呈现荧光现象（图 1-23）。此法可用于检测抗原和抗体。本法灵敏度高，比直接法高 5～10 倍，而且在不同抗原的检测中只需应用一种荧光抗体，但影响因素多，方法繁琐，时间长，比直接法易出现非特异荧光染色。

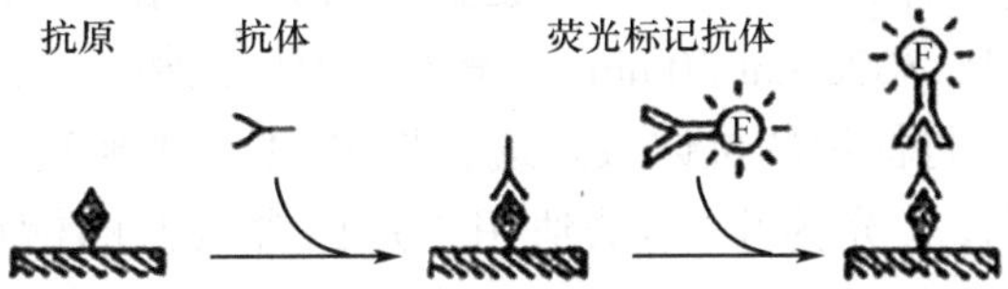

图 1-23　间接免疫荧光法原理示意图

3. 补体结合法　本法是间接法的第一步抗原抗体反应时加入补体（多用豚鼠补体），再用荧光标记的抗补体抗体进行示踪。现较少应用。

4. 双标记法　用 FITC 及罗丹明分别标记不同的抗体，而对同一标本作荧光染色。在有两种相应抗原存在时，可同时见到橙红和黄绿两种荧光色泽。方法与直接法相同。

荧光免疫显微技术可用于组织学中抗原或抗体的定位、定性检查，具有特异性和直观性的特点，但易出现非特异性染色，结果判定的客观性不足，技术程序还较复杂，需在荧光显微镜下检查。荧光抗体技术主要应用于细菌的菌种鉴定和结构的研究，病毒鉴定和病毒在感染细胞内的定位，自身免疫病的诊断，寄生虫的诊断（鉴定、分型）。本法较其他鉴定细菌的血清学方法有速度快、操作简单、敏感性高的优点，但在细菌实验诊断中，一般只能作为一种补充手段使用，而不能代替常规诊断。荧光抗体染色法对脑膜炎奈氏菌、痢疾志贺菌、霍乱弧菌、布氏杆菌和炭疽杆菌等的实验诊断有较好效果。荧光间接染色法测定血清中的抗体，可用于流行病学调查和临床回顾诊断。免疫荧光用于梅毒螺旋体抗体的检测是梅毒特异性诊断常用方法之一。间接免疫荧光试验（IFAT）是当前公认的最有效的检测疟疾抗体的方法。

另外荧光激活细胞分离仪（fluorescence activated cell sorter，FACS）分离细胞准确快速，能保持细胞活力，并可在无菌条件下进行，但仪器昂贵，极少用于常规，而多数仅作为研究的手段。时间分辨荧光免疫测定（time-resolved fluorescence immunoassay，TR-FIA），所用检测仪器为时间分辨荧光计，以电子设备控制延缓时间，待非特异本底荧光衰退后，再测定样品发出的长镧系荧光。检测灵敏度可达 0. 2～1ng/mL。凡是用 RIA 或 ELISA 测定的物质均可用该法测定,具有极高的灵敏度。荧光偏振免疫测定主要用于小分子物质特别是药物的测定,是临床药物浓度检测的首选。

实验 1-31 荧光抗体制备技术

（一）搅拌法

此法适用于标记体积较大,蛋白含量较高的抗体溶液。优点是标记时间短,荧光素用量少。但本法的影响因素多,若操作不当会引起较强的非特异性荧光染色。本法以异硫氰酸荧光素(FITC)标记为例。

【实验材料】

0.5mol/L pH9.5 的碳酸盐缓冲液、待标记抗体蛋白质溶液(4%)、FITC 溶液(2.5 mg/mL,临时配制)、透析袋、磁力搅拌器、冰箱、50mL 三角烧瓶。

【实验方法】

1. 平衡 将待标记蛋白质溶液 5mL 置于三角烧瓶中,加入 0.5mol/L pH9.5 的碳酸盐缓冲液 5mL 进行平衡。

2. 标记 放入一电磁棒,在磁力搅拌下逐滴加入 FITC 溶液 1mL(10~15min 内加完),4℃冰箱持续搅拌 18~24h,3000rpm 20min,上清液即为标记物。

3. 纯化 ①透析法:将标记的抗体放入透析袋中,不断更换透析液透析一周左右,至透析液在紫外灯下照射不发荧光为止,本法适用于蛋白含量低的标记物处理。②凝胶过滤法:将标记的抗体过 Sephadex G50 滤胶柱,洗脱第一峰为结合蛋白峰,第二峰为荧光素峰,收集第一峰。本法简便快速,可在数小时内完成。

（二）透析法

透析法适用于标记样品量少,蛋白含量低的抗体溶液,此法标记比较均匀,非特异染色也较低。本法也以 FITC 标记为例。

【实验材料】

透析袋、0.5mol/L pH9.0 的碳酸盐缓冲液、待标记抗体蛋白质溶液(1%)、0.01mol/L pH9.5 碳酸盐缓冲液 FITC(0.1mg/mL)。

【实验方法】

1. 标记 将待标记的蛋白质溶液 5mL 装入透析袋中,置于 0.01mol/L pH9.5 碳酸盐缓冲液 FITC(0.1mg/mL)50mL 中 4℃冰箱过夜即可。如在广口瓶内磁力搅拌(4℃)过夜更好。

2. 纯化 同搅拌法。

实验 1-32 间接法检测抗核抗体

【实验目的】

实验采用间接法检测患者血清中抗核抗体,用以诊断系统性红斑狼疮。

【实验原理】

如前述。在标本上滴加荧光抗体进行染色,经充分洗涤后用荧光显微镜检测被染细胞有无荧光出现,可定性、定位检测抗原或抗体。

【实验材料】

6孔大鼠肝印片、抗人IgG荧光抗体、pH7.4 0.01mol/L PBS、1%伊文思兰、待检红斑狼疮病人血清、阳性对照血清、阴性对照血清、振荡器。

【实验方法】

1. 第一抗体染色　将待检红斑狼疮病人血清做1∶2、1∶4、1∶8、1∶16稀释,分别加到6孔大鼠肝印片前4孔上,阳性对照血清加到第5孔上、阴性对照血清加到第6孔上,每孔0.2mL,湿盒37℃30min。

2. 洗涤　振荡器PBS振荡洗涤5min 3次,充分洗去未结合抗体。

3. 第二抗体染色　将抗人IgG荧光抗体用1%伊文思兰稀释到适当工作浓度,每孔0.2mL,湿盒37℃30min。

4. 洗涤　振荡器PBS振荡洗涤5min 3次,充分洗去未结合荧光抗体。

5. 镜检　用甘油加盖玻片封片,在荧光显微镜20倍、40倍物镜下观察,先观察阴、阳性对照孔,再观察待检孔。最好在染色当天即作镜检,以防荧光消褪,影响结果。荧光显微镜检查要选择好光源和滤光片。滤光片的正确选择是获得良好荧光观察效果的重要条件。观察FITC标记物可选用激发滤光片BG12,配以吸收滤光片OG4或GG9。观察RB200标记物时,可选用BG12与OG5配合。阳性细胞的数量和荧光强度均可作为荧光显微镜检查的定量或半定量的指标。

【实验结果】

肝细胞呈梅红色,FITC荧光呈亮绿色,仔细观察、纪录细胞荧光抗体着色情况,定出待检红斑狼疮病人的阴、阳性及其效价。

四、放射免疫标记技术

放射免疫分析(radioimmunoassay,RIA)是以放射性核素为标记物的标记抗原或抗体进行的免疫学检测技术。包括经典的放射免疫分析和免疫放射分析或免疫放射度量分析(immunoradiometricassay,IRMA)。

1. 放射免疫分析　用于定量测定受检标本中的抗原。本法的灵敏度高达ng甚至pg水平。测定的准确性良好,ng量的回收率接近100%。本法特别适用于微量蛋白质、激素和多肽的定量测定。标记用的核素有放射γ射线和β射线两大类。前者主要为^{131}I、^{125}I、^{57}Cr和^{60}Co;后者有^{14}C、^{3}H和^{32}P。放射免疫分析的基本原理是竞争性结合,即标记抗原(Ag*)和待检抗原(Ag)对限量的抗体(Ab)进行的特异性竞争结合反应。由于标记抗原和非标记抗原对特异性抗体具有相同的结合力,因此两者相互竞争结合特异性抗体。由于标记抗原与特异性抗体的量是固定的,故标记抗原抗体复合物形成的量就随着非标记抗原的量而改变。非标记抗原量增加,相应地结合较多的抗体,从而抑制标记抗原对抗体的结合,使标记抗原抗体复合物相应减少,游离的标记抗原相应增加,亦即抗原抗体复合物中的放射性强度与受检标本中抗原的浓度呈反比。若将抗原抗体复合物与游离标记抗原分开,分别测定其放射性强度,就可计算出结合态的标记抗原(B)与游离态的标记抗原(F)的比值(B/F),或算出其结合率[B/(B+F)],这与标本中的抗量呈函数关系。用一系列不同剂量的标准抗原进行反应,计算相应的B/F,可以绘制出一条剂量反应曲线。受检标本在同样条件下进行测定,计算B/F值,即可在剂量反应曲线上查出标本中抗原的含量。

放射免疫分析由于敏感度高、特异性强、精密度高、并可测定小分子量和大分子量物质,所以在医学检验中应用极为广泛,常用于测定各种激素(如甲状腺激素、性激素、胰岛素等)、微量蛋白质、肿瘤标志物(如 AFP、CEA、CA-125、CA-199 等)和药物(如苯巴比妥、氯丙嗪、庆大霉素等)等。各种检测项目均有试剂盒供应,而且仪器设备并不昂贵,所以在国内被广泛采用。但由于核素的放射性对人体有一定的危害性,必须加以防护,核素实验室的建设须经防疫部门的监督,操作人员须经过特殊训练。另外由于核素有半衰期,试剂盒的货存期较短,因而放射免疫分析在应用中有诸多不便之处。特别是近年来其他标记免疫分析技术如酶免疫分析、发光免疫分析等在技术上有飞跃的进展,高级仪器的自动化程度已可与生化自动分析仪相媲美,因此从长远前景看,放射免疫分析有被取代的趋势。但在目前,从所需的设备和检测的费用上,放射免疫分析还有一定的优越性,还将在一定时期内被医学检验实验室所采用。

2. 免疫放射分析 其原理属于非竞争性免疫结合反应,即利用^{125}I标记的过量抗体与相应待测抗原进行非竞争性结合反应,以达到定量分析的目的。该法具有敏感性高(高于 RIA),特异性强,标记物稳定,结果稳定的特点。但 IRMA 抗体用量偏多,而抗体的特异性纯化较难。

五、化学发光免疫技术

是将发光系统与免疫反应相结合,以检测抗原或抗体的方法。其既具有免疫反应的特异性,更兼有发光反应的高敏感性。其原理是将发光物质如鲁米诺及异鲁米诺衍生物、吖啶酯(acridinium ester, AE)标记抗原或抗体进行反应,发光物质在反应剂(如过氧化阴离子)激发下生成激发态中间体,当激发态中间体回到稳定态的基态时发射光子,用自动发光分析仪能接收光信号,测定光的产量,以反映抗原或抗体的含量。根据发光剂不同可将化学发光免疫技术分为化学发光酶免疫测定(chemiluminescent enzyme immunoassay, CLEIA)、化学发光免疫测定(chemiluminescent immunoassay, CLIA)和电化学发光免疫测定(electro-chemluminescence immunoassay, ECLIA)三种类型。

1. 化学发光酶免疫测定 从标记免疫测定来看,该法应属酶免疫测定。测定时仅最后一步酶反应所用底物为发光剂,通过化学发光反应发出的光在特定的仪器上进行测定。两种常用的标记酶,辣根过氧化物酶(HRP)和碱性磷酸酶(AP)均有其发光底物(鲁米诺和三氧乙烷),由此建立的 CLEIA 均在临床检验中应用。

2. 化学发光免疫测定 是用化学发光剂直接标记抗原或抗体的一类免疫测定方法。吖啶酯类发光剂等均是常用的标记发光剂。

3. 电化学发光免疫测定 应用的标记物为电化学发光反应的底物三联吡啶钌[Ru(bpy)32+],其衍生物 *N*-羟基琥珀酰胺酯(NHS)可通过化学反应与抗体或不同化学结构的抗原分子结合,制成标记的抗体或抗原。ECLIA 的测定模式与 ELISA 相似。

化学发光免疫测定具有明显的优越性:①敏感度高,甚至超过 RIA;②精密度和准确性均可与 RIA 相比;③试剂稳定,无毒害;④测定耗时短;⑤测定项目多;⑥已发展成自动化测定系统。因此化学发光免疫测定在医学检验中不仅能取代 RIA,而且可得到更为广泛的应用。常用于血清超微量物质、甲状腺激素等激素、肿瘤标志物、药物等的测定。

(潘万龙)

第七节　超敏反应

实验 1-33　豚鼠过敏试验

豚鼠过敏试验属于Ⅰ型超敏反应,此型过敏反应发生迅速,又称速发型变态反应。豚鼠过敏试验是一个经典的动物过敏性休克试验,具有严格的特异性及明显的个体差异。过敏反应过程中肥大细胞、嗜碱性粒细胞等细胞释放多种血管活性介质,作用于效应器官,引起特有症状。

【实验目的】

豚鼠是研究药物过敏反应的常用动物,豚鼠过敏试验主要了解对豚鼠全身过敏试验的影响因素,该实验重复性好、稳定、过敏现象明显,方法简单。本实验主要观察豚鼠的过敏反应现象。

【实验原理】

预先给动物注射少量异种血清,经一定时间致敏后,再注射相同的异种血清,当第二次注射时即可引起过敏性休克。此发病机理与临床上青霉素等药物及异种血清引起的人体过敏性休克相同。

【实验材料】

健康豚鼠(体重 200g 左右),新鲜鸡蛋清,马血清,生理盐水,注射器等。

【实验方法】

(1)取健康豚鼠二只(标明甲、乙)于皮下注射 1∶10 稀释的马血清 0. 1mL,使之致敏。

(2) 两周后,甲豚鼠心内注射马血清 0. 5~1. 5mL,乙豚鼠心内注射鸡蛋清 0. 5~1. 5mL。

(3) 动物注射后,密切观察甲豚鼠的反应。

【实验结果】

甲豚鼠如发生超敏反应,则注射后数分钟,动物出现兴奋、不安、抓鼻、耸毛、咳嗽等现象,继而发生气急性呼吸困难,痉挛性跳跃,大小便失禁等,最后倒地挣扎而死。解剖可见肺脏极度气肿,胀满整个胸腔,这是支气管平滑肌痉挛的结果。乙豚鼠未出现异常现象。

【注意事项】

(1) 心脏内注射时,要固定好动物,以避免划破心脏。

(2) 当看见到注射器内有回血时再注入变应原。

(3) 实验时的标本及致敏原的量应尽可能大。

(4) 观察时间至少 1h。

(5) 严格判定动物过敏反应。

(陈　蓉)

第二章　医学微生物学基本实验

第一节　细菌形态结构观察

根据形态细菌分为球菌、杆菌和螺形菌，即使是同一类型的细菌，细菌的染色特征、排列方式也有可能不同，故可以根据细菌形态、结构、染色特征和排列方式等来鉴定细菌，细菌形态结构鉴定也是鉴定细菌的重要方法之一。由于细菌个体微小，计量单位是微米(μm)，故观察细菌时必须使用显微镜放大1000倍以后才能清晰观察到细菌的形态和一些特殊结构；同时，由于细菌是无色半透明的生物体，故染色以后才更有利于对细菌形态、结构的观察。故用显微镜放大以及用染料对细菌染色是观察细菌形态、结构的两种重要方法。但有的细菌由于具有特殊结构鞭毛，鞭毛是细菌的运动器官，因此，对于这些细菌的观察，也可以采用直接镜检法观察细菌的运动情况来鉴定细菌。有的细菌还具有芽孢、荚膜等特殊结构，对于这些细菌，可以通过芽孢或荚膜染色来观察或鉴定。

实验 2-1　显微镜的使用

【实验目的】

学习光学显微镜的使用方法，尤其是使用油镜观察微生物的方法。

【实验原理】

细菌个体微小，计量单位是μm，需要放大1000倍以后才能观察到细菌的形态和结构，故需要使用光学显微镜的油镜头。但因油镜头小，进入的光线不足，加之光线穿过载玻片，进入油镜头前空气的折射作用，使光分散不能全部进入油镜头内，造成视野很暗，物像不清。如果在载玻片上加上折光率和玻片(n = 1.52)相近的香柏油(n = 1.515)或液状石蜡(n=1.48)后，就将玻片与油镜头连接起来，光线基本不折射而全部进入油镜头内，便可获得足够的亮度和清晰的物像(图2-1)。

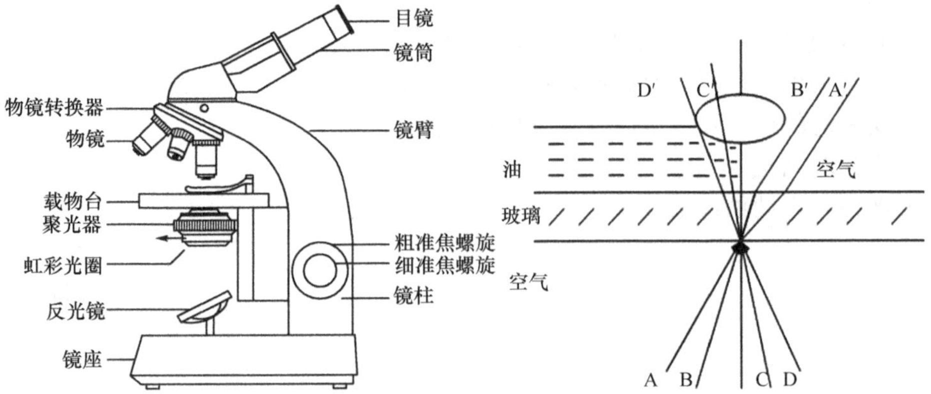

图 2-1　显微镜的结构及油镜工作原理示意图

【实验材料】

普通光学显微镜，擦镜纸，香柏油，二甲苯，玻片标本。

【实验方法】

1. 低、高倍镜的使用

（1）安放显微镜：右手紧握镜臂，左手平托镜座，将显微镜轻放于桌面距离桌子边缘几厘米处，让目镜对着观察者。

（2）光线调节：旋转镜头转换器，使低倍镜头对准载物台上的通光孔，升高聚光器，打开光源电源，再打开光圈，然后调节光量，使视野内的亮度达到明暗适宜。

（3）标本片放置：将玻片标本放在载物台上的卡槽内，有盖玻片的一面朝上，将被检材料移至通光孔下的聚光器透镜的中央，并用压片夹卡紧。

（4）调焦和观察：转动粗准焦螺旋调节物镜与载物台的距离，从侧面注视，以二者间的距离为 5mm 为度。然后自目镜观察，慢慢转动粗准焦螺旋，使载物台下降，直到基本看清标本物像，再轻轻转动细准焦螺旋，以得到清晰的物像。在低倍镜下看清目标后，可用高倍镜进一步仔细观察。将低倍镜下看到的目标移动至视野中央，转动镜头转换器，将高倍物镜转至工作位置，适当调节亮度后，只需微微调节细准焦螺旋，就能看到更清晰的物像。

2. 油镜的使用　使用油镜前，将聚光器调节到最高处，将虹彩光圈的通光孔调到最大。使用方法主要有两种：

（1）首先使用低倍镜调节焦距，转动粗准焦螺旋，直到视野清晰；接着，逆时针方向转动物镜转换器，在油镜头转到工作位置之前滴一滴香柏油到观察处，继续转动油镜头到工作位置，然后前后调节细准焦螺旋，直到视野清晰。若未能看清标本时，可重复以上操作。

（2）移动标本片使待观察区域处于油镜头正下方，在待观察区域滴一小滴镜油（香柏油），从侧面注视油镜头，轻轻转动粗准焦螺旋，使载物台缓慢上升，油镜头接触油滴后再稍稍使之浸入油滴中，达到几乎与标本片接触，注意勿用力过度，否则有压碎标本片和损坏油镜头的危险。然后自目镜观察，慢慢转动粗准焦螺旋，使载物台缓慢下降，待看到模糊物像时转动细准焦螺旋，直到视野中物像清晰识别为止。若镜头已离开油滴，仍未看清物像时，应重新依顺序调焦。

3. 显微镜的复原　显微镜使用完毕后，下降载物台，取下标本片，如果使用了油镜，应立即用擦镜纸把油镜和玻片上的镜油拭净，再用拭镜纸沾少许二甲苯擦拭，然后用另一张干净拭镜纸拭去镜头和玻片上残留的二甲苯。关闭光圈，下降聚光器，下降载物台，并将镜头叉开成“八”字，使每一个物镜都不对准通光孔，然后放回原处。

【注意事项】

（1）取镜时，一定要一手握镜臂，一手托镜座，切勿单手斜提，以免碰坏显微镜或零部件脱落。

（2）显微镜不可放置在实验台边缘，以防碰翻落地。

（3）使用前要检查，如发现缺损，或使用时损坏，应立即报告指导教师。

（4）放置玻片标本时，应将有盖片的一面向上，否则使用高倍镜和油镜时将找不到物像，同时又易损坏玻片标本和镜头。临时制片要加盖片，由于含有水分，易于流动，镜台须平放。

(5) 不得随意取出目镜或拆卸零部件,以防灰尘落人或丢失、损坏等。

(6) 使用显微镜时,应该养成正规操作的习惯,两眼睁开,两手并用,边观察,边记录和绘图等。

(7) 注意维护显微镜清洁,机械部分如有灰尘、污物等可用绸布擦净,光学和照明部分的镜面,只能用拭镜纸轻轻擦拭,切不可用手指、手帕和绸布等擦摸,以免磨损镜面。

实验 2-2 悬滴法观察细菌的运动

【实验目的】

学习细菌压滴法的制片方法并用显微镜观察细菌的运动情况。

【实验原理】

鞭毛是细菌的运动器官,有鞭毛的细菌,可在液体培养基中运动,因而有位置的移动。无鞭毛的细菌,在液体培养基中,由于受到液体中其他分子不规则布朗运动的冲击,只能在原处做不规则的分子颤动,因而不发生位置的移动。压滴法主要应用于观察活菌的动力和运动方式。

【实验材料】

(1) 普通大肠埃希菌、葡萄球菌 8~12h 肉汤培养物。

(2) 载玻片、盖玻片、接种环、镊子、普通光学显微镜。

【实验方法】

(1) 用接种环各取 2~3 环普通大肠埃希菌、葡萄球菌肉汤培养物,分别置于 1 张载玻片的两端。

(2) 用镊子夹住盖玻片,使其一边接触菌液,然后缓缓放下,以不产生气泡为宜。

(3) 将标本片置于显微镜下,在低、高倍镜下观察运动情况(也可用暗视野显微镜观察)。

【实验结果】

普通大肠埃希菌可向不同方向迅速运动,葡萄球菌只能在一定范围内作位移不大的颤动。

【注意事项】

(1) 镜检观察时,需适当降低聚光器和缩小光圈,视野应较暗。

(2) 标本制好后尽快观察,以免水分挥发后影响观察结果。

实验 2-3 革兰染色法

【实验目的】

学习用革兰染色法染色细菌并用显微镜观察细菌的形态。

【实验原理】

1884 年由丹麦医师 Gram 创立。先将细菌用结晶紫染色,加媒染剂(增加染料和细胞的亲和力)后,用脱色剂(酒精或丙酮)脱色,再用复染剂染色。如果细菌不被脱色而保存原染液颜色者为革兰阳性(G^+)菌;如被脱色,而染上复染液的颜色者为革兰阴性(G^-)菌。此染色法可将所有具有细胞壁的细菌分为两大类:革兰阳性菌和革兰阴性菌。

关于细菌脱色反应差异的原因,有三种学说,目前主要倾向于细胞壁学说。

1. 细胞壁学说　革兰阳性菌细胞壁结构比较致密，肽聚糖层厚，脂质含量少，乙醇不易透入，反而可使细胞壁脱水而形成一道屏障，阻止染料向细胞外渗出，细胞仍保留结晶紫初染的紫色。革兰阴性菌细胞壁疏松，肽聚层很薄，而特殊的外膜含有大量脂质，易被乙醇溶解，增加了细胞的通透性，使初染的结晶紫-碘复合物易于渗出，细胞脱色后经复染，着上复染液的红色。

2. 等电点学说　革兰阳性菌等电点（2~3）比革兰阴性菌（4~5）低，与碱性结晶紫染料结合更牢固，不易脱色。

3. 化学结构学说　革兰阳性菌菌体含大量核糖核酸镁盐，可与结晶紫-碘复合物牢固结合，使已着色的细菌不被乙醇脱色；革兰阴性菌体含核糖核酸镁盐很少，易被脱色。

【实验材料】

（1）菌种：大肠埃希菌、葡萄球菌 18~24h 培养物。

（2）试剂：生理盐水、初染液、媒染液、脱色液、复染液。

（3）其他：载玻片、接种环、试管夹、酒精灯、吸水纸、显微镜、镜油、拭镜纸等。

（4）所需染液及配置方法。

1）初染液（革兰紫液／结晶紫染液），表 2-1。

表 2-1　初染液

成分	含量
结晶紫	1g
95% 乙醇	20mL
1% 草酸铵水溶液	80mL

将结晶紫溶解于乙醇中，然后与草酸铵溶液混合。

2）媒染液（革兰碘液），表 2-2。

将碘与碘化钾先进行混合，加入蒸馏水少许，充分振摇，待完全溶解后，再加蒸馏水至 300mL。

3）脱色液（95% 乙醇溶液）。

4）复染液（稀释石炭酸复红液），表 2-3。将碱性复红溶解于乙醇中，然后与 5% 石炭酸溶液混合。染色时稀释 10 倍使用。

表 2-2　媒染液

成分	含量
碘	1g
碘化钾	2g
蒸馏水	300mL

表 2-3　复染液

成分	含量
碱性复红	0.3g
95% 乙醇溶液	10mL
5% 石炭酸溶液	90mL

【实验方法】

首先制作涂片标本，再进行染色与镜检。

1. 制片　涂片→干燥→固定（见图 2-2）。

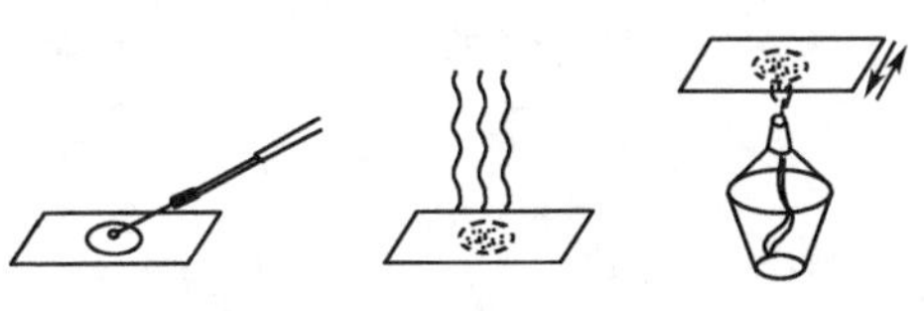

图 2-2　细菌涂片制作过程示意图

（1）涂片：取清洁玻片 1 张，用笔分为 3 格，做好标记，每格取半滴（或 2~3 环）生理盐水在玻片上。接种环灭菌后，分别取不同细菌的少许菌苔于相应格盐水中碾磨成乳浊状，并涂成直径 1cm 左右的菌膜。若用液体培养物涂片，可直接取材涂片，不加生理盐水。

（2）干燥：最好自然干燥，必要时也可将标本面向上，以不烫伤手背皮肤的温度，小心在酒精灯火焰上方约 15cm 左右烘干，但切勿靠近火焰外层，以免烤焦。

（3）固定：手执（或用试管夹夹住）玻片一端，标本面向上，在外层火焰中以钟摆速度来回通过 3 次。目的是使菌膜与玻片黏附更加牢固，同时凝固蛋白质，杀死部分细菌，并使染料容易进入菌体。

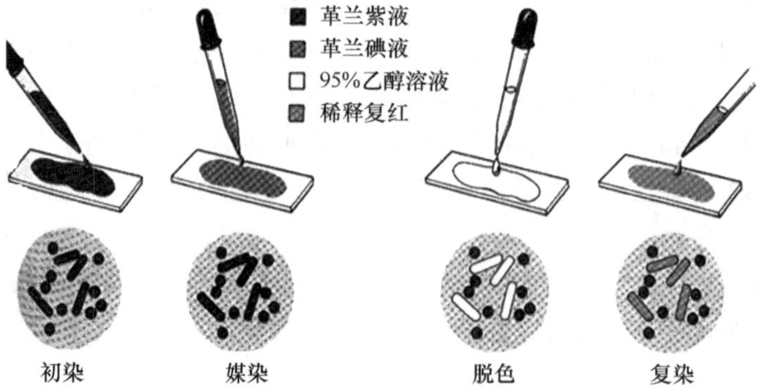

图 2-3 革兰染色过程示意图

2. 染色过程 见图 2-3 及彩图。

(1)初染:加革兰紫液数滴于标本菌膜上,使染液覆盖整个菌膜。1min 后,用水冲洗,并倾去玻片上余水。

(2)媒染:加革兰碘液数滴于标本菌膜上,使染液覆盖整个菌膜。1min 后,用水冲洗,倾去玻片上余水。

(3)脱色:滴加 95% 乙醇溶液数滴于标本菌膜上,使其覆盖整个菌膜。轻轻晃动玻片数秒,倾去乙醇溶液。反复此过程(滴加、晃动、倾去),直到菌膜不再有明显紫色脱出为止,约 0. 5min。用水洗去残留乙醇溶液,倾去玻片上余水。

(4)复染:加稀释石炭酸复红数滴于标本菌膜上,使染液覆盖整个菌膜。1min 后,用水冲洗,倾去玻片上余水。

3. 镜检 用吸水纸轻压标本片吸干,待标本干燥后,用显微镜油镜镜检。

【实验结果】

葡萄球菌被染成紫色,为革兰阳性菌(图 2-4,彩图);大肠埃希菌被染成红色,为革兰阴性菌(图 2-4,彩图)。

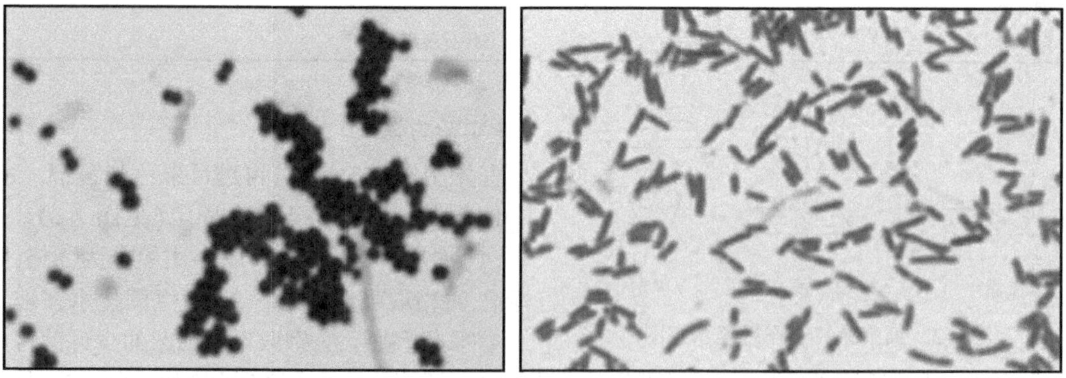

葡萄球菌　　大肠埃希菌

图 2-4 革兰染色结果(1500×)

【注意事项】

(1) 菌种一般选用 16~24h 培养物为宜。

(2) 涂片时,菌膜应薄而均匀。涂片过厚,细胞重叠,无法较好地观察单个细菌细胞形态,涂片过薄,细胞数量少,不利于观察。

(3) 不能直接将染液倾去,只能用水漂去染液,用水冲洗时,水流不应直接冲在菌膜上。

(4) 革兰染色的结果,受多种因素的影响(如细菌的培养时间、菌膜厚薄、温度等)。染色中应特别注意掌握好脱色时间,不宜过长或过短,不然染色结果不准确。

实验 2-4　细菌特殊结构的染色法

(一) 细菌芽孢染色法

【实验目的】

学习细菌的芽孢染色法,观察芽孢杆菌的形态特征。

【实验原理】

细菌的芽孢具有厚而致密的壁,透性低,不易着色,若用一般染色法只能使菌体着色而芽孢不着色(芽孢呈无色透明状)。芽孢染色法就是根据芽孢既难以染色而一旦染上色后又难以脱色这一特点而设计的。所有的芽孢染色法都基于同一个原则:除了用着色力强的染料外,还需要加热,以促进芽孢着色。当染芽孢时,菌体也会着色,然后水洗,芽孢染上的颜色难以渗出,而菌体会脱色。然后用对比度强的染料对菌体复染,使菌体和芽孢呈现出不同的颜色,因而能更明显地衬托出芽孢,便于观察。

【实验材料】

(1) 生理盐水、初染液、脱色液、复染液。

(2) 标本、载玻片、酒精灯、接种环/针。

【染液配制】

(1) 初染液(石炭酸复红液),表 2-4。

将碱性复红溶解于乙醇中,然后与 50g/L 石炭酸溶液混合。

(2) 脱色液(95%乙醇 100mL)

(3) 复染液(碱性美兰复染液),表 2-5。

表 2-4　初染液

成分	含量
碱性复红	0. 3g
95%乙醇溶液	10mL
50g/L 石炭酸溶液	90mL

表 2-5　复染液

成分	含量
美兰	0. 3g
95%乙醇溶液	30mL
10%氢氧化钾溶液	0. 1mL
蒸馏水	至 100mL

将美兰溶解于乙醇中,加入氢氧化钾溶液,再加蒸馏水至 100mL。

【实验方法】

(1) 将有芽孢的细菌涂片,干燥,火焰固定。

(2) 滴加石炭酸复红于涂片上,并以弱火加热,使染液冒蒸气约 5min。

(3) 用 95%乙醇液脱色 2min、水洗。

(4) 碱性美兰复染液 0. 5~1min,水洗、吸干镜检。

【实验结果】

可见芽孢被染成红色,菌体呈现蓝色,见图 2-5 及彩图。

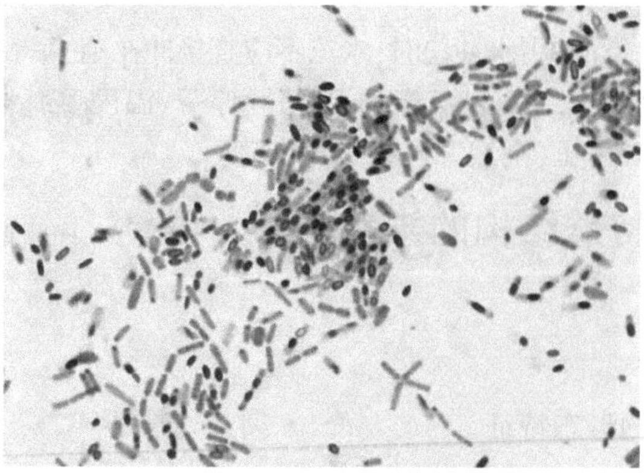

图 2-5 细菌芽孢染色(1000×)

【注意事项】

(1) 选择适龄菌种,使菌体有大量芽孢又未完全脱落。

(2) 加热时间从用酒精灯火焰加热至染液冒蒸汽时开始计算。

(3) 加热过程中注意观察随时添加染液,以免标本干涸。

(二) 荚膜墨汁负染色法

【实验目的】

用墨汁负染色法染色细菌荚膜并观察细菌荚膜的形态特征。

【实验原理】

由于荚膜与染料间的亲和力弱,不易着色,通常采用负染色法染荚膜,即设法使菌体和背景着色而荚膜不着色,从而使荚膜在菌体周围呈一透明圈。由于荚膜的含水量在 90% 以上,故染色时一般不加热固定,以免荚膜皱缩变形。

【实验材料】

(1) 生理盐水、墨汁。

(2) 标本、载玻片、酒精灯、接种环/针。

【实验方法】

1. 制片 取洁净的载玻片一块,加蒸馏水一滴,取少量菌体放入水滴中混匀并涂布。

2. 干燥 将涂片放在空气中晾干或用电吹风冷风吹干。

3. 染色 在涂面上加复红染色液染色 2~3min。

4. 水洗 用水洗去复红染液。

5. 干燥 将染色片放空气中晾干或用电吹风冷风吹干。

6. 涂墨汁 在染色涂面左边加一小滴墨汁,用一边缘光滑的载玻片轻轻接触墨汁,墨汁沿玻片边缘散开,然后向右一拖,使墨汁在染色涂面上成为一薄层,并迅速风干。

7. 镜检 先低倍镜,再高倍镜观察。

【实验结果】

背影灰色,菌体红色,荚膜无色透明,见图 2-6 及彩图。

【注意事项】

(1) 由于荚膜的含水量比较高,加热容易使荚膜皱缩变形,因此采用自然干燥,无需加热固定。

(2) 染色时可用滤纸吸去多余的墨汁。

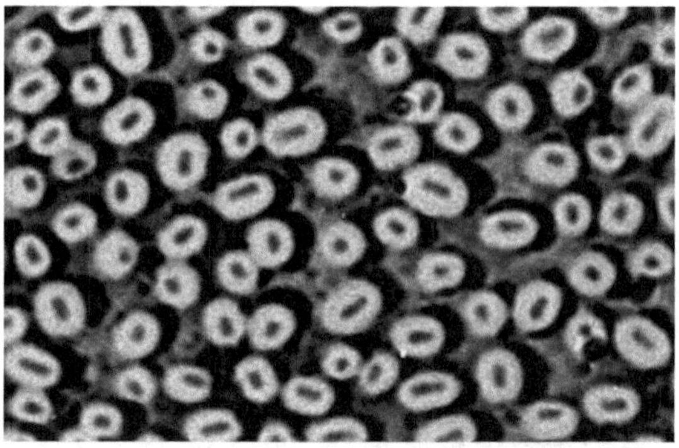

图 2-6 肺炎链球菌荚膜染色(1000×)

(三) 细菌鞭毛镀银染色法

【实验目的】

用镀银染色法染色细菌鞭毛并观察细菌鞭毛的形态特征。

【实验原理】

细菌的鞭毛极细,直径一般为10~20nm,只有用电子显微镜才能观察到。但是,如采用特殊的染色法,则在普通光学显微镜下也能看到它。鞭毛染色方法很多,但其基本原理相同,即在染色前先用媒染剂处理,让它沉积在鞭毛上,使鞭毛直径加粗,然后再进行染色。

【实验材料】

(1) 蒸馏水、染色液。

(2) 载玻片:将载玻片用洗衣粉煮沸10min,水洗。再用清洁液浸泡,加温10min,水洗。再放入95%乙醇溶液脱脂,烤干备用。

(3) 标本、酒精灯、接种环/针。

【染液配制】

按表配制媒染液A、媒染液B、银染液C(表2-6~表2-8)。

表2-6 媒染液A

成分	含量
$FeCl_3 \cdot 6H_2O$	3.0g
0.01mol/L HCl	100mL

表2-7 媒染液B

成分	量
单宁酸	15.0g
蒸馏水	100mL
37% 甲醛溶液	1mL

取5.0g的$AgNO_3$溶于100mL蒸馏水。取出10mL备用,向剩下的90mL硝酸银溶液中缓缓滴加浓氨水,边加边摇动,渐形成很厚的沉淀,继续滴加浓氨水至形成的沉淀又溶解为澄清液,将备用液10mL慢慢回滴至形成稳定薄雾状溶液,如雾重,则银盐沉淀析出,不宜使用。

表2-8 银染液C

成分	含量
$AgNO_3$	5.0g
蒸馏水	100mL

【实验方法】

1. 制片 在干净载玻片一端滴加一滴蒸馏水,接种环灼烧灭菌后于菌落边缘刮取一环悬于水滴内使其变浑浊后再移开,静置5min使鞭毛舒展开来,玻片倾斜,使菌液从玻片一端流向另一端,自然干燥。

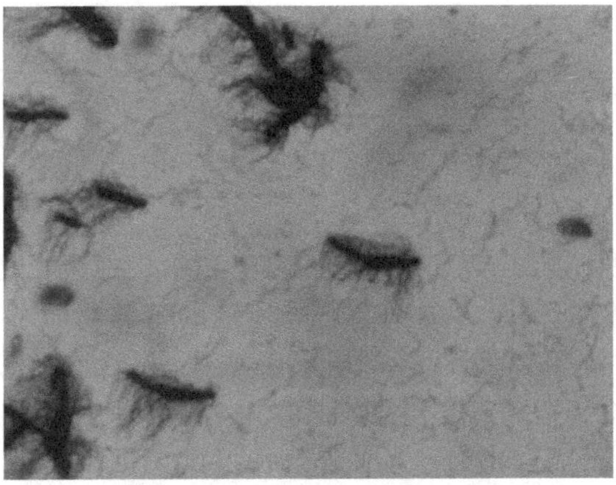

图2-7 变形杆菌镀银染色(鞭毛)

2. 染色 将媒染液A、B等量混合后微加热20s后,取混合液覆盖菌膜染50s,蒸馏水漂洗干净;滴加镀银染液C覆盖菌膜,于酒精灯火焰上加热助染20s,蒸馏水漂洗干净。

3. 油镜镜检 镜检时应从边缘开始,逐渐向中心推移。

【实验结果】

菌体和鞭毛皆为棕色,见图2-7及彩图。

【注意事项】

(1) 菌种培养时间不宜过短或过长,培养12~18h最佳。

（2）载玻片一定要处理干净，不能有油渍，否则细菌易聚集成团，不利于鞭毛形态的观察。

（3）制片时将取菌的接种环悬水滴让其自然游动，切忌涂抹法制片，否则鞭毛易脱落且不能加热。

（4）染色后用蒸馏水漂洗去染料，才能使背景干净无染料颗粒。

（5）染液A、B混合液不易放置过久，需现配现用。

（王　燕）

第二节　细菌的人工培养

进行细菌的人工培养，需要提供其生长繁殖的必要条件，主要包括：营养物质、氢离子浓度(pH)、温度、气体、渗透压。其中营养、酸碱度和渗透压通常在培养基制备时进行调控，气体与温度则主要由培养箱负责调控。有的培养箱不具备气体调控的功能，则常用物理密闭与化学反应相结合的方法进行气体的调控。此外，细菌的生长繁殖还受到很多物理、化学及生物因素的影响。

一、细菌的培养基

培养基(culturemedium)是由多种物质配制而成的基质，营养物质是组成培养基的最基本成分，此外根据不同实验需要，还要加入凝固剂、抑制剂、指示剂等成分。培养基根据其用途通常分为基础培养基、增菌培养基、选择培养基、鉴别培养基和特殊培养基五大类，根据其物理性状分为液体、半固体和固体培养基三种。很多常用培养基均是以基础培养基为材料进行加工配制。本实验通过学习基础培养基(特别是肉汤培养基)的制备，掌握培养基制备的一般方法。

实验2-5　细菌基础培养基的制备方法

（一）肉汤培养基的制备

【实验目的】

学习制备细菌肉汤培养基。

【实验原理】

细菌对营养物质的需求主要包括：氮源、碳源、无机盐、生长因子和水。由蛋白胨、肉浸液、NaCl和水制备而成的基础培养基已能满足一般细菌培养所需的营养物质和渗透压要求。蛋白胨是由酸、碱或蛋白酶水解蛋白质的不完全水解产物，是含有胨、多肽、际和氨基酸的有机混合物，是细菌生长所需氮源的主要来源。肉浸液是用新鲜牛肉(除掉脂肪、肌膜和肌腱等)浸泡煮沸而制成的肉汁，为细菌生长提供大量的碳源和少量的氮源，以及一些无机盐和生长因子。肉浸液加热浓缩可制成肉浸膏。NaCl提供了细菌生长所需的无机盐，并维持一定的渗透压。测量并矫正pH，可以提供细菌生长所需的氢离子浓度。

基础肉汤培养基适用于一般细菌培养，且可在制备其他多种培养基时作为基础材料。

【实验材料】

按表 2-9　配备材料。

表 2-9　实验材料

成分	含量
肉浸膏	3.0g
蛋白胨	10.0g
NaCl	5.0g
蒸馏水	定容到 1000mL

【实验方法】

1. 调配　先在三角烧瓶中加入少量蒸馏水，按培养基的配方准确称取各种成分，混悬于蒸馏水中，注意防止蛋白胨等黏附于瓶底，然后再以剩余的水冲洗瓶壁、振摇混合。有些培养基的成分如染料、指示剂及胆盐等应在矫正 pH 后方可加入。目前，国内外已有很多商品化的干粉培养基，无需自行调配，使用比较方便。

2. 溶化　将各种成分混匀于水中，最好以流通蒸汽溶化半小时，如在电炉上溶化应随时搅拌，尤其含有琼脂成分时更应注意防止外溢。溶化完毕，应注意补足失去的水分。

3. 测量并矫正 pH　待培养基冷却后，通过精密 pH 试纸法测量 pH，然后用 0.1mol/L 氢氧化钠或 0.1mol/L 的盐酸溶液对 pH 进行矫正。一般培养基须矫正 pH7.4～7.6。也有的需要酸性或碱性的培养基，这与细菌对 pH 的适应范围有关。培养基经高压灭菌后，其 pH 约降低 0.1～0.2，故在矫正 pH 时应比实际需要的 pH 高 0.1～0.2。

4. 过滤澄清　培养基配成后一般均有沉淀或混浊，培养基必须过滤澄清以便观察细菌生长情况。滤纸过滤法是实验室最为常用的方法，即将调整 pH 后的培养基置沸水中加热 5～10min，然后用滤纸过滤。亦可用卵白蛋白加热澄清法，即在加热前加入用水稀释的鸡蛋白少许（每 1000mL 培养基用一个鸡蛋白），加热至 100℃后保持 60～70℃ 40～60min，使其不溶性物质附于凝固蛋白而沉淀，然后再以虹吸法吸出上清液或以滤纸过滤。

5. 分装　根据需要将培养基定量分装于不同容积的试管、三角烧瓶等容器内。分装量不宜超过容器的 2/3，以免灭菌时外溢。分装好后通常用牛皮纸封口，棉线绑扎。分装于试管中可制备普通液体培养基，常用于细菌的增殖培养及生长现象的观察；分装于三角烧瓶中除了可进行细菌的大量培养外，通常还用于贮存，以便用于进一步分装或配制其他培养基。有些培养基的制备需要灭菌后进行分装，必须在无菌环境（如生物安全柜）中进行。

6. 灭菌　必须对培养基进行灭菌处理，贮存时间较长的已灭菌培养基也需要再次灭菌后才能使用。注意根据培养基的性质选择合理的灭菌方法。基础肉汤培养基常用高压蒸汽灭菌法，121℃高压蒸汽作用 20min 即可。

7. 检定　每批培养基制成后须经质量检查后方可使用。基本要求是：①无菌试验，可将制备好的已灭菌培养基抽样置 37℃温箱内过夜，观察是否有细菌生长，判定是否灭菌合格；②效果检查，接种已知菌种于抽样培养基中，检查在此培养基上生长繁殖及生化反应情况，符合要求者方可使用。

8. 保存　培养基的贮存主要是防止干涸、变质和污染三个方面。干涸的培养基不利于许多细菌的生长。培养基中的某些不稳定成分易变质或失效。未经密封的培养基则可通过空气对流而污染。因此，培养基应存放于冰箱或冷暗处贮存，但不宜贮存过久，以少量勤做为宜。制备好的培养基应注明名称、配制的日期等。

【注意事项】

（1）配制培养基所用的化学药品，均应化学纯净，各种成分称量必须准确。自来水中常含有钙和镁，能与肉浸液中的磷酸盐起作用，生成不溶性的磷酸钙或磷酸镁，使培养基发生沉淀。因此，配制培养基时用蒸馏水或离子交换水为好。但自来水中含有某些微量元素,有利于细菌生长繁殖,所以在自来水质稳定的情况下,亦可使用自来水配制培养基。

(2) 在配制商品干燥培养基时,不可先加干粉后加水,这不利于溶解。可通过搅拌或振荡或延长放置时间以促进溶解,只有在急需情况下加热溶解,但加热时间不宜过长,温度不宜过高,因高热对琼脂及某些营养成分起破坏作用。

(3) 溶化制备的培养基必须在玻璃容器中进行。若用铜、铁器皿,会影响细菌生长。培养基内的含铜量,每 1000mL 若超过 0.3mg 时,细菌即不能生长,含铁量每 1000mL 超过 0.11mg 时,则妨碍细菌毒素的产生。

(4) 培养基的 pH,必须准确测定,常用精密试纸法、试管比色法、酸度计法,对 pH 要求不是很精确时首选精密试纸法。商品干燥培养基一般已校正 pH,用时须再验证,判断是否符合要求。培养基的 pH 在不同温度下相差可能很大,如不含缓冲剂的培养基,蛋白胨成分含量低,热培养基为 pH7.2,冷却后可达 pH7.8,故应冷却到接近培养温度(如 37℃)后测定 pH 为宜。固体琼脂培养基冷却后即凝固,则需要取样稀释 10 倍,冷却后测定。

(5) 高压蒸汽灭菌的温度与时间随培养的种类及数量的不同有所差别。温度过高、时间延长,可使某些营养物质破坏。通常试管或毛细玻管、安瓿分装的培养基及含糖类或明胶的培养基,以 113℃ 15min 或 115℃ 10min 灭菌为宜,以防止糖类破坏或明胶凝固力降低。用盐水瓶或烧瓶分装的固体基础培养基,因量较多,热力不易穿透,常用 121.3℃ 20~30min 灭菌。凡不耐高温的物质,如糖类、明胶、牛乳、血清及鸡蛋白等培养基的灭菌,也可用间歇蒸汽灭菌法。要除去不耐热液体(如血清、腹水、溶液、某些药物等)中污染的细菌、真菌,首选滤过除菌法,大于滤菌孔径的颗粒(细菌、真菌等)不能通过而被除去,一般不能除去病毒和支原体(由滤菌器孔径大小决定)。

(二) 肉汤琼脂半固体培养基的制备

【实验目的】

学习制备肉汤琼脂半固体培养基。

【实验原理】

在基础肉汤培养基中添加一定含量的凝固剂,如 3~5g/L 的琼脂,使之成为半固体状态。无鞭毛的细菌在培养基中会被局限而无法移动,有鞭毛的细菌可以在培养基中移动扩散。常用于细菌动力的观察、厌氧菌的分离、菌种鉴定及保存等。

【实验材料】

见表 2-10。

表 2-10 实验材料

成分	含量
基础肉汤培养基	100mL
琼脂粉	0.5g

【实验方法】

(1) 将上述物质溶于混合于三角烧瓶中,加热溶解。

(2) 以绒布或两层纱布中夹薄层脱脂棉过滤。

(3) 趁热分装于小试管,分装量约占试管长度的 1/3,棉塞封口。

(4) 121℃高压灭菌 20min 后,试管直立,待凝固后即成,保存备用。

【注意事项】

(1) 琼脂粉加热溶解时注意搅拌,使其溶解充分。但温度不宜过高,时间不宜过长,还应避免沸腾溢出。

(2) 半固体培养基需要重点观察细菌在培养基中的生长情况,因此对过滤要求较高,应特别注意保证培养基的澄清。

(3) 琼脂对培养基 pH 影响。

(三) 肉汤琼脂固体培养基的制备

【实验目的】

学习制备肉汤琼脂固体培养基。

【实验原理】

在基础肉汤培养基中添加一定含量的凝固剂,如 15~25g/L 的琼脂,使之成为固体状态。适用于制备试管普通斜面、高层斜面及平皿培养基。也常作为其他固体培养基(如血琼脂培养基)的基础材料。

【实验材料】

见表 2-11。

表 2-11　实验材料

成分	含量
基础肉汤培养基	300mL
琼脂粉	5.4g

【实验方法】

(1) 将以上物质混合置于 500mL 三角烧瓶中,加热至琼脂完全溶解。

(2) 趁热以绒布或两层纱布中夹薄层脱脂棉过滤。

(3) 121℃高压蒸汽灭菌 20min。

(4) 斜面试管培养基制作法:高压灭菌后,趁琼脂尚未凝固前,在无菌空间中(如生物安全柜中)将其分装于无菌小试管,分装量约为试管长度的 1/4 或 1/3,斜放在台面上,待凝固后即成。也可在高压蒸汽灭菌前趁热先分装到小试管,经高压蒸汽灭菌后斜置试管,待冷凝后即成。

(5) 平皿培养基制作法:经高压灭菌后培养基冷至 50~60℃,在无菌空间中(如生物安全柜中)取下瓶口塞,瓶口通过火焰灭菌,微启平皿盖,在酒精灯火焰附近将琼脂倒入已灭菌平皿中(内径为 7.5cm 的平皿应倾注 7~8mL;内径为 9cm 的平皿倾注培养基 13~15mL)。盖上平皿盖,轻摇平皿底,使培养基平铺于平皿底部,凝固后备用。

【注意事项】

(1) 琼脂粉加热溶解时注意搅拌,使其溶解充分。但温度不宜过高,时间不宜过长,还应避免沸腾溢出。

(2) 室温较低时热琼脂肉汤冷凝速度较快,若制作量较大,为避免影响分装,可使用水浴箱进行保温。

二、细菌的接种及生长现象观察

细菌接种技术是病原实验学的最基本操作技术之一,选择好适当的培养基后,根据待检标本的来源、培养目的以及培养基的性状,应采用相应的接种方法。根据培养基容器的不同,通常分为平板培养基接种法与试管培养基接种法。

实验 2-6　平板培养基接种法

平板培养基基本都是固体平面,接种方法根据按其原理主要分为划线法、涂抹法、空气沉降法及倾注法,本次实验学习其中使用最为广泛的划线法。常用的划线法主要有曲线划线法、分区划线法、密集划线法。

（一）曲线划线法

【实验目的】

学习接种环烧灼灭菌的方法，学习从培养基中取菌的基本操作，学习在固体琼脂平板培养基表面曲线划线接种的方法。

【实验原理】

通过已灭菌的接种环取菌，通过连续曲线划线的方式，将接种环上的细菌接种于培养基表面。由于是连续划线，随划线的进行，线上的细菌数量会呈递减趋势，即划线的始端细菌多，末端细菌少。经培养后，单个细菌增殖形成菌落，菌落的分布也随划线呈递减趋势。划线的始端菌落多，往往连成片状形成菌苔；划线的末端菌落少，往往能形成单个分离存在的菌落，从而便于进行细菌的分离与纯化。当细菌数量过多时，即使在划线的末端也很难得到单个可供分离的菌落，因此此法仅适用于细菌数量较少的标本。

【实验材料】

（1）菌种：金黄色葡萄球菌 18～24h 培养物。

（2）无菌血琼脂平板培养基、接种环、酒精灯等。

【实验方法】

1. 接种环烧灼灭菌与整形 右手握笔式持接种环，在酒精灯外焰中将接种环金属丝部分竖直烧红，金属杆部分也缓慢通过火焰 2～3 次，如图 2-8，金属杆灼烧时可稍微旋转。待冷后整形接种环，要求环保持基本圆形，环端闭合，环直径约为 3mm。整形可能会破坏接种环的无菌状态，因此在取菌前需要再次烧灼灭菌。

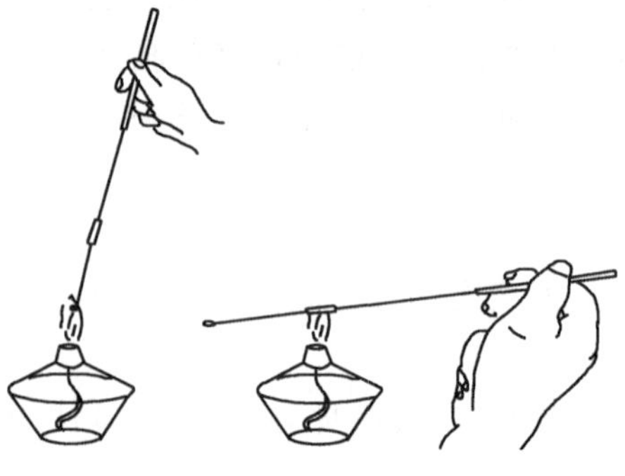

图 2-8 接种环灼烧灭菌示意图

2. 无菌操作取菌 从平板培养基及试管培养基中取菌操作各不相同。

（1）从平板培养基中取菌：右手持接种环完成烧灼灭菌。菌种平皿放置于桌面，皿盖在下，皿底在上。左手手掌覆于皿底之上，手指配合抓紧皿盖，将菌种平皿“抓持”于左手手掌中。翻转手掌，使皿盖面向自己，此时透过皿盖可较好的观察到生长在培养基表面的菌苔（或菌落）。在酒精灯外焰外上方，用左手拇指、食指、中指配合固定皿盖，并以“上翻门”的方式半开皿盖，手掌、无名指和小指配合固定皿底。皿盖开口 3～5cm，并朝向自己。右手持接种环由开口处伸入培养皿内，在培养基表面轻轻刮取少量菌苔，接种环移出培养皿后使皿盖盖回，并将培养皿翻转放回桌面，注意使培养皿的盖在下底在上。此时右手持接种环，环上有菌苔，应注意避免移动，防止其污染实验环境（图 2-9）。

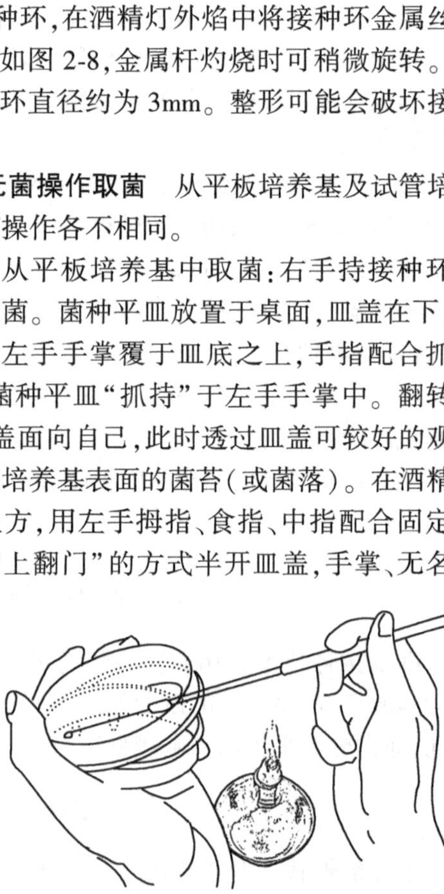

图 2-9 平板培养基操作示意图

（2）从试管培养基中取菌：右手取菌种试管放于左手手掌，左手手掌托住试管底部，左手拇指、食指、中指及无名指握持固定试管，并使长有菌落的斜面朝向自己（液体培养基无此要求)，便于取菌操作。右手持接种环完成烧灼灭菌。然后用右手小指与手掌夹持并拔取菌种管的管塞(通常为棉塞)，左手握持菌种管将已拔去管塞的试管口通过酒精灯外焰烧灼灭菌。将试管口置于酒精灯外焰的外上方(相对无菌空间)，将接种环伸入菌种管刮取少许菌苔并退出。试管口再次通过酒精灯外焰烧灼灭菌，右手将管塞塞上，左手将试管放回试管架。此时右手持接种环，环上有菌苔，应注意避免移动，防止其污染实验环境(图 2-10)。

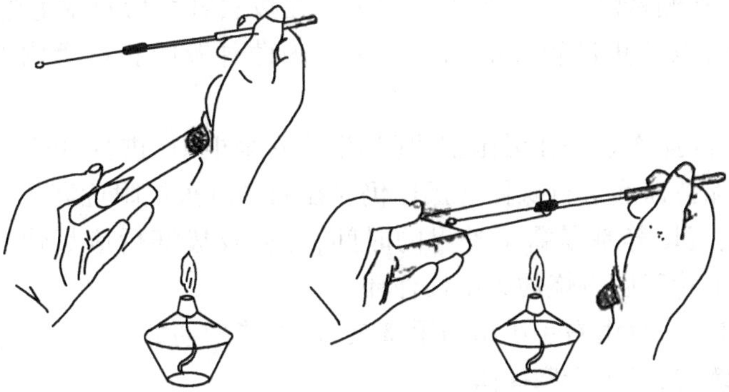

图 2-10　试管培养基操作示意图

3. 曲线划线接种　左手抓持无菌培养基平皿，在酒精灯外焰外上方开盖。将取有菌苔的接种环由开盖处伸入，将接种环前缘轻轻接触远离开口端的培养基表面，并使接种环与培养基表面形成约 30°夹角，轻快平行移动接种环，先在较小区域反复划线形成基底部，再向开口端连续曲线划线接种。连续曲线划线时要求划线轨迹不重复、不交叉。划线接种完成后，将接种环移出培养皿后使皿盖盖回，将培养皿翻转使皿盖在下，放回桌面。烧灼灭菌接种环后熄灭酒精灯。在培养皿底外表面做好标记(图 2-11)。

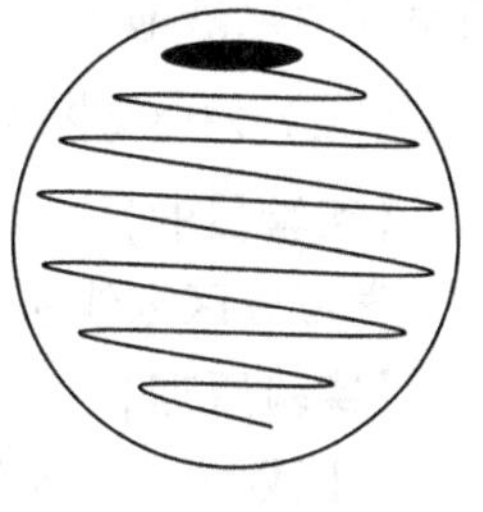

图 2-11　曲线划线接种

4. 逐个取菌并标注　调整取菌量，同法接种其他 2~3 个无菌培养基，做好标注。

5. 培养与观察　以皿底在上皿盖在下的方式放置于培养箱中，37℃培养 18~24h，取出后观察结果。

【实验结果】

1. 影响菌落形成因素　细菌菌落数量随划线递减。取菌量过多或过少，都不利于分离得到单个菌落。

2. 观察单个菌落的生长特性　在普通固体培养基上，观察及描述细菌菌落的特性主要包括以下要点。

(1) 大小：直径 1mm 左右为小菌落，2~3mm 为中等菌落，3mm 以上为大菌落。

(2) 形态：呈圆形或不规则。

(3) 边缘：整齐或不整齐、锯齿状、毛发状等。

(4) 透明度：透明、半透明或不透明。

(5) 表面：干燥或湿润，光滑或粗糙。

(6) 色素：有无色素及颜色，脂溶性或水溶性。

在血琼脂平板培养基上，除了观察菌落的常规特性外，还应重点观察细菌的溶血性：根据溶血环大小、颜色判断完全溶血、不完全溶血或不溶血。

本次实验使用金黄色葡萄球菌，在血琼脂平板培养基上的菌落特性为：中等大小、圆形、边缘整齐、不透明、表面光滑、具金黄色脂溶性色素，可见完全溶血现象。

【注意事项】

（1）平皿开盖及试管拔塞的操作均应在酒精灯外焰附近的相对无菌空间进行，平皿及试管的开口处通常在酒精灯外焰的外上方附近。在拔去管塞后及塞上管塞之前，均应对试管口进行烧灼灭菌，以防止试管外的细菌污染管内菌种及防止试管内的细菌扩散到周围环境。

（2）平皿开盖的操作若是在无菌空间（如生物安全柜中）进行，可以将皿盖完全打开并留于操作台面，仅抓持皿底进行操作。操作仍应在酒精灯火焰附近完成。

（3）为尽量缩短培养基暴露于外界的时间，开盖及拔塞后应尽快完成取菌或接种操作，盖上皿盖及塞上管塞后再烧灼灭菌接种环。

（4）管塞拔取后一直由右手小指与手掌夹持，不能随便放置。此时右手还要握持操作接种环，注意加强练习，避免管塞掉落。

（5）划线接种时注意角度、力度、速度，避免将培养基划破。

（6）实验操作前应做好安全防护，穿戴好手套帽子口罩。实验操作尽量在有防护的空间（如生物安全柜中）进行。实验操作结束后注意整理台面，按规程回收实验用品，离开实验室前消毒液泡手。

（二）分区划线法

【实验目的】

学习分区划线法，对混合菌进行分离、纯化。

【实验原理】

分区划线法与曲线划线法的用途均是为了分离得到单个菌落。分区划线法的实质是多区域的曲线划线，在每两次曲线划线之间进行了灼烧灭菌。曲线划线时，细菌数量逐渐减少，灼烧灭菌后细菌数量急剧减少。由此将数量较多的细菌进行分离，培养以得到单个菌落。分区划线法是分离纯化细菌最为常用的方法，适用于绝大多数种类的标本。

【实验材料】

（1）菌种：金黄色葡萄球菌与大肠埃希菌混合菌种 18~24h 培养物。

（2）无菌普通琼脂平板培养基、接种环、酒精灯等。

【实验方法】

1. 取菌 无菌操作取混合菌于接种环。

2. 分区划线接种 见图 2-12。

（1）左手取无菌平板培养基，酒精灯外焰旁开盖，将取好菌的接种环伸入，按曲线划线接种（含基底部）的方式，在远离开口端的培养基表面约 1/5 区域内完成第 1 区的划线。划线完成后退出接种环，盖上皿盖，烧灼灭菌接种环。

（2）左手逆时针旋转培养皿约 70°，酒精灯外焰旁开盖，将无菌接种环伸入，按曲线划线接种（不含基底部）的方式，在第 1 区右侧，培养基表面约 1/5 区域内完成第 2 区的划线。要求前 2 次往返划线接触第 1 区，之后不再接触。划线完成后退出接种环，盖上皿盖，烧灼灭菌接种环。

(3) 按第 2 区的方法完成第 3 区、第 4 区的划线接种。注意第 4 区约占培养皿表面积的 2/5。

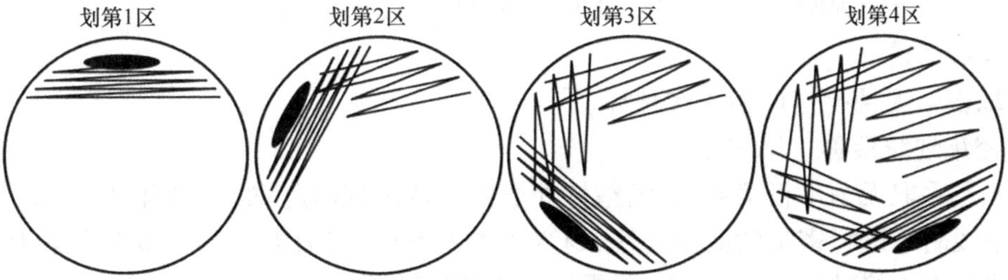

图 2-12　分区划线接种

3. 培养与观察　接种完成后，于皿底做好标记，皿盖在下置 37℃ 培养 18～24h，观察结果。

【实验结果】

(1) 从第 1 区到第 4 区，菌落数量逐渐减少，标本菌量较多时，一般在第 3、第 4 区可见单个菌落，标本菌量较少时，在第 1、第 2 区也可能见到单个菌落。

(2) 培养基表面散在分布的菌落有两种，均为圆形、光滑、湿润、边缘整齐。其中一种表面凸起、不透明、具金黄色色素，为金黄色葡萄球菌菌落；另一种表面略微扁平、半透明、无色或略带灰白色，为大肠埃希菌菌落。

【注意事项】

(1) 每一区划线均在远离开口端的培养基表面进行，注意保持接种环与培养基表面呈约 30°角，避免划破培养基表面。

(2) 每一区划线时，应尽量把该区域的表面划满。第 1、第 2、第 3 区均约占表面积的 1/5，第 4 区约占表面积的 2/5。

(3) 第 2、3、4 区划线时，仅前 2 次往返划线接触前一区，之后仅在无菌区域曲线划线，不再接触其他有菌区域。第 4 区划线面积较大，应特别注意。

(4) 每一区划线完成后，均需要烧灼灭菌接种环。标本菌量较少时，完成第 3 区划线后，也可不烧灼接种环而直接进行第 4 区的划线。

(5) 标本来源为棉拭子时，可直接使用棉拭子进行 1 区的划线接种，再使用接种环进行第 2、3、4 区的划线接种。

(6) 其他注意事项同曲线划线法。

(三) 密集划线法

【实验目的】

掌握密集划线法。

【实验原理】

密集划线法的目的是将纯种的细菌均匀分布到培养基表面，培养后细菌增殖，得到的通常是菌苔，并不需要得到单个分离的菌落。密集划线的基本操作也是曲线划线，通过多次密集且相互交叉的曲线划线，使细菌均匀分布于培养基表面。密集划线法通常用于细菌的增殖培养及需要细菌在平板培养基表面均匀分布的试验（如紫外线敏感试验、纸片法药物敏感试验）。

【实验材料】

（1）菌种：金黄色葡萄球菌 18～24h 培养物。

（2）无菌普通琼脂平板培养基、接种环、酒精灯等。

【实验方法】

1. 取菌 无菌操作取菌于接种环。

2. 密集划线接种 见图 2-13。

（1）左手取无菌平板培养基，酒精灯外焰旁开盖，将取好菌的接种环伸入，在培养基表面水平中线附近进行密集的曲线划线，划线轨迹可重复，使细菌均匀分布在水平中线区域。划线完成后退出接种环，盖上皿盖，无需烧灼灭菌接种环。

（2）左手旋转培养皿约 90°，使水平中线变为竖直中线，酒精灯外焰旁开盖，将接种环伸入，在远离开口端的一半培养基表面进行密集的曲线划线，划线轨迹可重复，使细菌均匀分布。划线完成后退出接种环，盖上皿盖，无需烧灼灭菌接种环。

（3）左手旋转培养基约 180°，使未划线的区域远离开口端，酒精灯外焰旁开盖，将接种环伸入，在远离开口端的一半培养基表面（即尚未划线的一半区域）进行密集的曲线划线，划线轨迹可重复，使细菌均匀分布。划线完成后退出接种环，盖上皿盖，烧灼灭菌接种环。

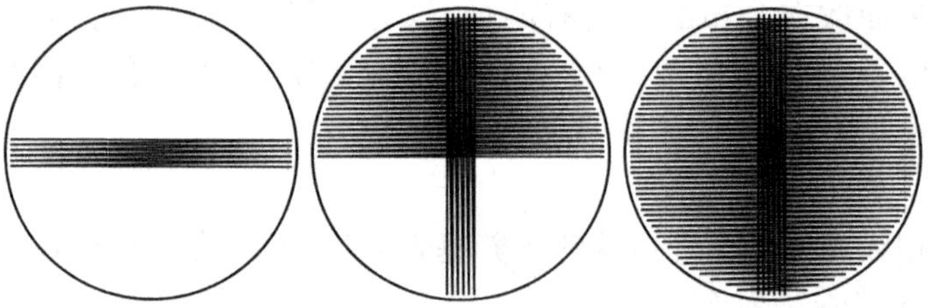

图 2-13 密集划线接种

3. 培养与观察 接种完成后，于皿底作好标记，皿盖在下置 37℃ 培养 18～24h，观察结果。

【实验结果】

（1）菌落在培养基表面均匀分布，大小基本均一。若细菌量较多，菌落相互紧密相连，形成菌苔，单个菌落直径通常小于正常；若细菌量较少，则可见单个分离的菌落，单个菌落直径正常。

（2）单个菌落特性：圆形、光滑、湿润、边缘整齐、表面凸起、不透明、具金黄色色素，符合金黄色葡萄球菌菌落特点。

【注意事项】

（1）划线应注意尽量密集，并充分划满整个培养基表面，划线轨迹可以重复。

（2）其他注意事项同曲线划线法。

实验 2-7 试管培养基接种法

试管培养基主要有液体、半固体、固体普通斜面、固体高层斜面四种，应分别采用相应的接种工具和接种方法。

（一）液体培养基接种法

【实验目的】

掌握液体培养基接种法。

【实验原理】

通过研磨接种的方法将细菌接种于培养基液面下的试管内壁，培养后细菌会扩散于整个液体培养基中，并呈现相应的生长现象。通常用于细菌的增殖培养及生化反应试验。

【实验材料】

（1）菌种：大肠埃希菌、乙型溶血性链球菌、枯草杆菌 18～24h 培养物各一。

（2）无菌普通肉汤试管培养基 3 支、接种环、酒精灯等。

【实验方法】

1. 取菌　无菌操作取一种菌于接种环。

2. 接种　左手托持无菌试管培养基，用右手小指与手掌夹持并拔取管塞，左手将试管口通过酒精灯外焰烧灼灭菌。将试管口置于酒精灯外焰的外上方，保持试管倾斜（与水平呈约 30°夹角），将取好菌的接种环伸入试管，在液面上方接近液面的管壁研磨，将细菌接种于管壁。接种完成后退出接种环，试管口烧灼灭菌后塞上管塞，于试管架上竖直放置。烧灼灭菌接种环，放置于试管架或指定位置。于试管外壁做好标记（图 2-14）同法接种另两种细菌。

3. 培养与观察　保持试管竖直，置 37℃ 培养 18～24h，观察结果。

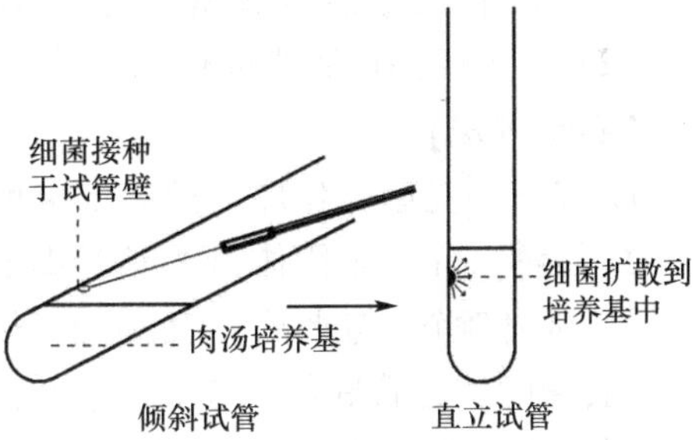

图 2-14　液体培养基接种

【实验结果】

（1）细菌在液体培养基中主要呈现三种生长现象。

1）混浊生长：菌液均匀浑浊，管底可见少量沉淀，如大肠埃希菌；

2）沉淀生长：液体澄清，管底有沉淀，如乙型溶血性链球菌；

3）菌膜生长：液体澄清，在液体表面形成膜状物（有时可沿管壁继续向上生长），管底可见沉淀，如枯草杆菌。

（2）若培养基保持整管澄清，管底无沉淀，液体表面亦无菌膜，则说明液体培养基中无细菌或细菌量太少，肉眼难以观察到。通常可能是下列原因导致。

1）取菌或接种失败，导致没有足够量的细菌接种到培养基中。

2）该培养基提供的营养物质、渗透压、酸碱度、气体条件或培养的温度不适于进行该细菌的培养，该细菌无法生长。

3）该细菌的繁殖较缓慢，18～24h 不足以培养出足够多的细菌，需延长培养时间后再观察。

【注意事项】

（1）应对研磨接种的位置进行正确预判，试管竖直后，研磨接种处应位于液面下方。

（2）沾菌的接种环进出试管时，应尽量避免触及非接种部位的试管内壁。

（3）若是从试管培养基中取菌后接种于试管培养基中，通常会采用“双管法”进行操作

（图 2-15）。左手将菌种管与无菌管同时倾斜托持于手中，菌种管在拇指侧，无菌管在小指侧；右手烧灼灭菌接种环后保持执笔式握持，同时用右手手掌与小指、小指与无名指分别夹持并拔取无菌管、菌种管的管塞；左手将已拔去管塞的两试管口通过酒精灯外焰烧灼灭菌；右手将接种环（或接种针）伸入菌种管取少许菌苔，退出菌种管后直接伸入无菌管，作相应接种，完成后退出；左手完成两试管口的烧灼灭菌；右手将两试管管塞分别塞回，烧灼灭菌接种环（或接种针）；将试管及接种环（或接种针）放回试管架或指定位置。

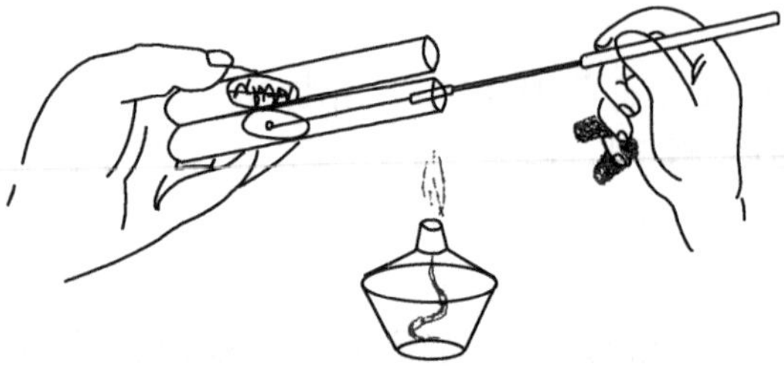

图 2-15　试管培养基接种双管操作

（二）半固体培养基接种法

【实验目的】

掌握半固体培养基接种法。

【实验原理】

通过接种针穿刺接种的方法将细菌接种于半固体培养基中，培养后无鞭毛的细菌局限于穿刺线生长，称为“无动力”；有鞭毛的细菌则扩散于整个培养基中生长，称为“有动力”。通过观察细菌在半固体培养基中的生长方式，可以对细菌是否具有鞭毛（或动力）进行判断，故细菌的半固体培养也称为细菌的动力试验。

【实验材料】

（1）菌种：伤寒沙门菌、痢疾志贺菌 18～24h 培养物各一。

（2）无菌肉汤琼脂半固体试管培养基 2 支、接种针、酒精灯等。

【实验方法】

1. 取菌　无菌操作取一种菌于接种针。

2. 接种　无菌半固体试管培养基拔取管塞，管口烧灼灭菌后置于酒精灯外焰的外上方，保持试管倾斜（与水平呈约 30°夹角）。将取好菌的接种针伸入试管，沿培养基中轴线进行穿刺，深度达距管底约 0.5cm 处停止，循原路退出。注意在刺入及拨出时保持接种针不向穿刺线外摇动。退出接种针后，试管口烧灼灭菌，塞上管塞，于试管架上竖直放置。烧灼灭菌接种针，放置于试管架或指定位置。于试管外壁做好标记（图 2-16）同法接种另一种细菌。

3. 培养与观察　保持试管竖直，置 37℃ 培养 18～24h，观察结果。

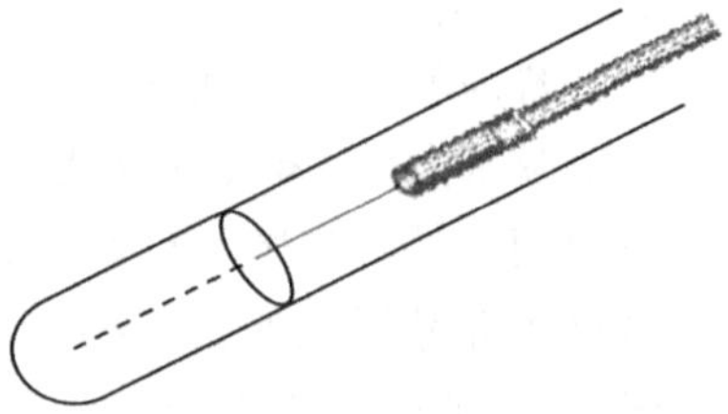

图 2-16　半固体培养基接种

【实验结果】

（1）细菌在半固体培养基中主要有两种生长现象。

1）局限生长：细菌局限于穿刺轨迹生长，培养基清亮无菌，使穿刺线更清晰，说明细菌无动力无鞭毛，如痢疾志贺菌。

2）扩散生长：细菌沿穿刺轨迹扩散于整个培养基中生长，培养基浑浊，穿刺线模糊不清，说明细菌有动力有鞭毛，如伤寒沙门菌。

（2）若穿刺线及培养基中均未见明显细菌生长，则应分析其可能原因。

【注意事项】

(1) 穿刺接种使用接种针,接种前应灼烧灭菌后整形接种针,使其尽量直。

(2) 接种时穿刺尽量沿培养基中轴线进行,若穿刺线偏于一侧,只需沿穿刺轨迹原路退出。只要形成穿刺线,即使不在中轴线上,对实验结果影响也并不大。

(3) 若是从试管培养基中取菌,通常用“双管法”进行操作。

(三) 普通斜面培养基接种法

【实验目的】

掌握普通斜面培养基接种法。

【实验原理】

采用曲线划线将纯种的细菌接种到培养基表面,培养后细菌增殖,常用于细菌的纯培养及生化反应。由于试管斜面的表面积较小,曲线划线后细菌难以分离,培养后得到的通常是菌苔。

【实验材料】

(1) 菌种:金黄色葡萄球菌 18~24h 培养物。

(2) 无菌肉汤琼脂固体斜面试管培养基、接种环、酒精灯等。

【实验方法】

1. 取菌　无菌操作取菌于接种环。

2. 接种　无菌斜面试管培养基拔取管塞,管口烧灼灭菌后置于酒精灯外焰的外上方,保持试管倾斜(与水平呈约 30°夹角)。将取好菌的接种环伸入试管,由试管底端向口端曲线划线。也可先由底端向口端划一直线,再由底端向口端曲线划线(图 2-17)。退出接种环,试管口烧灼灭菌,塞上管塞,放置。烧灼灭菌接种环,放置。于试管外壁做好标记。

3. 培养与观察　置 37℃培养 18~24h,观察结果。

【实验结果】

斜面上可见金黄色葡萄球菌菌苔。

【注意事项】

(1) 拔取管塞前先调整培养基斜面面向自己,便于接种操作。

(2) 若是从试管培养基中取菌,通常用“双管法”进行操作。

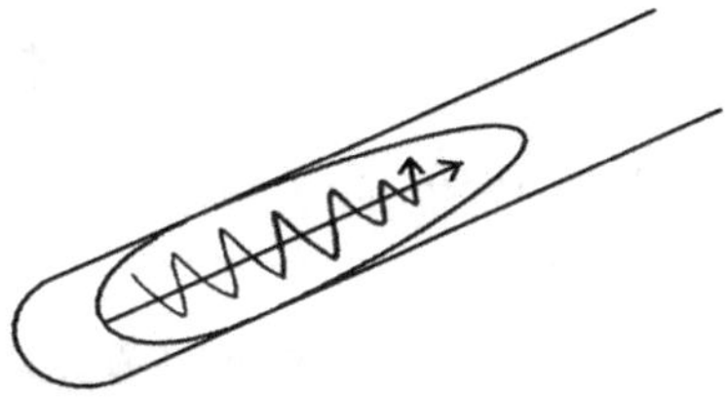

图 2-17　普通斜面培养基接种

(四) 高层斜面培养基接种法

【实验目的】

掌握高层斜面培养基接种法。

【实验原理】

使用接种针结合穿刺法与曲线划线法将纯种的细菌接种到培养基底层及表面。高层斜面试管培养基多为生化反应专用培养基,主要观察一些重要指标(如指示剂颜色变化、是否有气体生成等),从而判断生化反应结果。

【实验材料】

(1) 菌种:大肠埃希菌 18~24h 培养物。

（2）无菌双糖铁高层斜面试管培养基、接种环、酒精灯等。

【实验方法】

1. 取菌 无菌操作取菌于接种针。

2. 接种 无菌培养基拔取管塞，管口烧灼灭菌后置于酒精灯外焰的外上方，保持试管倾斜（与水平呈约30°夹角）。将取好菌的接种针伸入试管，按半固体穿刺法将细菌接种于下部培养基中，再按普通斜面接种法将细菌接种于培养基斜面。也可先进行斜面的划线接种再进行下部的穿刺接种。退出接种针，试管口烧灼灭菌，塞上管塞。烧灼灭菌接种针。于试管外壁做好标记（图2-18）。

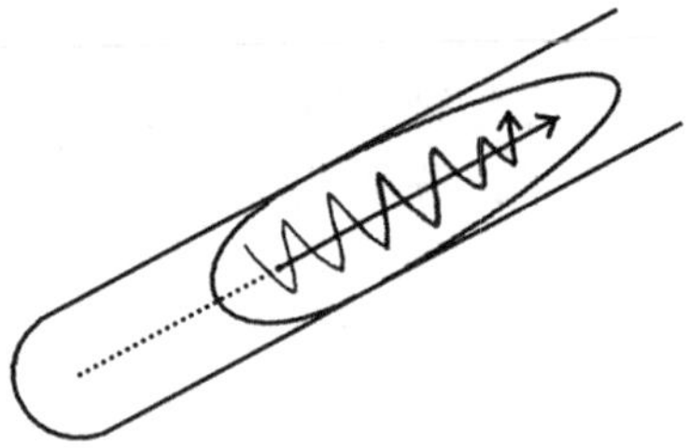

图2-18 高层斜面培养基接种

3. 培养与观察 置37℃培养18～24h，观察结果。

【实验结果】

（1）斜面上可见大肠埃希菌菌苔。

（2）生化反应结果：大肠埃希菌能分解乳糖产酸，使斜面变黄；能分解葡萄糖产酸产气，使底层变黄并有大量气体聚集，产生空泡甚至气体断层；不能分解含硫氨基酸，没有 H_2S 产生，没有黑色物质生成。

【注意事项】

（1）试验全程使用接种针，穿刺接种与划线接种均用接种针完成。

（2）接种针取菌时注意保证细菌量足够。若是挑取单个菌落进行试验，尽量挑取整个菌落。细菌量不足以保证试验进行时，可先进行增菌纯培养。

（3）使用接种针进行斜面划线时注意角度、速度、力度，避免划破培养基。

（4）若是从试管培养基中取菌，通常用“双管法”进行操作。

实验2-8 细菌计数

感染的发生，除致病菌必须具有一定的毒力物质外，还需要有足够的数量。有的菌毒力非常强（如鼠疫耶尔森菌），有数个细菌侵入就能发生感染，对这样的细菌计数无意义；有的菌毒力很弱（如某些沙门菌）或者机会性致病（如大肠埃希菌），往往需要大量侵入才能发生感染。此时，计数标本中存在的活细菌的量，有助于疾病的诊断。此外，在细菌相关的科学研究中，往往也需要对细菌进行计数。目前细菌计数的方法主要有显微镜直接计数法、光电比浊法、平板菌落计数法，一般都不能区分细菌的种类。

（一）显微镜直接计数法

【实验目的】

学习显微镜直接计数细菌的方法，学习细菌计数器的原理与使用方法。

【实验原理】

细菌计数器（又称细菌计数板或计菌板）的种类与型号较多，但原理基本相同，都包含特制载玻片和特制盖玻片两部分（图2-19）。特制载玻片是有计数室的凹玻片，计数室凹陷深度固定（通常为0.002～0.02mm，需根据待测菌大小选择）；特制盖玻片上有激光蚀刻的计数网格（图2-19），其正中1mm×1mm的区域为计数区，被分割成25个0.2mm×0.2mm的中方格，每个中方格又被分割成16个0.05mm×0.05mm的小方格。滴加菌液并盖好盖玻片后，每一方格下的菌液体积是确定的，通过显微镜下计数中方格体积内的细菌数，可以换算出每 mL 菌液中的细菌数。

该方法简便、快速、直观，适用于各种单细胞菌体的纯培养悬浮液，但不适用于非均匀分布（如菌膜生长或沉淀生长）及运动明显的细菌。该法不易将细菌与悬液中的其他微粒区分开，计数结果误差较大。该法无法区分死菌与活菌，若结合活菌染色法可一定程度区分，但染色容易造成细菌计数器的损伤，故较为少用。

【实验材料】

（1）菌种：大肠埃希菌菌液；

（2）无菌生理盐水、无菌毛细吸管、200mL 无菌带塞三角烧瓶、酒精灯、吸水纸等；

（3）移液器、细菌计数板（计数室厚度 0.005mm）、显微镜、拭镜纸等。

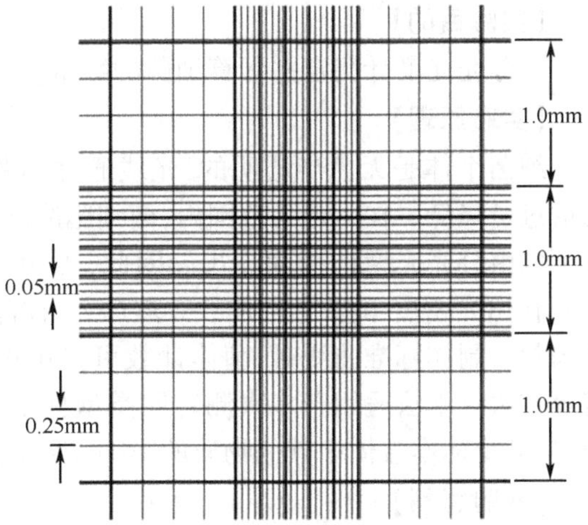

图 2-19 细菌计数器盖玻片计数网格示意图

【实验方法】

（1）制备稀释菌悬液。用移液器取原始菌液 1mL，加无菌生理盐水 99mL，充分混匀，制成 100 倍稀释菌液。稀释倍数可根据待测菌液浓度进行调整，以每小格的菌数可数为宜。

（2）取洁净细菌计数板一块，在计数区上盖上配套盖玻片。

（3）将稀释细菌悬液摇匀，用滴管吸取少许，滴于盖玻片下边缘，让菌悬液自行渗入并充满计数区。注意勿使产生气泡，并用吸水纸吸去沟槽中流出的多余菌悬液。

（4）静置片刻，将细菌计数板置载物台上夹稳，先在低倍镜下观察到计数区后，再转换到高倍镜或油镜观察并计数，特别注意转换镜头时避免压坏盖玻片。由于活细胞的折光率和水的折光率相近，高倍镜观察时应适当降低聚光器或关小通光孔，减弱光强度，直到计数网格和菌体细胞清晰可见，使用油镜观察时无需滴加镜油。

（5）计数时按对角线方位，数左上、左下、右上、右下、正中的 5 个中方格的菌数。如菌体位于中方格的边线上，计数时则数上线不数下线，数左线不数右线，以减少误差。取 5 个中方格计数的平均数记为 A，按式（2-1）换算出每 mL 菌悬液所含细菌数量。

$$
\begin{aligned}
\text{每 mL 菌悬液所含细菌数量} &= \frac{\text{5 个中方格细菌均数}}{\text{中方格菌液体积(mm}^3\text{)}} \times \text{菌液稀释倍数} \\
&= \frac{A}{0.2 \times 0.2 \times 0.005} \times 100 \\
&= 5A \times 10^5 \qquad (2\text{-}1)
\end{aligned}
$$

（6）每个样品重复加液计数 2～3 次，取平均值为最终测定值。每次数值不应相差过大，否则应重新操作。

（7）测数完毕，取下盖玻片，洗净计数板及盖玻片后自行晾干或用吹风机吹干，放入盒内保存。

【注意事项】

（1）向计数板中加样时，应摇匀菌液，计数室内不可有气泡。

（2）不要滴加过多菌悬液，以免造成计数区深度的升高。

（3）显微镜的光线强弱应调节适当，应避免光线偏向一侧而看不清计数区上的网格线。

（4）计数完毕，用蒸馏水冲洗计数板，不可用硬物洗刷或抹擦，以免损坏网格刻度。

（5）若计数的是病原性细菌，需经消毒液浸泡后，再进行清洗。

（二）光电比浊计数法

【实验目的】

用分光光度计测定并计算细菌的数量。

【实验原理】

细菌个体是无色半透明的，光线通过细菌悬液时，由于菌体的散射及吸收作用使光线的透过量降低。在一定的范围内，菌细胞浓度与光密度（optical density，OD）成正比，而光密度可以由分光光度计精确测出。因此，可用一系列已知菌数的菌悬液测定光密度值（OD值），作出光密度-菌数标准曲线。然后，以样品液所测得的光密度，从标准曲线中查出对应的菌数。制作标准曲线时，菌体计数可采用细菌计数板计数、平板菌落计数或细胞干重测定等方法。本法适用于多次测定同类型标本中同种细菌的浓度。本法无法区分活菌与死菌，且易受标本液体中其他物质的影响，不适于精确计数，常用于细菌数量级的估算。

【实验材料】

（1）菌种：大肠埃希菌菌液。

（2）无菌生理盐水、试管、无菌吸管、吸水纸等。

（3）721型分光光度计、细菌计数板、显微镜等。

【实验方法】

1. 标准曲线制作

（1）编号：取无菌试管7支，分别用记号笔将试管编号为1、2、3、4、5、6、7。

（2）调整菌液浓度：用细菌计数板计数培养24h的待检菌悬液，并用无菌生理盐水分别稀释调整为每毫升1×10^6、2×10^6、4×10^6、6×10^6、8×10^6、10×10^6、12×10^6个菌数的细胞悬液。再分别装入已编好号的1至7号无菌试管中。

（3）测OD值：将1至7号不同浓度的菌悬液摇均匀后于560nm波长、1cm比色皿中测定OD值。比色测定时，用无菌生理盐水作空白对照，并记录OD值。

（4）绘制标准曲线：以光密度（OD）值为纵坐标，以每毫升细胞数为横坐标，绘制标准曲线。

2. 样品测定 将待测样品用无菌生理盐水适当稀释，摇匀后，用560nm波长、1cm比色皿测定光密度。测定时用无菌生理盐水作空白对照。

3. 计算细菌浓度 根据所测得的光密度值，从标准曲线查得每毫升的含菌数。并换算出待测标本中的细菌浓度。

每毫升待测标本细菌数 = 从标准曲线查得的每毫升菌数×稀释倍数

【注意事项】

（1）菌悬液在测定OD值时，必须先摇匀后再倒入比色杯中测定。

（2）各种操作条件必须与制作标准曲线时的条件相同，否则，测得值所换算的含菌数与实际值的误差会很大。

（三）平板菌落计数法

【实验目的】

用平板菌落计数法计数细菌数量。

【实验原理】

平板菌落计数法是将待测样品经适当稀释之后，其中的微生物充分分散成单个细胞，取一定量的稀释样液接种到平板培养基内（如倾注法）或培养基表面（如涂布法、划线法），经过培养，由每个单细胞生长繁殖而形成肉眼可见的菌落，即一个单菌落应代表原样品中的一个单细胞。统计平板菌落形成单位（colony-forming units，CFU），再根据其稀释倍数、取样量与总量即可换算出样品中的含菌数。平板菌落计数法常用于食品（如饮用水、牛奶）安全鉴定、环境（如水源、土壤）污染程度鉴定、生物制品鉴定及其他材料中活菌数的鉴定。但需要特别注意的是，培养基提供的营养物质、pH、渗透压及培养时提供的温度、气体条件等影响细菌生长的因素均会影响计数结果。通常采用的普通肉汤琼脂培养基，37℃需氧培养48h，不适用于厌氧或微需氧菌、有特殊营养要求以及非嗜中温的细菌。

【实验材料】

（1）标本尿液或水样。

（2）无菌肉汤琼脂固体培养基、无菌平皿、无菌生理盐水。

（3）1mL 无菌吸管、微量移液器、称样瓶、接种环、L 玻棒、酒精灯、标记笔等。

【实验方法】

1. 样品稀释液的制备　准确称取待测样品 10mL，放入装有 90mL 无菌生理盐水并放有小玻璃珠的 250mL 三角瓶中，用手或置摇床上振荡 20min，使细菌分散，静置 20～30s，即成 10^{-1}稀释液；再用 1mL 无菌吸管，吸取 10^{-1}稀释液 1mL，移入装有 9mL 无菌生理盐水的试管中，吹吸 3 次，让菌液混合均匀，即成 10^{-2}稀释液；再换一支无菌吸管吸取 10^{-2}稀释液 1mL，移入装有 9mL 无菌生理盐水的试管中，也吹吸 3 次，即成 10^{-3}稀释液；以此类推，连续稀释，制成 10^{-4}、10^{-5}、10^{-6}、10^{-7}、10^{-8}、10^{-9}等一系列稀释菌液。

2. 平板培养基细菌接种与培养　有倾注法、涂布法及半定量划线法。

（1）平板倾注法：将无菌平皿编上 10^{-7}、10^{-8}、10^{-9}号码，每一号码设置三个重复，共 9 个无菌平皿。用无菌吸管或微量移液器按无菌操作要求分别吸取 10^{-9}稀释液各 1mL 放入编号 10^{-9}的 3 个平板中，同法吸取 10^{-8}稀释液各 1mL 放入编号 10^{-8}的 3 个平板中，再吸取 10^{-7}稀释液各 1mL 放入编号 10^{-7}的 3 个平板中（由低浓度向高浓度时，吸管可不必更换）。然后在每个平板中分别倒入已熔化并冷却至 45～50℃ 的无菌肉汤琼脂培养基，轻轻转动平板，使菌液与培养基混合均匀，冷凝后倒置，在 37℃ 下培养 24～48h。

（2）平板涂布法：先将培养基熔化后趁热倒入无菌平板中，待凝固后编号 10^{-7}、10^{-8}、10^{-9}，每一号码设置三个重复，共 9 个无菌平板培养基（也可用提前制备好的无菌平板培养基）。然后用无菌吸管或微量移液器吸取 0.1mL 菌液对号接种在不同稀释度编号的琼脂平板上。再用无菌 L 玻棒将菌液在平板上涂布均匀，每个稀释度用一个无菌 L 玻棒，更换稀释度时需将 L 玻棒灼烧灭菌。在由低浓度向高浓度涂布时，也可以不更换 L 玻棒。将涂布好的平板平放于桌上 20～30min，使菌液渗透入培养基内，然后将平板倒转，置 37℃ 培养 24～48h。

（3）半定量划线法：先将培养基熔化后趁热倒入无菌平板中，待凝固后编号 1～3（也可用提前制备好的无菌平板培养基)。用微量移液器分别定量吸取 0.002mL、0.005mL、0.010mL 的待测标本液原液,无菌操作加在 1～3 号无菌平板培养基表面正中,用灭菌后的接种环分别做密集划线涂布,使标本液均匀分布于培养基表面。然后将平板倒转,置于 37℃培养 18～24h。

3. 平板菌落数的确定

(1) 取同一稀释度 3 次重复的菌落数的平均数作为该稀释度的菌落数。同一稀释度的 3 个平板的菌落数应基本接近;不同稀释度的菌落数应与稀释倍数成反比,即稀释倍数愈高菌落数愈少,稀释倍数愈低菌落数愈多。如出现逆反现象,则应视为检验中的差错,不应作为检样计数报告的依据。

(2) 选取菌落数在 30～300 之间的数据进行后续计算(如表 2-12 中的例 1)。

(3) 若有两个相邻稀释度菌落数都在 30～300 之间(如表 2-12 中的例 2、例 3),则先将其换算成相同稀释度下的数值,再按较大值除以较小值计算其比值。若两数值差距不大,比值≤2,取两数值平均值(如例 2);若两数值差距较大,比值>2,取较小值(如表 2-12 中的例 3)。

(4)若所有稀释度菌落数均不在 30～300 之间(如表 2-12 中的例 4～例 6)。均小于 30,选取最低稀释度的菌落数(如表 2-12 中的例 4);均大于 300,选取最高稀释度的菌落数(如表 2-12 中的例 5);既有大于 300 又有小于 30,则选取最接近 30 或 300 的菌落数(如表 2-12 中的例 6)。

(5) 若各稀释度菌落数均远大于 300,即使选取最高稀释度的平板也难以计数时,可先选取培养基表面菌落分布均匀的 1/2、1/4 或一定面积(如 1cm×1cm)的区域,计数菌落数,再换算出平板上的总菌落数。

表 2-12 平板菌落数确定示例表

序号	不同稀释度菌落均数			菌落数比值	确认菌落数(稀释度)
	10^{-7}	10^{-8}	10^{-9}		
例 1	多不可计	256	20		256(10^{-8})
例 2	多不可计	256	36	360/256 = 1.40	308(10^{-8})
例 3	多不可计	256	60	600/256 = 2.34	256(10^{-8})
例 4	27	12	4		27(10^{-7})
例 5	多不可计	多不可计	320		320(10^{-9})
例 6	多不可计	360	28		28(10^{-9})

4. 计算并报告细菌数 根据平板菌落计数结果换算出样品中细菌数量。固体检样以每克(g)、液体检样以每毫升(mL)、表面涂擦则以每平方厘米(cm^2)为单位报告。每单位细菌数取两位有效数字(四舍五入)。若所有稀释度均无菌落生长,则应报告"细菌数小于 1×最低稀释倍数"。

(1) 平板倾注培养法:每 mL 菌液中的菌数=平板菌落数×稀释倍数。

(2) 平板涂布培养法:每 mL 菌液中的菌数=平板菌落数×10×稀释倍数。

(3) 半定量划线培养法:每 mL 标本液中的菌数=平板菌落数×[1/定量取液量(mL)]。由于此法是取标本原液(未稀释)进行划线涂布,培养后细菌菌落有可能非常多,往往仅对细菌的数量级进行估算，常用于判断临床标本中的细菌量是否达到感染所需。

【注意事项】

（1）待测菌稀释度的选择应根据样品而定。样品中所含待测菌的数量多时，稀释度应高，反之则低。通常测定液样标本细菌菌数时，采用 10^{-7}、10^{-8}、10^{-9}稀释度；测定土壤细菌数量时，采用 10^{-4}、10^{-5}、10^{-6}稀释度；测定放线菌数量时，采用 10^{-3}、10^{-4}、10^{-5}稀释度；测定真菌数量时，采用 10^{-2}、10^{-3}、10^{-4}稀释度。

（2）细菌易吸附到玻璃器皿表面，倾注法菌液加入平皿后，应尽快倒入融化并冷至 45～50℃的培养基，立即摇匀，以免细菌不易分散，菌落连在一起，影响计数。

（3）L 玻棒涂布、接种环划线等操作后均会带走一定量细菌，使培养基中细菌数量减少，因此，计数得出的结果是小于实际数量的。

（4）我国对菌落计数检验方法还有一些比较具体的规定，参见 GB 4789.2—94《中华人民共和国国家标准食品卫生微生物学检验菌落总数测定》、SN 0168—92《中华人民共和国进出口商品检验行业标准出口食品菌落计数》。

第三节　细菌代谢产物的检测

细菌的新陈代谢是指细菌细胞内分解代谢与合成代谢的总和。底物分解和转化为能量的过程为分解代谢。不同细菌具有的酶系不同，因而对底物的分解各异，其代谢产物也不相同。用生物化学方法测定这些代谢产物可以判断细菌具有的酶系及生化特性，从而鉴定细菌。利用产生的能量和简单物质合成机体组分的过程为合成代谢。细菌合成代谢的产物在医学上具有重要意义，其中侵袭性酶和毒素与细菌的致病密切相关。对侵袭性酶与毒素的检测可以判断细菌的毒力，在细菌的鉴定中具有重要的作用。

一、细菌分解代谢产物的检测

生化反应技术是检测细菌分解代谢产物的重要基本技术，是临床上对未知细菌进行菌种鉴定的主要手段之一。根据不同的反应底物、反应的原理及反应的目，大致将常用的生化反应分为碳水化合物代谢试验、蛋白质与氨基酸代谢试验、碳源与氮源利用试验及其他酶类试验四个类型。

实验 2-9　碳水化合物代谢试验

（一）糖（醇、苷）发酵试验

【实验原理】

厌氧菌或兼性厌氧菌（对人致病的细菌绝大多数为兼性厌氧菌），都是以发酵方式分解糖类物质，产生丙酮酸、甲酸、乙酸、丁酸、乳酸等酸性产物，有的细菌除发酵糖产酸外，还能将酸进一步分解生成 CO_2和 H_2。培养基中加入单一种类的糖（醇、苷）与溴甲酚紫指示剂，并倒置一小试管，如细菌不发酵糖产酸，培养基仍为紫色；如该细菌能发酵该糖（醇、苷）产酸，则 pH 下降，培养基变黄；如细菌既能发酵该糖产酸，又能分解酸产气，则培养基除变黄外，小倒管内还有气泡。观察细菌对该糖的发酵现象与产气能力，用以鉴定细菌。溴甲酚紫 pH5.2 显黄色，pH6.8 显紫色。

【实验材料】

(1) 乳糖发酵管。

(2) 大肠埃希菌、伤寒杆菌、乙型副伤寒杆菌斜面培养物。

【实验方法】

(1) 分别将大肠埃希菌、伤寒杆菌、乙型副伤寒杆菌各接种一支乳糖糖发酵管。

(2) 37℃培养18~24h后,取出观察结果。

【实验结果】

培养基仍为紫色,为不发酵,以"-"表示;培养基变黄,小倒管内无气泡,为发酵,产酸不产气,以"+"表示;培养基除变黄外,小倒管内还有气泡,为发酵,产酸产气,以"⊕"表示。

(二) 氧化-发酵试验/O-F试验

【实验原理】

细菌在分解糖产能时有氧化(oxidation,O)与发酵(fermentation,F)两种形式,氧化的受氢体是无机氧分子,发酵的受氢体是氧分子外的有机成分。将同一细菌接种到2支相同氧化发酵培养基(O-F培养基,半固体单糖发酵管)中,其中1支加入液状石蜡隔绝氧气,另1支不加,培养后观察该细菌对糖的分解产酸现象。发酵型细菌2支均能产酸(如大肠埃希菌);非发酵细菌只能氧化不能产酵,加入液状石蜡管不产酸,未加入液状石蜡管产酸(如绿脓杆菌)。

【实验材料】

(1) O-F培养基;

(2) 大肠埃希菌、绿脓杆菌斜面培养物。

【实验方法】

将大肠埃希菌、绿脓杆菌分别穿刺接种2支O-F培养基,其中1支加入无菌液状石蜡0.5mL,37℃培养48h后,观察结果。

【实验结果】

2支均不变为既不氧化又不发酵;2支均变黄为发酵型细菌;加入液状石蜡管不变黄,未加入液状石蜡管变黄为氧化型非发酵细菌。

(三) 甲基红试验

【实验原理】

某些细菌如大肠埃希菌,分解葡萄糖产生丙酮酸,再进一步分解生成甲酸、乙酸、丙酸、丁酸、乳酸,使培养基pH降到4.5以下,加入甲基红指示剂后呈红色,称为甲基红试验(methy red test,M)阳性。产生的酸若被进一步转化为醇、酮、醛、气体和水等产物,培养基的pH在6.0以上,加入甲基红指示剂呈黄色,为甲基红试验阴性反应,如产气杆菌。甲基红:pH4.4时为红色,pH6.0时为黄色。

【实验材料】

(1) 葡萄糖蛋白胨水培养基(临床用葡磷胨水生化微量管)。

(2) 大肠埃希菌、产气杆菌斜面培养物。

(3) 甲基红指示剂。

【实验方法】

(1) 分别将大肠埃希菌、产气杆菌接种1支葡萄糖蛋白胨水培养基(或葡磷胨水培养基)。

(2) 37℃培养2~3d后,分别滴加甲基红指示剂2~3滴,混匀立即观察。

【实验结果】

培养基为红色者为阳性,不变红为阴性,橘红色为弱阳性。

(四) V-P试验

【实验原理】

某些细菌如产气杆菌,在葡萄糖蛋白胨水培养基内,分解葡萄糖产生丙酮酸,经脱羧生成二乙酰,再与蛋白胨产物胍基结合生成红色化合物,使培养基变红,称为V-P试验(Voges-Proskauer test)阳性。

【实验材料】

(1)葡萄糖蛋白胨水培养基。

(2) 大肠埃希菌、产气杆菌斜面培养物。

(3) V-P试剂(Barritt法):甲液(60g/Lα-奈酚酒精溶液)、乙液(400g/L KOH溶液)。

【实验方法】

(1) 分别将大肠埃希菌、产气杆菌各接种一支葡萄糖蛋白胨水培养基。

(2) 37℃培养48h后,取出按每2mL培养液加入甲液1mL和乙液0.4mL,摇匀,立即或静置数分钟观察结果。阴性应将试管置37℃中4h后再进行观察。

【实验结果】

培养基呈红色为阳性,不变为阴性。

(五) 双糖铁试验

【实验原理】

该试验为肠道杆菌鉴定最常用的生化试验,包含了碳水化合物代谢试验(乳糖分解试验、葡萄糖分解试验)和氨基酸代谢试验(H_2S试验)两种类型,可同时观察细菌分解乳糖产酸、分解葡萄糖产酸与产气、分解含硫氨基酸产H_2S三种生化特性。

1. 双糖铁琼脂培养基(DSI)　高层斜面培养基,整管含有1%的乳糖、0.1%的葡萄糖、含硫氨基酸、硫酸亚铁氨和酚红指示剂。当细菌分解乳糖时,产生的酸多,培养基斜面与底层均变黄;当细菌只分解葡萄糖不分解乳糖时,产生的酸少,加之斜面部分的酸的进一步氧化与挥发,培养基只是底层变黄而斜面保留红色;如果细菌分解葡萄糖产酸后进一步产气,则底层出现气泡;如果细菌分解含硫氨基酸产生硫化氢,则底层出现黑色(FeS)。

2. 克氏双糖铁琼脂培养基(KIA)　高层斜面培养基,斜面含乳糖,底层含葡萄糖,整管均含硫氨基酸、硫酸亚铁氨和酚红指示剂。若细菌分解乳糖产酸,培养基斜面变黄,是否产气无法判断;若细菌分解葡萄糖产酸,培养基底面变黄;若细菌分解葡萄糖产酸产气,培养基底面变黄且出现气泡;如果细菌分解含硫氨基酸产生硫化氢,则试管中会出现黑色物质(FeS)。

【实验材料】

(1) 双糖铁高层斜面培养基。

(2) 大肠埃希菌、伤寒杆菌、乙型副伤寒杆菌斜面培养物。

【实验方法】

将大肠埃希菌,伤寒杆菌、乙型副伤寒杆菌各先穿刺后划线接种1支双糖铁培养基,

37℃培养 18~24h 后，观察结果。

【实验结果】

（1）乳糖分解试验：斜面不变黄为“-”，变黄为“+”。

（2）葡萄糖分解试验：底层不变黄为“-”，变黄为“+”，变黄并且有气泡出现为“⊕”。

（3）H_2S 试验：底层无黑色为“-”，出现黑色为“+”。

实验 2-10　蛋白质与氨基酸代谢试验

（一）硫化氢试验

【实验原理】

变形杆菌、沙门菌能分解培养基中含硫氨基酸（如胱氨酸，半胱氨酸）产生 H_2S，与培养基中 Fe^{2+} 或 Pb^{2+} 结合，生成黑色硫化亚铁（FeS）或硫化铅（PbS）沉淀物，使双糖铁培养基或醋酸铅培养基底层变黑，为硫化氢试验（H_2S test）阳性，不变黑为阴性（如大肠埃希菌）。

【实验材料】

（1）双糖铁培养基或醋酸铅培养基。

（2）变形杆菌（或乙型副伤寒杆菌）、大肠埃希菌。

【实验方法】

将大肠埃希菌、变形杆菌（或乙型副伤寒杆菌）各种 1 支双糖铁培养基，37℃培养 18~24h 后，观察结果。

【实验结果】

培养基底层变黑者为阳性，不变黑为阴性。

（二）吲哚（靛基质）试验

【实验原理】

大肠埃希菌以及个别痢疾杆菌，有色氨酸酶，能分解色氨酸产生吲哚即靛基质，与吲哚试剂（对二甲基氨基苯甲醛）结合，生成玫瑰吲哚（红色），称为吲哚试验（indole test，I）阳性，反之不生成玫瑰吲哚为阴性，如产气杆菌。

【实验材料】

（1）蛋白胨水培养基。

（2）大肠埃希菌、产气杆菌。

（3）吲哚试剂：对二甲基氨基苯甲醛 6.5g 加于 75mL（正、异）戊醇（或丁醇）中，37℃恒温箱过夜（振摇几次），徐徐加入浓盐酸 25mL 即成。

【实验方法】

分别将以上两种菌各接种 1 支蛋白胨水培养基，于 37℃培养 1~2d 后，加入吲哚试剂（以柯凡克氏试剂为好）0.5mL，观察结果。

【实验结果】

液面生成红色化合物为阳性，液面无红色化合物生成均为阴性。

（三）尿素分解试验

【实验原理】

培养基含尿素，本身 pH 为 6.8~7.0，某些具有尿素酶的细菌，如变形杆菌、幽门螺杆菌能分解尿素生成氨,使培养基变碱,超过 pH7.4 时,使加有酚红指示剂的尿素培养基变为红色,为尿素分解试验阳性,黄色或橘黄色为阴性。酚红:pH6.8 为黄色,pH7.4 为红色。

【实验材料】

(1) 尿素培养基。

(2) 变形杆菌、伤寒杆菌。

【实验方法】

将以上两种菌各种 1 支尿素培养基,37℃培养 18~24h 后观察结果。

【实验结果】

培养基变红色为阳性,黄或橘黄色为阴性。

(四) 氨基酸脱羧试验

【实验原理】

有些细菌(如伤寒杆菌)产生脱羧酶分解氨基酸使其脱羧,各种细菌的脱羧酶虽不尽相同,但脱羧过程中均能生成 CO_2 和胺(如赖氨酸→尸胺,鸟氨酸→腐胺,精氨酸→精胺)。由于胺的生成使培养基变成碱性,可用酸碱指示剂(如溴甲酚紫)显示出来。

【实验材料】

(1) 赖氨酸培养基(含溴甲酚紫),无菌液状石蜡。

(2) 伤寒杆菌、乙型副伤寒杆菌斜面培养物。

【实验方法】

将伤寒杆菌、乙型副伤寒杆菌各接种 1 支赖氨酸培养基(含溴甲酚紫),各加入无菌液状石蜡 0.5mL,37℃培养 72~86h 后,观察结果。

【实验结果】

培养基变紫色为阳性,黄色为阴性。

(五) 苯丙氨酸脱氨酶试验

【实验原理】

有些细菌(如普通变形杆菌)能产生苯丙氨酸脱氨酶,使苯丙氨酸氧化脱氨后生成苯丙酮酸,与三氯化铁试剂反应产生深绿色。

【实验材料】

(1) 苯丙氨酸琼脂斜面,苯丙氨酸滤纸,10%三氯化铁溶液。

(2) 普通变形杆菌、产气杆菌。

【实验方法】

(1) 将普通变形杆菌、产气杆菌各接种 1 支苯丙氨酸琼脂斜面,37℃培养 18~24h 后,在生长的菌苔上滴加三氯化铁溶液,立即观察结果,延长反应时间会引起褪色。

(2) 亦可用快速纸片法进行,用苯丙氨酸滤纸蘸菌落后,于 37℃温育 15min,再在纸片上滴加三氯化铁溶液,立即观察结果。

【实验结果】

出现绿色者为阳性。

实验 2-11　碳源与氮源利用试验

（一）枸橼酸盐利用试验

【实验原理】

枸橼盐培养基主要含枸橼酸钠盐（唯一碳源），其次含量仅占枸橼酸钠 1/10 比例的磷酸二氢铵和磷酸氢二钾缓冲对，pH 为 6.8，当加入溴麝香草酚蓝（BTB）指示剂后，培养基为黄绿色。若细菌能分解利用枸橼酸钠即生成碳酸钠，细菌生长，培养基变碱，pH 超过 7.8 时，培养基变深蓝色，为枸橼酸盐利用试验（citrate utilization test，C）阳性，如产气杆菌；如果细菌不生长，培养基颜色不变为枸橼酸盐利用试验阴性，如大肠埃希菌。BTB：pH6.8 为黄绿色，7.8 为蓝色。

【实验材料】

（1）枸橼酸盐培养基。

（2）大肠埃希菌、产气杆菌。

【实验方法】

分别将大肠埃希菌、产气杆菌接种 1 支枸橼酸盐斜面或液体培养基，37℃ 培养 18～24h 后观察结果。

【实验结果】

培养基变深蓝色为阳性，黄色或黄绿色为阴性。

（二）丙二酸盐利用试验

【实验原理】

有的细菌可利用丙二酸盐作为唯一碳源，将丙二酸盐分解生成碳酸钠，使培养基变碱。常用于肠杆菌科中属间及种的鉴别。克雷伯菌属为阳性，枸橼酸杆菌属、肠杆菌属和哈夫尼亚菌属中有些菌种也呈阳性，其他菌属均为阴性。

【实验材料】

（1）丙二酸盐培养基。

（2）克雷伯杆菌、大肠埃希菌。

【实验方法】

将被检菌接种于上述培养基，35℃ 培养 24～48h 后观察结果。

【实验结果】

培养基由淡绿色变为深蓝色为阳性，颜色无变化为阴性。

实验 2-12　其他酶类试验

（一）氧化酶试验

【实验原理】

奈瑟菌和绿脓杆菌，能氧化细胞色素 c，此氧化型细胞色素 c 能与氧化试剂（四甲基对苯二胺）成红色的醌类化合物，即为氧化酶试验阳性。

【实验材料】

（1）绿脓杆菌、大肠埃希菌平板培养物。

(2) 氧化酶试纸条、氧化酶试剂。

【实验方法】

取氧化酶试纸条一条对折,用顶角分别刮取绿脓杆菌、大肠埃希菌菌落或菌苔,展开平放,滴加一滴氧化酶试剂于试纸菌上,观察结果。

【实验结果】

立即呈猩红色并逐渐加深,10~30 min 内变为黑紫色为阳性,不变为阴性。

(二) 触酶试验/过氧化氢酶试验

【实验原理】

某些细菌(葡萄球菌、微球菌)具有触酶(过氧化氢酶),能分解过氧化氢产生氧气,形成气泡,为触酶阳性,而链球菌为阴性。$2H_2O_2$+触酶→$2H_2O+O_2$。

【实验材料】

(1) 葡萄球菌、链球菌培养物。

(2) 3% H_2O_2。

【实验方法】

取以上两菌菌落或斜面培养物于载玻片上,滴加 1~2 滴 3% H_2O_2,混匀;也可取 1mL 3% H_2O_2于试管内,加入 18~24h 琼脂斜面培养物一环,混匀,立即观察结果。

【实验结果】

如果产生大量气泡为触酶阳性,不产生为阴性。

二、细菌合成代谢产物的检测

细菌合成代谢产物是细菌的毒力(virulence)的物质基础。细菌的毒力主要表现为是否具有侵袭能力和产生毒素两个方面。侵袭力主要包括黏附、定植和侵袭性物质,如纤毛、荚膜、外膜、侵袭性酶类等;毒素主要包括内毒素(endotoxin)和外毒素(exotoxin)。

检测细菌毒力常用动物感染试验,毒力的强弱常用半数感染量(ID_{50})、最小致死量(MLD)和半数致死量(LD_{50})来表示。检测一些典型细菌的毒力常选用一些快速简单的方法,对侵袭性酶和毒素进行检测。

实验 2-13 侵袭性酶的检测

(一) 透明质酸酶试验

【实验目的】

通过动物实验验证透明质酸酶在细菌致病中的促扩散作用。

【实验原理】

透明质酸是机体结缔组织(特别是疏松结缔组织)基质的重要组成成分。它是一种黏多糖,与水形成黏稠凝胶,有润滑和保护细胞的作用,同时细胞间的这种黏稠基质可以阻止侵入体内的物体(例如细菌、墨汁等)的扩散,起到机械阻挡的保护作用。溶血性链球菌能产生透明质酸酶,可溶解机体结缔组织中的透明质酸,使组织疏松,通透性增高,有利于细菌在组织中扩散蔓延,故亦称此酶为“扩散因子”。如将墨汁或染料与此酶混合注射至皮内,则由于酶的作用使墨汁或染料扩散较快。

【实验材料】

(1) 健康家兔。

(2) 透明质酸酶(溶血性链球菌血清肉汤 24h 培养物的除菌滤液)、无菌肉汤、亚甲蓝溶液。

(3) 吸管、小试管、剪刀、无菌注射器、碘酒及酒精棉球等。

【实验方法】

(1) 取家兔一只,将其背部中央及两侧的毛剪去(注意勿伤及皮肤),用碘酒、乙醇消毒。

(2) 取小试管两支,分别加入亚甲蓝溶液 0.5mL。用吸管吸取 0.5mL 溶血性链球菌 24h 血清肉汤培养物的除菌滤液,放入其中一支小试管内,混匀;再取 0.5mL 无菌肉汤加入另一支亚甲蓝溶液内混匀,备用。

(3) 于家兔背部左侧皮内注射溶血性链球培养物滤液及亚甲蓝混合液 0.1mL,右侧皮内注射无菌血清肉汤及亚甲蓝混合液 0.1mL,做对照。

(4) 于注射后 30~60min 观察结果,比较两侧亚甲蓝的扩散范围,并记录。

【实验结果】

左侧(试验侧)与右侧(对照)相比较,前者的亚甲蓝扩散范围显著大于后者。

【注意事项】

幼龄家兔效果明显,因其皮肤较嫩,注入亚甲蓝后扩散范围易于观察。

(二) 血浆凝固酶试验

【实验目的】

学习血浆凝固酶试验的原理和方法。了解血浆凝固酶试验的用途。

【实验原理】

金黄色葡萄球菌产生的血浆凝固酶有两种。一种结合在细菌的细胞壁上,直接作用于血浆中的纤维蛋白原,使之形成纤维蛋白,使细菌凝集成块状,玻片法试验的阳性结果是由此酶形成;另一种酶可释放至菌体外,不直接作用于纤维蛋白原,当被血浆中的致活剂激活后变成凝血酶样物质,此物质可使维蛋白原形成纤维蛋白,使血浆凝固,试管法的阳性结果是由此酶形成。表皮葡萄球菌和腐生葡萄球菌不产生此酶,因而不能凝固血浆。

【实验材料】

(1) 表皮葡萄球菌、金黄色葡萄球菌和待检菌培养物。

(2) 生理盐水、兔血浆、无菌肉汤。

(3) 试管、吸管、载玻片等。

【实验方法】

1. 玻片法 此法用于测定结合型凝固酶。

(1) 将玻片均分为 3 格并标记,每格滴加 1 滴生理盐水。

(2) 用接种环无菌操作取足量金黄色葡萄球菌,涂于第 1 格生理盐水中,充分研磨形成均匀混浊的细菌悬液,烧灼灭菌接种环。同法分别取待检菌和表皮葡萄球菌于第 2 格与第 3 格生理盐水中,分别制成细菌悬液。注意观察细菌有无自凝现象。

(3) 每格滴加 1 滴兔血浆,分别用接种环混匀。注意接种环混匀一种细菌悬液后应烧灼灭菌后才能继续混匀另一种细菌悬液。观察细菌是否出现凝集现象。

2. 试管法　此法用于测定游离型凝固酶。

(1) 准备试管3支,按表2-13配制。

(2) 将各管摇匀后置37℃水浴中,每隔30min取出试管1次,观察有无凝固现象。

表2-13　血浆凝固酶试验试管法

试管号	稀释兔血浆(1:4)	待检菌肉汤培养物	金黄色葡萄球菌肉汤培养物	无菌肉汤
1(待检)	0.5mL	0.5mL	–	–
2(阳性对照)	0.5mL	–	0.5mL	–
3(阴性对照)	0.5mL	–		0.5mL

【实验结果】

(1) 玻片法:细菌在生理盐水中应呈均匀混浊,若出现自凝则试验无意义。细菌在生理盐水中无自凝,在加入兔血浆后出现凝集,产生肉眼可见的凝集团块,为试验阳性,不出现细菌凝集团块则为阴性。

(2) 试管法:将试管倾斜时不流动,呈乳胶状,为凝固;将试管倾斜时液体呈流动状,为不凝固。若3h内待检管和阳性对照管出现凝固,阴性对照管(即浓菌液管)不凝固,为阳性;待检管若阴性,继续观察到24h,不凝固者为阴性。

【注意事项】

(1) 用玻片检测血浆凝固酶时,细菌培养物在生理盐水中一定要研磨均匀,不能有未涂散的细菌团块,否则影响结果的判定。

(2) 临床上在保证试剂质量的前提下,常采用简化的玻片法,此法仅有阴性对照而无阳性对照。取未稀释的新鲜兔血浆和生理盐水各1滴,分别置于洁净载玻片上。用灭菌接种环挑取待检菌菌落少许,分别与生理盐水和兔血浆充分乳磨混匀,立即观察结果。细菌在生理盐水中呈均匀混浊,而在兔血浆中呈团块状或无法混匀,为血浆凝固酶试验阳性;细菌在生理盐水及血浆中均呈均匀混浊,则为阴性。

(3) 血浆凝固酶试验常用来区分致病性葡萄球菌与非致病性葡萄球菌。但近年来,血浆凝固酶阴性的葡萄球菌已成为医院感染的重要病原菌,可引起菌血症、尿路感染和心内膜炎等多种临床感染。因此对临床标本中分离的凝固酶阴性的葡萄球菌,不能轻率做出非致病性葡萄球菌或污染菌的结论。

实验2-14　毒素的检测

(一) 内毒素致热试验

【实验目的】

熟悉内毒素对动物的致热作用。了解实验动物体温测试的方法。

【实验原理】

内毒素的致热反应是由于其激活单核/巨噬细胞等,使之产生IL-1、IL-6和TNF-α等内源性致热原,再作用于宿主下丘脑体温调节中枢,使体温升高而发热。

【实验材料】

(1) 家兔。

(2) 伤寒沙门菌菌液(经 100℃加热 30min 处理,稀释至 10×10^8/mL)。

(3) 体温计、无菌注射器、棉球、碘酒、乙醇等。

【实验方法】

(1) 选 3 只体重 1. 5~2kg 的健康家兔,禁食 1h,然后用体温计测家兔体温。方法如下:

1)用酒精棉球消毒肛表,于其尖端涂抹少量凡士林。

2)将家兔轻轻固定于实验台上,体温计涂抹凡士林后从肛门插入。插入时动作要轻,避免动物挣扎而影响体温。3min 后取出体温计,观察并记录体温,用干棉球擦去凡士林。

3)连测 3 次,每次间隔 1h。肛温应在 38. 2~39. 6℃正常范围内,后两次肛温差<0. 2℃者,该兔即可供实验用,并取 3 次体温平均值作为该兔正常体温。

(2) 于测定体温后 15min 内,用注射器吸取预温至 37℃的伤寒沙门菌菌液 0. 5~1. 0 mL,注入家兔耳静脉内。

(3) 注射后,每隔 1h 测肛温一次。连测 3 次后,取最高一次肛温减去正常体温即为该兔的升温值。

【实验结果】

3 只实验家兔中,有 2 只或以上,升温值≥0. 6℃,为内毒素发热反应阳性。

【注意事项】

(1) 肛温计插入肛门的深度和时间各兔应相同,深度一般约 6cm,时间不少于 1. 5min。

(2) 试验用的玻璃注射器、针头、试管等,应先 180℃烤箱处理 2h,以除去热原质。

(二) 外毒素致病试验(体内法)

【实验目的】

通过观察破伤风痉挛毒素对小白鼠的致病作用来加深对外毒素致病作用的理解。

【实验原理】

破伤风梭菌产生的破伤风外毒素又称痉挛毒素。该毒素是一种神经毒素,对中枢神经尤其是神经干和脊髓前角运动神经细胞有高度的亲和力。由于该毒素能阻止抑制性神经介质 γ-氨基丁酸和甘氨酸的释放,使脊髓前角细胞对运动神经元的抑制作用丧失,造成运送神经元持续兴奋,导致肌肉活动的兴奋与抑制失调,骨骼肌发生强直性痉挛而出现牙关紧闭、角弓反张等典型症状,严重时可因呼吸肌痉挛而窒息致死。

【实验材料】

(1) 健康小白鼠。

(2) 破伤风梭菌培养上清液(含破伤风外毒素),无菌肉汤。

(3) 无菌注射器、碘酒及酒精棉球等。

【实验方法】

(1) 取健康小白鼠 2 只,分别标记。将其后腿用碘酒及乙醇常规消毒后,其中一只经肌肉注射破伤风梭菌培养上清液 0. 1mL,作为破伤风外毒素的试验组,另一只肌肉注射无菌肉汤 0. 1mL,作为阴性对照组。

(2) 将两只小白鼠分别放入已标记好的鼠缸内,逐日观察发病情况。

【实验结果】

试验组小鼠出现尾部强直,注射毒素侧的肢体麻痹,呈强直性痉挛,并随时间的延长逐渐蔓延到另一侧肢体,出现痉挛,最后全身痉挛,可见角弓反张等现象。受试小鼠于 2~3 天内死亡。对照组小鼠不出现上述症状。

【注意事项】

由于破伤风毒素的毒性很强,微量毒素即可使动物致死及使人致病,故用注射器吸取毒素液及注射时均应细心操作,注意自我保护。

(三) 琼脂平板毒力试验(体外法)

【实验目的】

掌握琼脂平板毒力试验的方法。

【实验原理】

白喉棒状杆菌只有感染棒状杆菌噬菌体才能产生白喉外毒素致病。对临床分离菌株进行毒素检测与鉴定,能确定其是否为致病菌。琼脂平板毒力试验亦称 Elek 平板毒力试验,是检测白喉杆菌外毒素的主要方法之一。根据抗原与抗体反应的特异性,待测白喉杆菌如为产毒菌株,在培养过程中所产生的毒素在琼脂平板上扩散,与培养基中滤纸条上所扩散的白喉抗毒素相遇而发生特异性结合,则在菌苔生长两侧的一定位置上,形成斜向外伸延的白色沉淀线,是为毒力试验阳性。

【实验材料】

(1) 培养基:含马血清、蛋白胨或猪胃消化液的琼脂平板。

(2) 菌种:标准产毒白喉棒状杆菌(NCTC No. 10648)作阳性对照、非产毒白喉棒状杆菌(NCTC No. 10356)作阴性对照、待检菌。

(3) 浸有白喉抗毒素的消毒滤纸条。

(4) 接种环、酒精灯、培养箱等。

【实验方法】

(1) 将阳性对照菌株、阴性对照菌株、待检菌株分别划线接种于同一平板培养基上。

(2) 将一条浸有白喉抗毒素(500~1000IU/mL)并已沥干的滤纸条,与接种线呈垂直方向铺放在琼脂培养基表面(图 2-20)。

(3) 37℃培养 24h、48h、72h,肉眼观察结果。

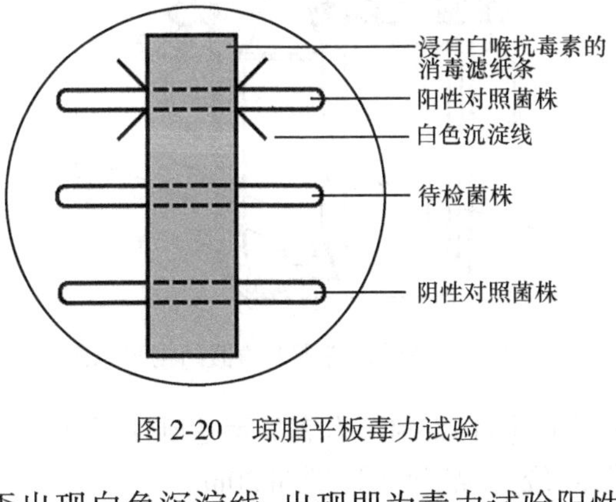

图 2-20　琼脂平板毒力试验

【实验结果】

(1) 阳性对照菌株能产生白喉抗毒素,在滤纸条与菌苔交界处形成一条白色沉淀线;阴性对照菌株不能产生白喉抗毒素,没有白色沉淀线产生。

(2) 观察待检菌滤纸条与菌苔交界处是否出现白色沉淀线,出现即为毒力试验阳性,不出现即为阴性。

(杨继文)

第四节　理化因素对细菌生长繁殖的影响

实验 2-15　高压蒸汽灭菌法

【实验目的】

用高压蒸汽灭菌法对物品进行灭菌。

【高压蒸汽灭菌器的构造和工作原理】

高压灭菌器是杀灭一切微生物(包括芽孢)最有效的灭菌设备,是微生物学实验必不可少的常用仪器,有立式、卧式、手提式之分。现仅手提式高压灭菌器加以简介。高压灭菌器有坚固的双层金属壁蒸锅和密闭的盖,并附有排气及安全阀门、压力表等装置(图 2-21)。加水于底部夹层锅内,加热煮沸,使产生的蒸气密闭在容器内,不能向外扩散,因而蒸气压力逐渐升高,温度也随之相应地升高。在 103.4kPa(1.05kg/cm^2)蒸汽压下,温度达到 121.3℃,维持 15~20min,可杀灭包括细菌芽孢在内的所有微生物。高压蒸汽灭菌为湿热灭菌法,其优点有三:①湿热灭菌时菌体蛋白容易变性;②湿热穿透力强;③蒸汽变成水时可放出大量热增强杀菌效果。

凡耐高温和潮湿的物品,如培养基、生理盐水、衣服、纱布、棉花、敷料、玻璃器材、传染性污物等都可应用本法灭菌。

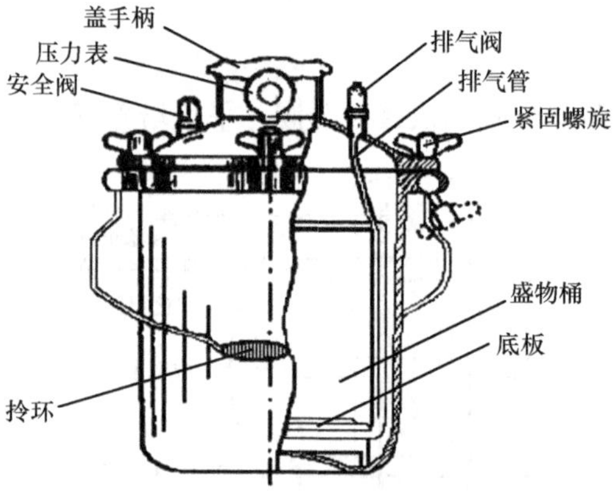

图 2-21　手提式高压灭菌器结构示意图

【使用方法】

(1) 加水至锅内达规定水平面(一般与内层锅底放置位置的平面相平),将待灭菌物品放人内层锅内,把锅盖上相对位置的旋钮逐对(切勿单个依次)拧上,然后逐对检查,直至拧紧,使锅盖确实均匀密闭。

(2) 锅底部用热源(如电炉)加热,注视压力表,当压力升到 5 磅时,打开排气阀门,使锅内冷空气完全排出,待有大量蒸汽逸出(呈白色雾状汽流,并发出哨音),压力表显示为“0”时,即可认为锅内冷空气已被排尽。

(3) 关闭排气阀门,继续加热,器内压力又逐渐升高,直到压力表显示达到所需压力值(例如 15 磅)即开始计时,并调节热源使压力稳定,维持规定时间(例如 20min)。

(4) 灭菌时间到达后,停止加热,待压力自行下降,或缓缓打开排气阀门的一部分,小量放气,当压力表指针恢复至“0”时,方可打开锅盖,取出灭菌物品。

【注意事项】

(1) 定期检查压力表的性能是否正常,使用时检查排气活塞及安全阀门是否正常,以免发生危险。

(2) 灭菌物品不应放置过挤,妨碍蒸汽流通,影响灭菌效果。

(3) 灭菌开始时必须将器内冷空气排出,否则压力表上所示压力并非全部是蒸汽压力,灭菌将不彻底。

(4) 灭菌过程中及灭菌完毕,切不可突然打开排气阀门放气减压,以免瓶内液体因压力突然减小而冲出外溢。

实验 2-16　紫外线杀菌试验

【实验目的】

检测紫外线杀菌法对不同细菌的杀灭作用。

【实验材料】

普通琼脂平板、大肠埃希菌与枯草杆菌 18~24h 培养物、接种环、酒精灯、紫外线灯操作平台等。

【实验方法】

(1) 用标记笔在平板皿底部外面中央画一直线,将平板大致分为两部分并做好相应标记。无菌操作取菌与接种,按密集划线的方式分别将大肠埃希菌与枯草杆菌接种于平板的各一半。取菌量稍多一点,先在平板一半的中央来回划线接种,将细菌接种于平皿一半的中线,将平板转动 90°,以接种中线垂直的方向,进行密集来回划线接种(不用灭菌接种环),将中线上的细菌均匀涂布于半个平板上,如图 2-22。

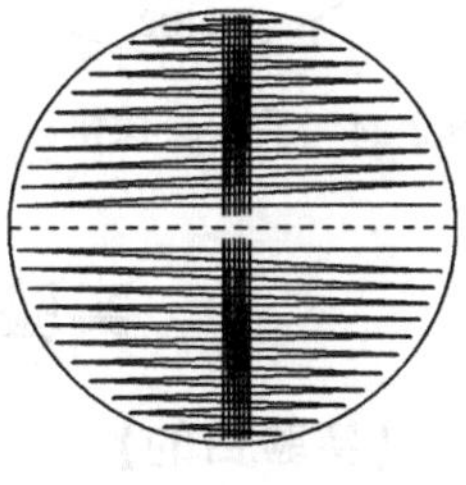

图 2-22　紫外线杀菌试验接种示意图

(2) 将已接种的平板皿底朝下平放于无菌接种箱或超净工作台中,打开皿盖,只盖住平皿两种细菌接种部位的各一半,在紫外线灯管下 50~80cm 处照射 30min,如图 2-23。盖住平皿,取出置 37℃ 培养 18~24h 观察生长现象。

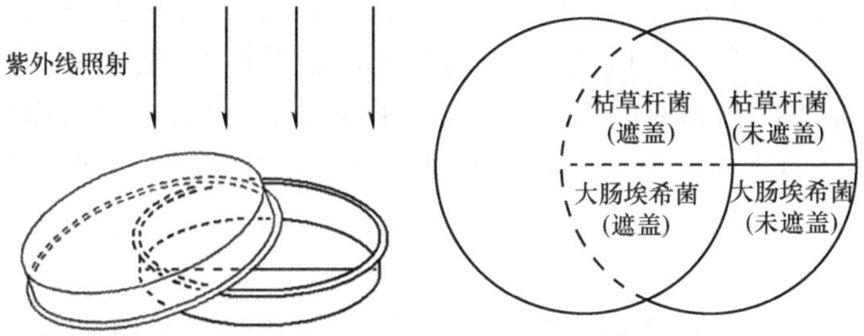

图 2-23　紫外线杀菌示意图

【实验结果】

(1) 注意比较两种细菌经紫外线照射和未经紫外线照射的区域生长现象的区别。

(2) 注意比较有芽孢的细菌(枯草杆菌)与无芽孢的细菌(大肠埃希菌)经紫外线杀菌后的生长现象的区别。

实验 2-17　手指皮肤消毒试验

【实验目的】

通过消毒前后手指涂抹接种结果的比较,检测化学消毒剂的杀菌及抑菌作用。

【实验材料】

普通琼脂平板、2.5%碘酒、75%乙醇溶液、消毒棉签、培养箱等。

【实验方法】

（1）用标记笔在皿底将平板分为四区，分别标以 A1、A2、B1、B2，如图 2-24。

（2）同学 A 左手持平板，将 A1 区对着右手方，无菌操作将右手某指在平板 A1 区轻轻涂抹接种。用 2.5%碘酒消毒该指（自中心开始，以环形顺序向外），再用 75%乙醇溶液同法脱碘，稍干后涂抹接种 A2 区。

（3）同学 B 同法接种 B1、B2 区。

（4）37℃培养 18~24h。

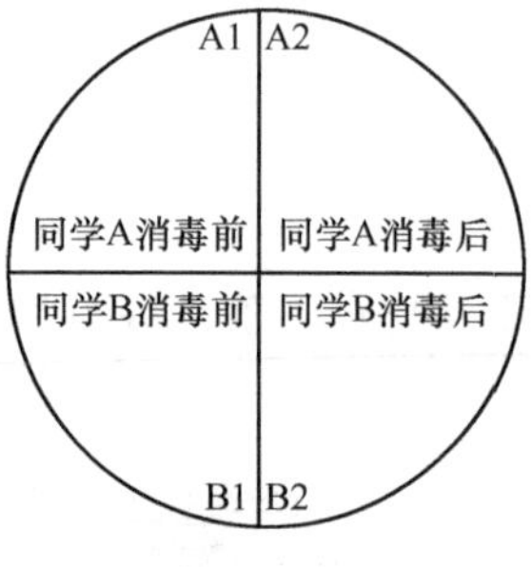

图 2-24 手指涂抹接种示意图

【实验结果】

观察各区有无细菌生长、菌落特点及数量差别，分析其原因。

实验 2-18 药物敏感试验（纸片琼脂扩散法）

【实验目的】

检测各种抗生素对细菌生长的抑制作用，即细菌对各种抗生素的抵抗情况。不同抗生素对细菌的杀菌或抑菌能力不同，不同细菌对同一抗菌药物的敏感性也不尽相同。通过药物敏感试验测定细菌对药物的敏感性，对临床治疗中选用抗菌药物有重要意义。纸片法琼脂扩散试验（agar diffusion test）是临床常用的药物敏感性定性测定方法。

【实验原理】

纸片扩散法可测定分离菌株对抗菌药物敏感性质，分成敏感、中介和耐药三级标准。将含有定量抗菌药物的纸片贴在已接种测试菌的琼脂平板上，纸片中所含的药物吸收琼脂中水分溶解后不断向纸片周围扩散形成递减的剃度浓度，在纸片周围抑菌浓度范围内测试菌的生长被抑制，从而形成无菌生长的透明圈即为抑菌圈（环）。抑菌圈的大小反映测试菌对测试药物的敏感程度，并与该药对测试菌的 MIC 呈负相关关系。

【实验材料】

（1）菌种：金黄色葡萄球菌和大肠埃希菌 18~24h 肉汤培养物各一支。

（2）培养基：普通琼脂平板。

（3）其他：用 100U/mL 青霉素液浸透的滤纸片，用 1000μg/mL 链霉素液浸透的滤纸片（或商品青霉素、链霉素滤纸片），镊子，无菌棉签、酒精灯等。

【实验方法】

（1）用标记笔于琼脂板底面划一个“十”字，将平板分为四等份。

（2）用无菌棉签蘸取金黄色葡萄球菌肉汤培养物，密集涂布接种于琼脂平板之一半（可交叉重复涂布），并于皿底面上标记菌名。用后的带菌棉签，应在酒精灯火焰上焚烧后，放到指定的地方或容器中。

（3）取另一棉签，用同法取大肠埃希菌培养物接种于平板另一半，并标记。

（4）分别用镊子夹取青霉素、链霉素滤纸片各一片，放置于琼脂面金葡球菌接种面上适当的部位，如图 2-25，并用镊子轻压滤纸片，使之贴紧。若不慎已将滤纸片掉到未选定的琼脂面上，切勿再移动滤纸片，以免影响试验效果。

（5）同法在大肠埃希菌接种面上放置青霉素、链霉素滤纸片各一片，轻压贴紧。

（6）将放有滤纸片的琼脂平板送37℃培养18～24h。

【实验结果】

（1）观察在滤纸片周围有没有细菌生长的抑菌环，并测量其直径大小，再根据所测数值来判定细菌的敏感度。

（2）注意对比两种细菌对同一种抗生素敏感性的差异；一种细菌对两种抗生素敏感性的差异。

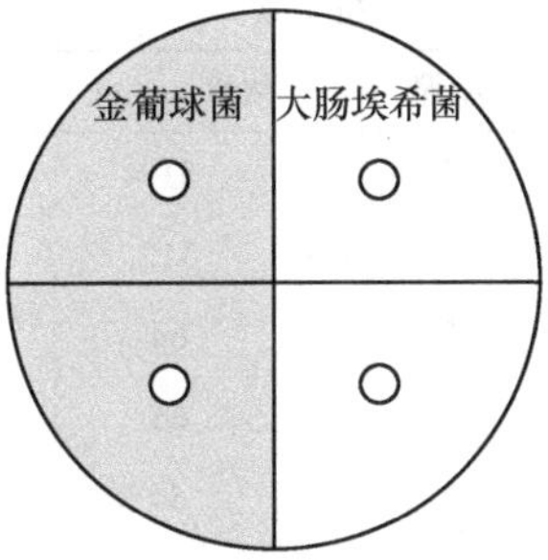

图2-25　药敏试验操作示意图

【注意事项】

（1）用无菌棉签蘸取肉汤培养物时不宜过多，如果蘸浸较多时，可在试管壁上挤压棉签，以使多余的菌液流回试管内。

（2）注意滤纸片要和平皿壁之间间隔一定距离，纸片之间的距离要大致相等。应先确定好放置的位置，然后再将滤纸片准确的放置于所选定的部位。

实验2-19　药敏试验(稀释法)

（一）肉汤稀释法

有常量稀释法(macrodilution)和微量稀释法(microdilution)。前者含药肉汤含量每管≥1.0mL(通常2mL)，后者每孔含0.1mL，商品化的微量稀释板使微量稀释法广泛应用于临床，板上含有多种经对倍系列稀释的抗生素，且经冻干，使用者只需接种入菌液孵育，随之解释结果，操作方便。

【实验方法】

1. 培养基制备　使用M-H肉汤(表2-14)，需氧菌、兼性厌氧菌在此培养基上生长良好，且对甲氧苄氨嘧啶、磺胺及四环素抑制作用小，对大多数病原体的生长较好。在该培养液中加入补充基质可支持流感嗜血杆菌、链球菌生长，培养基制备完毕后应校正pH为7.2～7.4(25℃)。离子校正的M-H肉汤(cation-adjusted Muller-Hinuton broth，CAMHB)为目前推荐的药敏试验培养液。

表2-14　M-H肉汤

成分	含量
水解酪蛋白	17.5g
可溶性淀粉	1.5g
牛肉浸膏	600mL
蒸馏水	400mL

2. 稀释抗菌药物的制备

（1）常量稀释法：取灭菌的(13×100)mm常规试管按表2-15把抗生素2倍系列稀释。

（2）微量稀释法：方法如表2-3，不同处为每一个小孔含抗生素肉汤0.1mL。

表2-15　肉汤稀释法的抗菌药物容积稀释法

抗生素		来源(步骤)	容量(mL)	CAMHB容积(mL)	终浓度(g/mL)	log_2
步骤	浓度(g/mL)					
1	5120	原液	1	9	512	9
2	512	1	1	1	256	8

续表

抗生素		来源(步骤)	容量(mL)	CAMHB 容积(mL)	终浓度(g/mL)	$\log_2$
步骤	浓度(g/mL)					
3	512	1	1	3	128	7
4	512	1	1	7	64	6
5	64	4	1	1	32	5
6	64	4	1	3	16	4
7	64	4	1	7	8	3
8	8	7	1	1	4	2
9	8	7	1	3	2	1
10	8	7	1	7	1	0
11	1	10	1	1	0. 5	-1
12	1	10	1	3	0. 25	-2
13	1	10	1	7	0. 125	-3

3. 菌种接种 配制 0. 5 麦氏浓度菌液,用肉汤(常量稀释法)、蒸馏水或生理盐水(微量稀释法)稀释菌液,使最终菌液浓度(每管或每孔)为 5×10^5 CFU/mL,例如微量稀释法每孔容量为 0. 1mL,那么接种的菌液量应为 0. 005mL,即将 0. 5 麦氏比浊度悬液(1×10^5 CFU/mL)稀释成 1 : 10,加入 0. 05mL 的菌液后,最终菌液浓度为 5×10^5 CFU/mL。稀释菌液于 15min 内接种完毕,35℃孵育 16~20h,当试验菌为嗜血杆菌属、链球菌属,孵育时间为 20~24h,试验葡萄球菌和肠球菌对苯唑西林和万古霉素的药敏试验孵育时间必须满 24h 以上。

【实验结果】

以在试管内或小孔内完全抑制细菌生长的最低药物浓度为最低抑菌浓度(Minimum inhibitary concentration, MIC)。微量稀释法时,常借助于比浊计判断是否细菌生长,当阳性对照孔(即不含抗生素)内细菌明显生长,试验才有意义。甲氧苄氨嘧啶或磺胺药物的肉汤稀释法敏感试验的终点判断,以细菌数为阳性对照的 80% 即可作为判断细菌生长指标。当在微量稀释法时出现单一的跳管,应记录抑制细菌生长的最高药物浓度,如多次出现跳管现象,则不应报告结果。需重复试验,一般来说,革兰阴性菌的 MIC 比常量稀释法的 MIC 低 2 倍。

【注意事项】

(1) 稀释法药敏试验接种的菌液浓度为 0. 5 麦氏比浊度,挑选同一平板上的菌落性状相似的 3~5 个菌落,用接种环挑取菌落表面移种到装有 4~5mL 的合适肉汤培养试管内,35℃孵育 2~6h,用生理盐水或肉汤稀释到 0. 5 麦氏比浊度,约含 1×10^6 ~ 2×10^8 CFU/mL 大肠埃希菌 ATCC25922;对某些营养要求高的细菌,如流感嗜血杆菌、淋病奈瑟菌和链球菌及 MRS 菌株,试验推荐使用直接菌落的悬液配制法,即将培养 18~24h 的菌落以 0. 5 麦氏比浊度标准稀释。

(2) 试验的药物浓度以对倍系列稀释($\log_2$),药物稀释浓度范围依药物种类,待测菌的种类和感染部位而不同,应包括有敏感、中介和耐药的药物浓度范围。

(3) 选择何种药物作为试验用药应由感染科医生、药剂师和感染控制委员会决定。选择原则应考虑到药物临床疗效、耐药菌株流行情况、预防耐药菌株产生和经济等综合因素,最终目的是达到控制感染病。

（二）琼脂稀释法

琼脂稀释法是将药物混匀于琼脂培养基中，各个平板含不同浓度药物，使用多头接种器接种细菌，经孵育后观察细菌生长情况，以抑制细菌生长的琼脂平板所含药物浓度测得MIC。每个平板可一次接种32～35个菌株。本法的优点是，可同时做多株菌株的MIC测定，结果可靠性优于肉汤稀释法，且易发现污染或耐药交叉株，是开发新药的体外药敏试验常用的经典参考标准；缺点是制备含药琼脂费时费力。

【实验方法】

1. M-H 琼脂培养基　为一般药敏试验的最佳培养基，但配制该琼脂时应调整pH在7.2～7.4，若pH太低，某些药物（如氨基糖苷类和大环内酯类）会丢失药物效能，相反如青霉素则增大其活性；pH过高也会出现上述相反的药效。

2. 含药琼脂制备　将已稀释的抗菌药物加入加热溶解，在45～50℃水浴中平衡融化MH琼脂中，充分混合倾入平皿，琼脂厚度为3～4mm，注意不要出现局部凝块和气泡。室温后凝固的平皿应装入密闭塑料袋中，置2～8℃，贮存日期为5d，若含头孢克洛，为了防止降解，在使用48h之内制备平板，而头孢孟多因较稳定保存期可多于5d。使用前应在室温中平稳放于孵育箱或层流罩中30min，以使琼脂表面干燥。在配制药物琼脂平板时按1∶9（配制的药物溶液∶琼脂培养基）加入平皿，最终稀释度计算见表2-16。

表 2-16　琼脂稀释法抗菌药物稀释

抗生素		来源	容量（mL）	加入蒸馏水（mL）	中间浓度（g/mL）	琼脂中最终浓度（g/mL）	log_2
步骤	浓度（g/mL）						
1	5120	原液	—	—	5120	512	9
2	5120	1	1	1	2560	256	8
3	5120	1	1	3	1280	128	7
4	1280	3	1	1	640	64	6
5	1280	3	1	3	320	32	5
6	1280	3	1	7	160	16	4
7	160	6	1	1	80	8	3
8	160	6	1	3	40	4	2
9	160	6	1	7	20	2	1
10	20	9	1	1	10	1	0
11	20	9	1	3	5	0.5	−1
12	20	9	1	7	2.5	0.25	−2
13	2.5	12	1	1	1.25	0.125	−3

3. 细菌接种　将0.5麦氏比浊度菌液稀释10倍，以多头接种器吸取（约为1～2μL）接种于琼脂表面，每点菌数约为104CFU，稀释的菌液于15min内接种完毕，形成直径为5～8mm的菌液圈，接种后置于35℃下孵育16～20h（MRS，VRE孵育时间需满24h），奈瑟菌属、链球菌属细菌置5% CO_2，幽门螺杆菌置微需氧环境中孵育。

【实验结果】

在质控菌株试验结果正确基础上，将平板置于暗色、无反光表面上判断试验终点，以抑制细菌生长的药物稀释度为终点浓度，在含甲氧苄胺嘧啶平板上磺胺可见少许散在细菌生长。如果出现有 2 个以上菌落生长在含药浓度高于终点水平的琼脂平板上，或低浓度药物琼脂不生长而高浓度药物琼脂平板生长的现象，则应检查是否为污染菌，应重复试验给予排除。试验菌的结果报告可用 MIC（μg/mL）或用敏感（S）、中介（I）和耐药（R）报告。

（三）E 试验

【实验原理】

当试条放在细菌接种过的琼脂平板上，经过孵育过夜后，围绕试条明显可见椭圆形抑菌圈，圈的边缘与试条交点的刻度浓度即为抗生素抑制细菌的特定浓度，又称抑制浓度（IC），是特定的抗生素对某种微生物的一种药敏直接测量。

【实验方法】

1. E 试条的制备 E 试条为一条 5mm×50mm 的无孔试剂载体，其一面固定有一系列预先制备的，连续呈指数增长浓度稀释抗生素，另一面有读数和判别的刻度。抗生素的梯度可覆盖有 20 个 MIC 对倍稀释浓度的宽度范围，其斜率和浓度范围对判别有临床意义的 MIC 范围和分界点值具有较好的关联。

2. 培养基和菌种的制备 同纸片扩散法，使用恰当琼脂平板，厚度为 4mm，添加物随受试菌不同而异，用 0.5 麦氏浓度的对数期菌液涂布，孵育后细菌呈融合或半融合菌落。

3. 加样 确保待加试条已接种的琼脂平板完全干燥。用 E 试验加样器或镊子将试条放在已接种细菌的平板表面，试条全长应与琼脂平板紧密接触，可用镊子轻压试条以驱赶其下方的气泡。试条 MIC 刻度面朝上，浓度最大处靠平板边缘。试条一旦放平，不能再移动，因为此时抗生素已扩散进入琼脂。

4. 孵育 选择合适气体条件，35℃孵育：非苛氧菌和兼性厌氧菌 35℃孵育 16~18h；链球菌、肺炎链球菌和嗜血杆菌在 5% CO_2 条件下，35 孵育 18~24h；厌氧菌在厌氧环境下 35℃孵育 24/48/72h，孵育时间依各个受试厌氧菌菌株生长特性不同而异。

【实验结果】

于椭圆环与 E 试验试条的交界点读取 MIC 值。当细菌沿整个试条生长即无抑菌环可见，MIC 应报告大于刻度最高值；当抑菌环伸至试条下方即环的边缘与试条无交叉时，MIC 则小于刻度最低值。应读取所有生长包括薄雾状和散在菌落完全抑制处的数值。E 试验 IC 值与 NCCLS 的稀释法 MIC 参考值高度相关，相关系数为 0.9，两者可直接相对应，因此 NCCLS 的 MIC 折点值适用于 E 试验。

【注意事项】

（1）E 试验不适用于生长缓慢的苛养菌，因为这些细菌的生长时间超过 E 试验梯度稳定的维持时间。

（2）对某些细菌/抗生素组合产生的抑菌环边缘和试条交界点的判读较为困难。

（3）由于技术原理不同，E 试验和肉汤稀释法以及自动化系统的 MIC 值由于技术原理不同会出现一些差异，对倍稀释的肉汤稀释法的 MIC 是在一个浓度范围内而 E 试验 MIC 值则明确为一个数值。

实验 2-20　联合药物敏感试验

（一）联合抑菌试验

棋盘稀释法为目前临床实验室常用的定量方法。

【实验方法】

（1）分别测定拟联合的抗菌药物对检测菌的 MIC。

（2）根据上述 MIC，确定药物稀释度。一般选 6～8 个稀释度，药物最高浓度为其 MIC 的 2 倍，依次对倍稀释。两种药物的稀释分别在方阵的纵列和横列进行。这样可从管（孔）中得到不同浓度组合的两种药物混合液。

（3）接种菌量为 5×10^5CFU/mL，35℃孵育 18～24h 后观察结果。

【实验结果】

计算部分抑菌浓度（fractional inhibi-tory concentration，FIC）指数。

FIC =（A 药联合时的 MIC/A 药单用时的 MIC）/（B 药联合时的 MIC/B 药单用时的 MIC）

判断标准：FIC 指数<0.5 为协同作用；0.5～1 为相加作用；1～2 为无关作用；>2 为拮抗作用。

（二）联合杀菌试验

【实验方法】

（1）无菌试管标记为 0h、4h、8h、24h 和生长对照五组。

（2）每管加入肉汤培养基 10mL。

（3）每管中加入定量的测试药物。

（4）每管中加入 0.1mL 0.5 麦氏比浊度标准的菌液，使细菌终浓度为 106CFU/mL。

（5）加入菌后，立即将 0h 管和生长对照管游涡混匀 15s，并用生理盐水稀释 1000 倍。取出 0.1mL 涂布于血琼脂平板上，35℃孵育过夜后计数菌落数。

（6）其他组试管按时培养后同法计算菌落数。

（7）将各时间点测的平均菌落数在半对数坐标纸上绘制杀菌曲线图。读取杀菌速率。

【实验结果】

时间-杀菌曲线法采用杀菌动态曲线用于评价一种抗菌药物对测试菌的杀菌速率，也可评价两种及两种以上抗菌药物对测试菌联合杀菌活性。

【注意事项】

MBC 与 MIC 测定法不同的是：①生长对照用 MH 肉汤稀释至 10^3CFU/mL，取 0.1mL 涂布于 2 个血平板上，孵育过夜，计算菌落数，得到最初接种的菌落数。②测试管孵育 20h，将无肉眼可见菌生长的各管混匀 15s 后再孵育 4h，再次混匀后从无肉眼可见菌生长管中取 0.1mL 涂布于 2 个血平板上，孵育过夜，计算菌落数。③当无肉眼可见生长管中的菌落数<最初接种菌落数的 0.1%，该管的最低药物浓度即为 MBC。

（朱　红）

第五节　细菌的遗传变异

细菌常见变异主要包括形态结构的变异、毒力变异、菌落变异、抗原性变异、酶活性变异和耐药性变异等。

实验 2-21　细菌 R 质粒接合传递实验

【实验目的】

学习细菌接合实验的基本方法，了解细菌接合作用的基本原理。

【实验原理】

具有链霉素 R 质粒的大肠埃希菌作为供体菌，对链霉素敏感的痢疾杆菌作为受体菌。共同培养后，供体菌的链霉素 R 因子通过接合的方式转移给受体菌，使痢疾杆菌获得耐链霉素的特性，发生基因重组后的痢疾杆菌能在含有链霉素的 SS 培养基上生长。痢疾杆菌不分解乳糖在 SS 培养基上呈无色半透明菌落，大肠埃希菌能分解乳糖产酸，在 SS 平板上使指示剂（中性红）显色呈粉红色不透明菌落。最后筛选出能在含有链霉素的 SS 培养基上生长的无色半透明菌落，即是获得了链霉素 R 质粒，对链霉素产生耐药性的重组痢疾杆菌。

【实验材料】

（1）菌种：耐链霉素的大肠埃希菌、对链霉素敏感的大肠埃希菌、对链霉素敏感的痢疾杆菌。

（2）培养基：肉汤培养基、SS 培养基、含 100μg/mL 链霉素的 SS 培养基。

（3）其他：接种环、无菌试管、酒精灯等。

【实验方法】

（1）将耐链霉素的大肠埃希菌、对链霉素敏感的大肠埃希菌、对链霉素敏感的痢疾杆菌分别接种于肉汤培养基中，37℃培养过夜。

（2）将耐链霉素的大肠埃希菌与对链霉素敏感的痢疾杆菌的肉汤培养物按 1∶4 混合于一只无菌试管内，37℃培养 1h。

（3）用接种环蘸取上述混合液密集划线接种于含 100μg/mL 链霉素的 SS 培养基上，37℃培养 18～24h。

（4）另取对链霉素敏感的大肠埃希菌与对链霉素敏感的痢疾杆菌的肉汤培养物按同样方法混合，作为阴性对照。37℃培养 1h 后，将混合物分别密集划线接种至 SS 培养基上及含 100μg/mL 链霉素的 SS 培养基上，37℃培养 18～24h。

【实验结果】

在含 100μg/mL 链霉素的 SS 培养基上能生长出的无色半透明菌落获得了对链霉素耐药性的重组痢疾杆菌，含有链霉素 R 质粒的大肠埃希菌与对链霉素敏感的痢疾杆菌以接合的方式发生了基因转移与重组。

【注意事项】

所有操作避免污染，使用后的培养物均需高压蒸汽灭菌后才能清洗。

实验 2-22 细菌鞭毛变异

【实验目的】

学习细菌鞭毛变异实验的基本方法。

【实验原理】

变形杆菌在含 0.1% 石炭酸的平板上失去产生鞭毛的能力，故可以用此培养基观察细菌的鞭毛变异现象。

【实验材料】

(1) 菌种：普通变形杆菌。

(2) 培养基：普通琼脂平板培养基、0.1% 石炭酸琼脂平板培养基。

(3) 其他：接种针。

【实验方法】

(1) 接种普通变形杆菌至普通琼脂平板培养基上，37℃ 培养过夜。

(2) 在普通琼脂平板培养基和 0.1% 石炭酸琼脂平板的四边分别点种普通变形杆菌。

(3) 37℃ 培养 18～24h，观察培养基上的菌落特点。

【实验结果】

变形杆菌在普通琼脂平板上出现迁徙生长现象，而在 0.1% 石炭酸琼脂平板上无迁徙现象。

（彭丽娟）

第六节 特殊细菌的染色方法

本节的特殊细菌指的是需要特殊染色才能有效观察的细菌，包括需要抗酸染色观察的分枝杆菌和需要异染颗粒染色观察的白喉棒状杆菌。

实验 2-23 抗酸染色法

【实验目的】

学习用抗酸染色法染色分枝杆菌并观察分枝杆菌的染色特征。

【实验原理】

抗酸性细菌细胞壁含有较多的脂类，对染料一般不易着色，若加温或延长染色时间，使其着色后，再用 3% 盐酸酒精处理，也不易脱色。经此法染色后，结核杆菌及其他分枝杆菌呈红色，其他非抗酸菌、细胞及杂质等均呈蓝色。

【实验材料】

1. 标本 结核病人痰标本浓缩液。

2. 试剂 初染液、脱色液、复染液。

3. 其他 载玻片、接种环、试管夹、酒精灯、吸水纸、显微镜、镜油、拭镜纸等。

【染液配制】

1. 初染液(石炭酸复红液) 见表 2-17

将碱性复红溶解于乙醇中，然后与 50g/L 石炭酸溶液混合。

2. 脱色液(3%盐酸酒精) 见表 2-18。

表 2-17 初染液

成分	含量
碱性复红	0.3g
95%乙醇	10mL
50g/L 石炭酸溶液	90mL

表 2-18 脱色液

成分	含量
浓盐酸	3mL
95%乙醇	97mL

将浓盐酸溶于乙醇中。

3. 复染液(吕氏碱性美蓝液) 见表 2-19。

表 2-19 复染液

成分	含量
亚甲蓝	0.3g
95%乙醇液	30mL
10%氢氧化钾溶液	0.1mL
蒸馏水	补至 100mL

将亚甲蓝(俗名美蓝)溶解于乙醇中,加入氢氧化钾溶液,再加蒸馏水至 100mL。

【实验方法】

(1) 用接种环取经浓缩处理过的痰标本数环或用竹签挑取开放性肺结核病人晨痰标本干酪样小粒或脓性部分,置清洁载玻片中央,作成均匀涂片,干燥,固定。

(2) 滴加石炭酸复红液于涂片上,夹住玻片,置于火焰上方缓缓加热,至有蒸汽冒出,约维持 5min。稍冷确后用流水漂去多余的染液。

(3) 滴加 3%盐酸酒精脱色,至涂片较厚处无颜色脱出为止,水洗。

(4) 滴加吕氏碱性美蓝液复染 1min,水洗。

(5) 用吸水纸轻轻吸干,待标本干燥后,用油镜观察。

【实验结果】

抗酸菌染成红色,痰中的其他细胞及非抗酸性细菌染成蓝色。

【注意事项】

(1) 加热初染时切勿沸腾,亦不可使染液干涸。如有干涸的趋势,应及时补加染液。

(2) 此法为加温染色法。初染时亦可不加热,而是在室温下染色维持 30min 以上(注意防止染料干涸),即为冷染色法。通常加温染色法效果较好。

实验 2-24 异染颗粒染色法观察棒状杆菌

(一) 奈瑟(Neisser)染色法

【实验目的】

了解异染颗粒染色法;掌握白喉棒状杆菌形态染色特征。

【实验材料】

(1) 生理盐水、A 染液、B 染液。

(2) 标本、载玻片、酒精灯、接种环/针。

【染液配制】

A 染液 表 2-20。

表 2-20 中的成分混合过滤即成。

B 染液 表 2-21 和表 2-22 的成分混合过滤即成。

表 2-20 A 染液

成分	含量
美兰	1g
95%乙醇液	2mL
冰醋酸	5mL
蒸馏水	至 100mL

表 2-21 B 染液

成分	含量
俾斯麦氏褐色素	0.2g
蒸馏水	100mL

【实验方法】

(1) 涂片、干燥、固定。

(2) 于已固定的涂片上,加奈瑟氏液 A 液,染 4~5min。倾去染液,水洗,甩干。

(3) 加 B 液 1~2 滴,染 1~2min。倾去染液,水洗,待干后镜检。

【实验结果】

白喉杆菌菌体呈黄褐色,异染颗粒呈蓝黑色。

(二) 阿尔伯特(Albert)染色法

【实验目的】

了解异染颗粒染色法;掌握白喉棒状杆菌形态染色特征。

【实验材料】

(1) 生理盐水、A 染液、B 染液。

(2) 标本、载玻片、酒精灯、接种环/针。

【染液配制】

A 染液 表 2-22。甲苯胺蓝 0.15g,孔雀绿 0.2g 溶于 95% 乙醇 2mL 中,加冰乙酸 1mL,加蒸馏水至 100mL,静置 24h,滤纸过滤。

B 染液 表 2-23。碘化钾 3g 溶于蒸馏水 10mL,加碘 2g,溶解后再加水至 300mL。

表 2-22 A 染液

成分	含量
甲苯胺蓝	0.15g
孔雀绿	0.2g
95%乙醇	2mL
冰乙酸	1mL
蒸馏水	补至 100mL

表 2-23 B 染液

成分	含量
碘化钾	3g
碘	2g
蒸馏水	300mL

【实验方法】

(1) 涂片、干燥、固定。

(2) 在涂片上加 A 液染色 3~5min,水洗。

(3) 加 B 液染色 1min,水洗,吸水纸吸干后镜检。

【实验结果】

白喉杆菌菌体呈绿色,异染颗粒呈蓝黑色。

(彭丽娟)

第七节 螺旋体观察

螺旋体(spirochetes)是一类细长、柔软、弯曲呈螺旋状、运动活泼的原核细胞型微生物。生物学上的地位介于细菌与原虫之间,但与细菌更相似,故属于广义的细菌范畴。螺旋体在自然界和动物体内广泛存在,对人致病者主要有钩端螺旋体、梅毒螺旋体、回归热螺旋体等。

实验 2-25 Fontana 镀银染色法镜检钩端螺旋体

【实验目的】

了解镀银染色法;掌握钩端螺旋体形态染色特征。

【实验原理】

在硝酸银溶液中,钩端螺旋体能还原硝酸银,使银粒附于其上,使其菌体增粗,并呈棕黑色或棕黄色。

【实验材料】

(1) 标本:钩端螺旋体培养物。

(2) 试剂:固定液、镀银染色液(A 液、B 液)。

(3) 其他:载玻片、显微镜、镜油、拭镜纸等。

【染液配制】

A 液 表 2-24。鞣酸 5g,氧化高铁 1.5g,溶于 100mL 蒸馏水中,待溶解后加入 10g/L NaOH 溶液 1mL 和 15% 甲醛溶液 2mL。

B 液 表 2-25。$AgNO_3$ 2g 溶于 100mL 蒸馏水中,取 90mL $AgNO_3$ 水溶液,于其中滴加浓氢氧化铵溶液,当出现沉淀时继续加至沉淀消失为止。将剩余的 10mL $AgNO_3$ 溶液缓缓滴入上述溶液中,边滴边震荡,待出现轻微雾状即可。

表 2-24 A 液

成分	含量
鞣酸	5g
氧化高铁	1.5g
蒸馏水	100mL
10g/L NaOH 溶液	1mL
15% 甲醛溶液	2mL

表 2-25 B 液

成分	含量
$AgNO_3$	2g
蒸馏水	100mL
浓氢氧化铵溶液	10mL

【实验方法】

(1) 取标本涂片,自然干燥,加固定液(1~2min),冲洗。

(2) 滴加 A 液作用 4~6min,水洗。

(3) 加 B 液,使其铺满标本片,加热至出现蒸汽,30s 后水洗,吸干,镜检。

【实验结果】

钩端螺旋体呈棕褐色,C 形或 S 形,螺旋细而规则,背景呈淡黄色。

【注意事项】

(1) 染色液一定要新鲜,A 染液和 B 染液最好都现用现配,A 液一般不能放置。

(2) A 染 液染作用后用蒸馏水(自来水效果差)冲洗时一定要充分,否则加 B 染液后,背景很脏,影响实验效果。

(3) B 染液染完后,用蒸馏水冲洗比用自来水冲洗效果好。

实验 2-26 刚果红负染色法观察奋森疏螺旋体

【实验目的】

了解刚果红负染色法;掌握奋森疏螺旋体形态染色特征。

【实验原理】

此染色法是使其背景着色,而需要观察的物体不着色的一种负染色法。本次实验用来查找口腔中的奋森氏螺旋体,并观察口腔常见细菌的基本形态。

【实验材料】

(1) 标本:待检者牙垢。

(2) 试剂:2%刚果红染液、1%盐酸乙醇。

(3) 其他:牙签、载玻片等、显微镜、镜油、拭镜纸等。

【染液配制】

2%刚果红染液 表 2-26。刚果红细粉末溶于 100mL 蒸馏水中。

1%盐酸乙醇 表 2-27。将浓盐酸溶于乙醇中。

表 2-26 2%刚果红染液

成分	含量
刚果红	2g
蒸馏水	100mL

表 2-27 1%盐酸乙醇

成分	含量
浓盐酸	1mL
95%乙醇	99mL

【实验方法】

(1) 加 1 滴 2%刚果红染液于载玻片上,用牙签取少许牙垢在染液中混匀,涂成薄膜,让其自然干燥。

(2) 以 1%盐酸乙醇洗涤,至菌膜变为蓝色,待自然干燥后镜检。此步亦可用浓盐酸代替 1%盐酸乙醇。翻转玻片,涂标本处对着浓盐酸瓶口(不可接触瓶口),待挥发的盐酸刚将其熏成蓝色,即作油镜镜检。

【实验结果】

油镜下,在蓝色背景中,可见未着色的、纤细的螺旋体,有 3~8 个稀疏而不规则的螺旋。同时还可见各种形态及排列的细菌等。

【注意事项】

牙签取牙垢要用接种环涂片涂均匀,必须等到完全干燥后才能熏盐酸直至菌膜完全变为蓝色。

(彭丽娟)

第八节　病毒学实验

实验 2-27　病毒蚀斑实验

【实验目的】

通过病毒蚀斑测定的操作，掌握病毒蚀斑实验的原理，熟悉病毒蚀斑计数。

【实验原理】

适当稀释浓度的病毒颗粒在已固定的单层细胞上形成肉眼可见和可数的局限性病灶，由于每个局限性病灶都是由一个感染病毒颗粒增殖而形成的“蚀斑”，故蚀斑技术可用于病毒的纯化、病毒滴度的测定、病毒生物学特性的研究。蚀斑实验主要有单层细胞蚀斑实验和琼脂细胞悬液蚀斑二种，下面介绍目前最常用的单层细胞蚀斑实验。

【实验材料】

BHK21 细胞、病毒稀释液（无血清细胞培养液）、1% 低熔点琼脂糖覆盖物（2% 低熔点琼脂糖和含 4% BSA 细胞培养液混合）、乙脑疫苗株 SA14-14-2 病毒悬液、1% 结晶紫染液、4% 甲醛溶液、6 孔板、倒置显微镜等。

【实验方法】

（1）以将适当浓度 BHK21 细胞悬液分装于 6 孔板内，37℃ 培养 1～2d，形成细胞融合度约为 80% 左右的单层细胞；

（2）吸弃培养液，加入 PBS 液，洗涤单层细胞 2 次；

（3）加 10 倍系列稀释的乙脑疫苗株 SA14-14-2 病毒悬液 0.4mL/孔进行接种，置 37℃ 吸附 1h，每隔 20min 摇动混匀 1 次；

（4）吸附结束后，弃去液体，加入预温至 37℃、浓度为 1% 的低熔点琼脂糖覆盖物 2mL/孔均匀覆盖于单层细胞，静置于水平桌面待琼脂凝固；

（5）当琼脂完全凝固后，将 6 孔板翻转置 37℃ 温箱培养 3～5d；

（6）用显微镜观察到蚀斑形成后后，加入 4% 甲醛液固定细胞 30min，自来水洗去甲醛和低熔点琼脂糖覆盖物，加入 1% 结晶紫染色 20min，自来水洗去结晶紫，肉眼观察并计数蚀斑（图 2-26，彩图）。

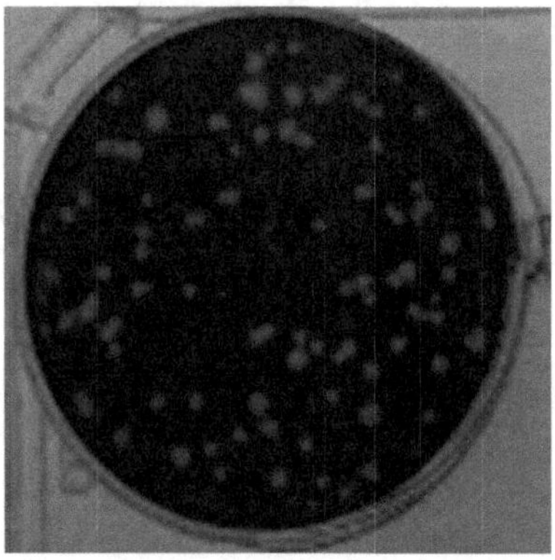

图 2-26　病毒蚀斑

【实验结果】

病毒原始液中病毒颗粒的含量 = 某孔中蚀斑数×2.5×稀释倍数

【注意事项】

（1）洗涤单层细胞 2 次，减少血清对某些病毒可能有的非特异性抑制作用。

（2）进行病毒接种时注意将病毒悬液均匀布满于细胞表面，并每隔一段时间混匀一次。

（3）必须加入温度合适的低熔点琼脂糖覆盖物，否则影响细胞状态或者是低熔点琼脂糖提前凝固。

（4）所有试验物品须经严格的清洗和消毒后才可

以用于细胞培养,所有废弃物必须严格消毒灭菌。

实验 2-28 病毒血凝实验及血凝抑制试验

【实验目的】

通过血凝抑制试验,检测机体中相应 Ab 的有无及数量,作为病毒性疾病的辅助诊断。

【实验原理】

某些病毒,如正黏病毒和虫媒病毒表面的血凝素,能够凝集多种动物(如鸡、豚鼠、猴、人等)的红细胞,简称血凝现象,这种试验叫红细胞凝集试验(red cell agglution test),亦称血凝试验。利用此试验可检测标本中或培养物中是否存在病毒,滴定病毒的血凝效价,还可测定病毒的量(一个血凝单位约等于 10^6个病毒颗粒)。

血凝抑制试验(hemagglutinatia inhibition test) 具有血凝素的病毒能凝集人和多种动物的红细胞叫病毒的血凝现象,这种现象能被相应的抗体所抑制,叫血凝抑制现象,检测血凝抑制抗体的试验叫血凝抑制试验。该试验简单、经济、特异,常用于黏病毒、虫媒病毒感染的辅助诊断和流行病学调查,也可用于鉴定病毒。

【实验材料】

生理盐水、流感病毒液、0.5%的鸡红细胞、康氏管、刻度吸管等。

【实验方法】

分别按表 2-28、表 2-29 进行血凝试验、血凝抑制试验操作。

表 2-28 血凝试验操作表

试剂＼试管号	1	2	3	4	5	6	7	8	9	10
生理盐水	0.5	0.5	0.5	0.5	0.5	0.5	0.5	0.5	0.5	0.5
1∶5 的病毒液	0.5 ↘	0.5 ↘	0.5 ↘	0.5 ↘	0.5 ↘	0.5 ↘	0.5 ↘	0.5 ↘	0.5 ↘	0.5 弃去
病毒的稀释	1∶10	1∶20	1∶40	1∶80	1∶60	1∶320	1∶640	1∶1280	1∶2560	对照
0.5%鸡 RBC	0.5	0.5	0.5	0.5	0.5	0.5	0.5	0.5	0.5	0.5

摇匀,37℃水浴 30~60min,观察结果。

表 2-29 血凝抑制试验操作表

试剂＼试管号	1	2	3	4	5	6	7	8	9 血清对照	10 病毒对照	11 RBC 对照
生理盐水	0.25	0.25	0.25	0.25	0.25	0.25	0.25	0.25		0.25	0.5
1∶5 病人血清	0.25 ↘	0.25 ↘	0.25 ↘	0.25 ↘	0.25 ↘	0.25 ↘	0.25 ↘	0.25 ↘			
血清稀释度	1/10	1/20	1/40	1/80	1/160	1/320	1/640	1/1280	弃 0.25 0.25 0.25		
4 个血凝单位病毒液	0.25	0.25	0.25	0.25	0.25	0.25	0.25	0.25		0.25	
	摇匀 置室温 10min										
0.25%鸡 RBC	0.5	0.5	0.5	0.5	0.5	0.5	0.5	0.5	0.5	0.5	0.5

摇匀,37℃水浴 30~60min 观察结果。

【实验结果】

++++:RBC 凝集显著,RBC 呈一薄层铺于管底,致密,边缘不整齐;

+++:RBC 呈一薄层均匀铺于管底,疏松,分散面积大;

++:RBC 凝集清楚,并成一个环状,环形的四周有小凝集块;

+:RBC 凝集较少,多数 RBC 沉积于管底,四周有较少的颗粒;

-:RBC 不凝集,沉降于管底,呈一圆点,边缘光滑。

以出现++的病毒最高稀释度作为血凝效价,即一个血凝单位。作血凝抑制试验时,应取每 0.5mL 病毒液含 4 个血凝单位。若血凝单位是 1/160 即第五管,则 4 个血凝单位为 1/40,将病毒液作 1/40 稀释就可以了。血清的血凝抑制效价以完全抑制红细胞凝集的最高稀释度表示,以不出现血凝现象的试管为阳性,如六管呈++凝集,第四管完全不凝集,那么血清抗体的效价就是 1/160,较双份血清抗体的增长情况,可作出判断。

【注意事项】

结果观察时注意试管要轻拿,勿摇。

实验 2-29 病毒中和实验

【实验目的】

通过病毒 $TCID_{50}$ 和中和实验测定,掌握 $TCID_{50}$ 计算及中和抗体的计算,辅助诊断病毒疾病。

【实验原理】

中和试验(neutralizing test)病毒在活的动物体内或细胞培养瓶中被特异性抗体中和而失去感染性的试验叫中和试验。该试验可用来检查患者血清中抗体的消长状况,可用来鉴定未知病毒或病毒抗原结构的研究。中和抗体为 IgG,产生时间晚,维持时间长,因此不用于病毒感染的早期诊断,但中和试验特异敏感,结果客观,易于观察,故可用于流行病学调查和病毒的鉴定。由于操作复杂,耗费材料多,故极少用于临床疾病的诊断。

细胞培养法较动物或鸡胚接种经济方便,因此多采用细胞培养法作中和试验。今介绍固定病毒稀释法,试验前应测定病毒的感染剂量。

(一) 病毒 50% 组织细胞感染剂量($TCID_{50}$)测定

【实验材料】

病毒液、Hank′s 液、单层细胞、维持液、无菌试管吸管等。

【实验方法】

(1) 取灭菌小试管数支列于试管架上,并将试管架置于冰盘中,以无菌操作每管加 Hank′s 液 0.9mL;

(2) 取病毒悬液 0.1mL 加入第一管,换用另一支吸管混匀,再吸 0.1mL 加入第二管,依此类推,连续作 10 倍稀释;

(3) 取若干单层细胞管,倒掉生长液,将各种稀释的病毒悬液由最高稀释度开始,接种至细胞管中,每一稀释度接种 4 管;

(4) 补充维持液至原量,35~37℃ 培养,根据细胞病变的快慢连续观察数日,最后按 Reed-Muench 法计算 $TCID_{50}$(表 2-30)。

【实验结果】

表 2-30 病毒 $TCID_{50}$测定举例表

病毒稀释度	出现 CPE 管数/接种管数	感染管累积数	未感染管累积数	感染率计算	
				比例	百分率
10^{-3}	4/4	9	0	9/9	100
10^{-4}	3/4	5↑	1↓	5/6	83
10^{-5}	2/4	2	3	2/5	40
10^{-6}	0/4	0	7	0/7	0

此例中,50%终点所处的两个稀释度(10^{-4}和10^{-5})之间的距离比例(又称比距)等于:

$$距离比例=\frac{高于50\%的感染率-50\%}{高于50\%的感染率-低于50\%的感染率}=\frac{83-50}{83-40}=0.7$$

高于50%感染率的病毒稀释度的对数+距离比例×稀释倍数的对数=-4+0.7×(-1)=-4.7

$TCID_{50}$滴度=-4.7

$TCID_{50}$对数滴度=$10^{-4.7}$

因此,一个$TCID_{50}$为$10^{-4.7}$的病毒悬液0.1mL,100$TCID_{50}$为$10^{-2.7}$的病毒悬液0.1mL。

(二)中和试验

【实验材料】

病毒液、灭活的阳性血清、Hank's 液、单层细胞、维持液、无菌试管吸管等。

【实验方法】

(1)将灭活的阳性血清用 Hank's 液从1:4到1:128作对倍稀释每管0.5mL;

(2)每管血清中加入100$TCID_{50}$/0.1mL 病毒悬液0.5mL,摇匀,37℃孵育1h;

(3)接种单层细胞管,每管0.2mL,每个稀释度接种4管,置35~37℃培养,连续观察数日,记录结果;

(4)同时作如下对照。

正常细胞对照:同批细胞管4支,换上维持液;

病毒对照:将病毒悬液作连续10倍稀释,每个稀释度接种细胞管两支,每支0.1mL,加维持液0.9mL;

必要时作阴性血清对照,方法同阳性血清。

【实验结果】

50%血清中和终点计算法

以能保护50%的细胞管不产生病变的稀释度作为终点(表2-31)。

表 2-31 中和试验举例表

血清稀释度	细胞病变管/接种管数	病变管累积数	无病变管累积数	感染率计算	
				比例	百分率
1:4($10^{-0.6}$)	0/4	0	16	0/16	0
1:8($10^{-0.9}$)	0/4	0	12	0/12	0

续表

血清稀释度	细胞病变管/接种管数	病变管累积数	无病变管累积数	感染率计算	
				比例	百分率
1∶16($10^{-1.2}$)	0/4	0↓	8↑	0/8	0
1∶32($10^{-1.5}$)	1/4	1	4	1/5	20
1∶64($10^{-1.8}$)	3/4	4	1	4/5	80
1;128($10^{-2.1}$)	4/4	8	0	8/8	100

此例中,能保护50%细胞管不产生病变的血清稀释度在1∶32~1∶64之间

$$距离比例=\frac{50\%-低于50\%的感染率}{高于50\%的感染率-低于50\%的感染率}=\frac{50-20}{80-20}=0.5$$

低于50%的感染率血清稀释度的对数+距离比例×稀释倍数=−1.5+0.5×(−0.3)=−1.65

−1.65的反对数=1/45,即1∶45的血清可保护50%细胞不发生病变,称为血清的一个中和单位,一个中和单位血清为1∶45 0.1mL。

【注意事项】

中和试验的必要条件是要有活的病毒和对病毒敏感的动物、鸡胚或细胞,病毒和特异性抗体之间存在着量的关系,即必须有一定浓度的抗体才能中和一定量的病毒。试验结果的判定是以统计学方法比较病毒被血清中抗体中和后的残余感染力,必须设置各种对照。

(李雪璐)

第九节 真菌相关实验

实验2-30 真菌形态结构观察

【实验目的】

熟悉真菌的形态、菌丝、孢子和培养技术,以辅助诊断真菌病。

【实验原理】

真菌的形态多种多样,大小不一,按形态和结构分为单细胞真菌和多细胞真菌两大类。单细胞真菌的结构较为简单,如新生隐球菌呈圆形或椭圆形,由母细胞发芽而繁殖;大多数真菌为多细胞,基本结构是菌丝和孢子,根据不同真菌特殊的菌丝和孢子形态可确定真菌的种类。

【实验材料】

病变材料、镊子、10% NaOH或KOH、载玻片、盖玻片、酒精灯、显微镜等。

【实验方法】

直接镜检法与染色镜检法。

1. 浅部真菌感染标本 如皮屑、毛发、指(趾)甲等,可先用10% KOH微加温处理,使标本软化透明,加盖玻片按压后镜检,如见到菌丝或成串的孢子即可诊断为真菌病。

2. 深部真菌感染液体标本 应先离心,再取沉淀物直接镜检或染色(乳酸酚棉兰染色

或革兰染色等)后镜检,如是阳性结果,再根据其形态、结构作出诊断。

【实验结果】

镜下观察常见真菌的基本形态(图 2-27,彩图):

1. 白假丝酵母菌　可见圆形或卵圆形的菌体,有出芽生长的芽生孢子,呈藕节状的菌丝和厚膜孢子。

2. 青霉菌　可见青霉菌的有隔菌丝和扫帚样小分生孢子。

3. 新型隐球菌墨汁负染色　黑色背景中可见圆形或卵圆形发亮的菌体,外有一宽大肥厚的荚膜,有时可见有圆形的芽生孢子从胞壁伸出。

【注意事项】

直接镜检技术对真菌感染的诊断比细菌更重要,但也有局限性。在判断结果时要注意真菌的菌丝、孢子和纤维、表面细胞、气泡及油点等其他混杂物的区别,避免假阳性。阴性结果也不能排除真菌感染,应进一步复查或用其他的检测方法鉴定。

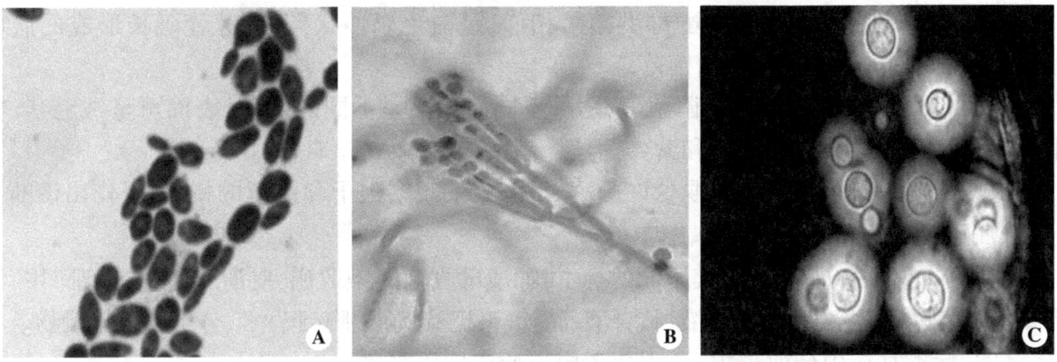

图 2-27　常见真菌的形态(1000×)

A. 白假丝酵母菌(革兰染色);B. 青霉菌(棉蓝染色);C. 新型隐球菌(墨汁负染色)

实验 2-31　真菌的培养

(一) 真菌大培养

【实验目的】

熟悉真菌大培养的方法。

【实验原理】

分离培养常用于直接镜检不能确定有无真菌感染或不能确定真菌感染的种类。真菌的营养要求不高,常用沙保弱(sabouraud)培养基或加入抗生素和放线菌酮的改良沙氏培养基进行培养。分离培养方法有直接培养、试管培养、大培养和小培养。标本接种后,先经37℃培养 2d,筛选出单细胞真菌和多细胞真菌,然后转移至 25℃培养 2~3w,经常观察菌落特征,再作小培养,根据菌丝或孢子的形态作出鉴定。真菌大培养主要用于患者标本的分离培养及真菌培养特性和菌落特性的观察。在沙保弱培养基上,真菌形成酵母型菌落、酵母样菌落和丝状型菌落 3 种菌落形式。

【实验材料】

真菌标本、沙氏培养基、无菌的带棉塞的中号试管等。

【实验方法】

(1) 采集不同感染部位的标本，浅部真菌感染标本需先经 70% 乙醇或 2% 苯酚处理 2~3min以杀死杂菌后，再进行培养；深部真菌感染的脑脊液、胸(腹)水标本应先离心再取沉淀物接种血平板，血液标本应先增菌后再进行分离培养。

(2) 将溶化的沙氏培养基倾倒入无菌的中号试管中，使倾斜成斜面。

(3) 真菌标本先用 75% 的乙醇溶液浸泡几分钟，再用无菌盐水洗几遍，取适量置于培养基斜面，并稍微向培养基内压入。

(4) 置 37℃培养 2~3d 后，观察其生长情况。

【实验结果】

真菌大培养常见三种菌落：

1. 酵母型菌落 多为单细胞真菌菌落，类似于细菌的光滑型菌落，菌落较大，表面光滑、湿润而柔软致密，似凝固的牛乳，如新型隐球菌菌落。

2. 类酵母型菌落 外表与酵母型菌落相似，呈白色奶油状，但有芽管延长形成的假菌丝伸入培养基中，如白色念珠菌菌落。

3. 丝状菌落 为多细胞真菌菌落，菌种不同而菌落呈不同的颜色，表面可呈绒毛状、粉末状、棉絮状，还可见气中菌丝和营养菌丝。

根据菌落的形态、颜色，再取少许菌落压片，镜下观察孢子和菌丝的特征，可作出诊断。

【注意事项】

(1) 不同真菌的感染可采集不同的标本，如浅部真菌感染取痂、皮屑、毛发、指(趾)甲；深部真菌感染可根据病变取痰、血液、脑脊液、脓汁、淋巴穿刺液、胸(腹)水、分泌物及排泄物。

(2) 标本宜在用药前采集，已用药者应停药一周后采集。

(3) 严格无菌操作，避免其他微生物污染。

(4) 标本量要充足，一般血液、脑脊液 5mL，胸水 20mL，皮屑两块以上，活体组织两份(其中一份送病理解剖，另一份用于活检和培养)。

(5) 采集的标本应立即送检，深部真菌标本不能超过 2h。

(6) 作真菌培养时需每周观察 3 次，如 2w 无生长现象，可作培养阴性报告；但标本应再培养 2w 后才可丢弃。

(二) 真菌小培养

【实验目的】

熟悉真菌大培养的方法。

【实验原理】

真菌的小培养能真实地反映真菌的菌丝和孢子的生长情况，辅助诊断真菌病。除该培养以外，还可用瓷片法、钢圈法、简易火柴梗培养法。

【实验材料】

沙氏培养基、真菌标本、无菌有盖方盘、眼科镊、毛细吸管、凹玻片、盖玻片等。

【实验方法】

(1) 用毛细吸管吸 1~2 滴溶化的沙氏培养基于凹玻片的凹孔中。

(2) 用接种针于凝固的培养基四边各点种标本。

(3) 用无菌镊子夹取盖玻片盖于已接种的培养基上，并轻压之。

(4) 将接种好的凹玻片放于盛有湿纱布的无菌方盘中(亦可用无菌玻璃平皿取代)。

(5) 将方盘放于37℃孵育2~3d,观察生长情况。

【实验结果】

将已生长真菌的凹玻片置显微镜下观察,如是白色念珠菌,可见类酵母型菌落和假菌丝;如是石膏样小孢子菌,可见浅黄色绒毛样菌落和大分生孢子及球拍样菌丝。

也可将上述小培养物上的盖玻片用镊子轻轻取下,使其上层尽可能多地带有菌丝和孢子,然后固定,经乳酸酚棉蓝染色,37℃温箱烘干,封片,进行菌丝和孢子的观察,该玻片标本可长期保存。

【注意事项】

(1) 进行真菌小培养时,接种后培养2~3d后要注意直接观察其完整的形态结构和发育过程;

(2) 注意培养操作应在无菌室或者超净工作台中进行。

(李雪璐)

第三章　人体寄生虫学基本实验

第一节　人体寄生虫形态观察

实验 3-1　人体寄生虫形态观察

形态学鉴定是诊断寄生虫病的主要方法，无论是粪便中的虫卵或是组织、排泄分泌物、血液等内的不同阶段的虫体，只要能查获其一便能确诊，因此寄生虫的形态观察非常重要。显微镜是观察寄生虫形态的重要工具，合理规范使用显微镜以及在显微镜下正确描绘标本实际形态是帮助我们准确牢固地掌握寄生虫形态的重要方法。

【注意事项】

(1) 线虫、吸虫、绦虫、医学节肢动物的大体标本使用解剖镜、放大镜或肉眼观察，玻片标本使用低、高倍镜观察，原虫玻片标本使用油镜观察。虫卵主要从形状、大小、颜色、卵壳厚薄、卵内含物及特殊结构等方面进行观察。大体标本主要观察外部形态及重要的内部器官。

(2) 显微镜使用中要习惯调节光线的强弱，根据不同标本对光线的不同要求进行适当调节，基本原则为染色标本光线强，未染色(无色透明)标本光线弱；油镜下光线强、高倍镜下光线略强、低倍镜下光线弱。

(3) 寄生虫学实验观察的标本多数具有立体结构(切片除外)，故要求在观察过程中不时调节细螺旋(即微调)，以便清楚地观察不同层面的形态结构。

(4) 绘图要求：在实验报告纸上用铅笔作图，真实反映目标占整个镜下视野的比例，注意同一页上所作各图之间的相对大小及比例。用点线作图法描绘显微镜下所见标本的形态，即用线条勾勒轮廓，用点的疏密表示图色深浅。统一在图的右侧划线并用专业名词进行标注，并在图的下方标明图的名称及放大倍数。

(一) 线虫形态学观察

1. 蛔虫

(1) 蛔虫卵：低、高倍镜观察。

用粪便直接涂片或玻片标本，注意观察比较几种蛔虫卵形态的异同。

1) 未受精蛔虫卵：一般呈长椭圆形，大小平均约为 90×40μm，蛋白质膜及卵壳较受精卵为薄，卵内充满大小不等的屈光颗粒(图 3-1A，彩图)。

2) 受精蛔虫卵：呈宽椭圆形，大小平均约为 60×45μm，卵壳外常有一层凹凸不平的蛋白质膜，被胆汁染成棕黄色，卵壳较厚光滑，无色透明，壳内有一个大而圆的卵细胞，其两端卵壳与卵细胞之间有新月形空隙，卵细胞发育或分裂后，新月形空隙逐渐消失(图 3-1B，彩图)。

如蛔虫卵壳周围蛋白质膜脱落后，成为脱蛋白质膜蛔虫卵，注意用高倍镜观察卵壳的厚度及颜色(图 3-1C，彩图)。

3) 感染期虫卵：虫卵外形与受精蛔虫卵相似，注意用高倍镜观察卵内容物(卵内含卷曲的幼虫)，此类虫卵可在被粪便污染的土壤或蔬菜上查见(图 3-1D，彩图)。

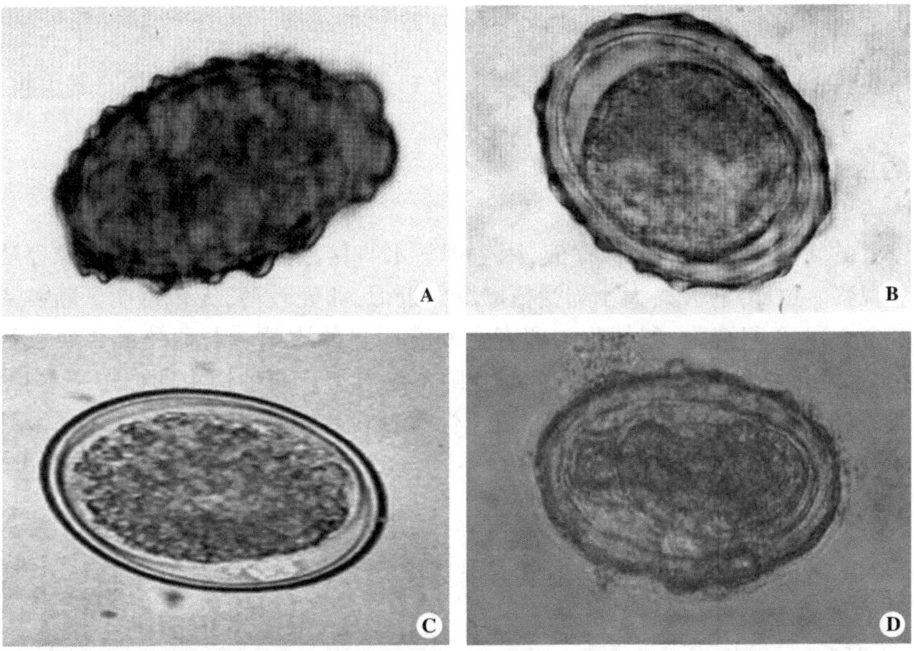

图 3-1 蛔虫卵形态比较

A. 未受精蛔虫卵;B. 受精蛔虫卵;C. 脱蛋白质膜蛔虫卵;D. 感染期蛔虫卵

(2) 蛔虫成虫

1) 成虫保存标本:肉眼或放大镜观察。

蛔虫为大型线虫,长约 15~35cm,活时呈肉红色,经福尔马林液固定后,呈灰白色。虫体长圆柱形,似蚯蚓。两端较细稍尖,而头端更为明显。其顶部有唇瓣三片。体表光滑有横纹及四条颜色稍深的纵线,其中以两侧线最为明显。雌虫大于雄虫,雌虫尾端尖直,雄虫尾端向腹面卷曲。

2) 成虫解剖标本:肉眼观察。

主要观察虫体内的消化器官和生殖器官。

消化器官:简单,位于虫体正中线上,系一较粗的直管(主要为中肠)。

雌虫生殖器官:为较发达、细长盘曲的管状结构,双管型,末端最细部分为卵巢,依次膨大的为输卵管、子宫,两子宫末端汇合成阴道,阴门开口于虫体腹面前 1/3 与中 1/3 交界处。肉眼观察各部分界不明显。

3) 成虫唇瓣玻片标本:低倍镜观察。

虫体前端有三个唇瓣,呈“品”字形排列。背唇一个较大,扁椭圆形,两侧近基部有感觉乳突一对,腹唇两个,较小,每唇基部正中各有一个感觉乳突。

4) 蛔虫阻塞肠管标本(病理标本):肉眼观察。

通过肉眼观察此标本,加深了解蛔虫对人体的危害。

2. 鞭虫

(1) 鞭虫卵:低、高倍镜观察。

用粪便直接涂片或玻片标本。虫卵呈纺锤形或腰鼓形,棕黄色,壳较厚,两端各有一透明塞状突起,大小平均约为 50×20μm。虫卵随粪便排出时,内有一个尚未分裂的卵细胞(图 3-2,彩图)。

(2) 鞭虫成虫:肉眼观察。

虫体长约 30~50μm,前端细长约占体长的 3/5,后端较粗,似马鞭状。雌虫粗大,尾端直而钝圆。雄虫细小,尾端向腹面呈环状卷曲。

3. 钩虫

(1) 钩虫卵:低、高倍镜下观察。

取患者的新鲜粪便或虫卵保存液,用生理盐水直接涂片,或用饱和盐水漂浮法收集虫卵后镜下观察。虫卵椭圆形,大小与受精蛔虫卵近似,卵壳较薄,无色透明。新鲜粪便中的虫卵内多含 2~4 个卵细胞,卵细胞与卵壳之间有明显的空隙。若便秘或粪便放置时间较长,卵内细胞可分裂增多或形成幼虫,此时空隙不易看清。两种钩虫卵形态基本相似,镜下不易鉴别,因虫卵无色透明,卵壳极薄,屈光性强,视野光线宜暗,否则易漏检(图 3-3,彩图)。

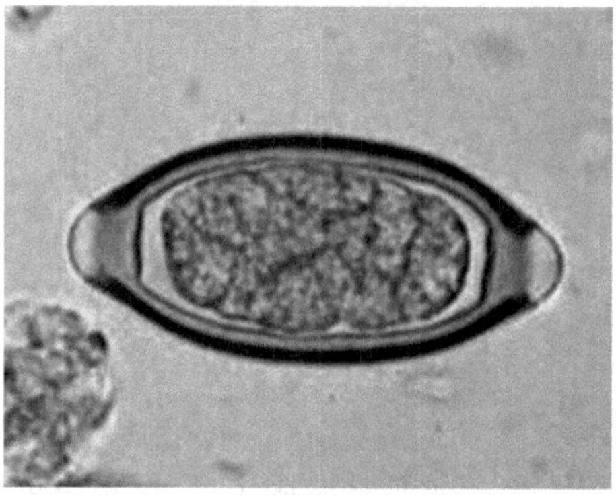

图 3-2 鞭虫卵

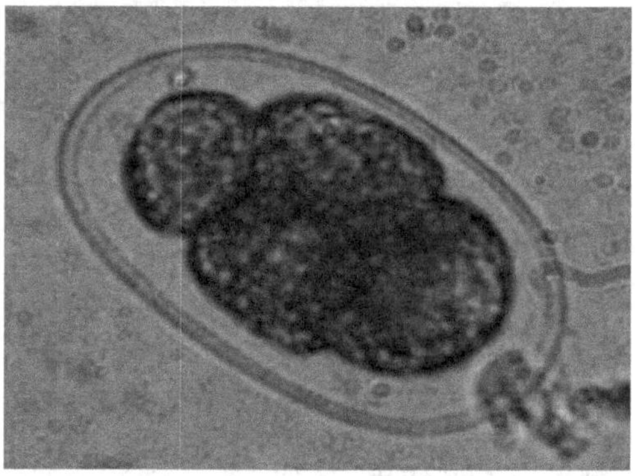

图 3-3 钩虫卵

(2) 钩虫成虫

1) 钩虫成虫大体标本:肉眼观察。

注意两种钩虫在形态上的不同及雌雄虫的鉴别。虫体长约 1cm,头端弯曲,雌虫略大,雄虫尾端膨大呈交合伞。十二指肠钩虫比美洲钩虫粗大。十二指肠钩虫的头端与尾端均向背侧弯曲呈“C”形。美洲钩虫的头端向背侧弯曲,尾端向腹侧弯曲略呈“S”形。

2) 成虫口囊玻片标本:低倍镜观察。

注意比较两种钩虫口囊内钩齿与板齿的区别。口囊位于虫体顶端,由于钩虫头部向背侧仰曲,所以口囊上缘为腹侧。

3) 成虫交合伞玻片标本:低倍镜观察(张开后平面观)。

注意比较两种钩虫交合伞形态及分支情况。交合伞是钩虫雄虫尾端角皮延伸膨大而形成的,内有肌肉性指状辐肋支撑,犹如一把伞,在交配时有固定雌虫的作用。十二指肠钩虫交合伞顶面观略圆(侧面观,其宽大于长),背辐肋由远端分二支,每支又分为三小支,交合刺两根,末端分开;美洲钩虫交合伞略扁、似扇形(侧面观是圆形,即长宽相等),背辐肋在基部开始分二支,每支又分二小支,交合刺两根,一根末端形成倒钩,常与另一根合并。

4) 钩虫幼虫大体标本:高倍镜下观察。

取人工培养的钩蚴置于载玻片上,在高倍镜下观察其形态及活动情况。注意勿与之接触。杆状蚴长约 0.23~0.4mm,口孔开放,咽管占体长的 1/3,前端较粗,中段较细,后端膨大呈球状。丝状蚴长约 0. 5～0. 7μm，口孔封闭，口腔内角质层增厚呈矛状，称咽管矛，咽管长约占体长的 1/5，体表多披有鞘膜，为第二期杆状蚴留下的外皮层。在头端及弯曲处较明显。

4. 蛲虫

(1) 蛲虫卵：低、高倍镜观察。

封片标本，观察时光线宜稍暗。虫卵大小为 50～60×20～30μm，略呈椭圆形，一侧较扁平，另一侧稍隆起，由不等面三角形体组成。卵壳较厚，无色透明，内有一卷曲幼虫（图 3-4，彩图）。

(2) 蛲虫成虫

1) 蛲虫成虫大体标本：肉眼观察。

蛲虫为小型线虫，虫体呈乳白色，雌虫长约 1cm，中部膨大，尾端长而尖直。雄虫细小，长约 0. 2～0. 5cm，尾端向腹面卷曲，常呈“6”字形。

2) 成虫染色玻片标本：低倍镜下观察。

头翼：系虫体前端两侧的角皮向外突出的翼状结构，呈透明泡状，上有横纹。

咽管与咽管球：系从虫体前端向后伸展的管状构造，染色较深处为咽管（食道），其末端膨大呈球形，称咽管球（食道球）。

5. 旋毛虫

(1) 旋毛虫幼虫囊包：低倍镜观察。

系肌肉病理切片标本。在肌纤维间寻找梭形囊包，外有两层囊壁，其长度与肌纤维平行，囊内含 1～2 条盘曲的幼虫（图 3-5，彩图）。

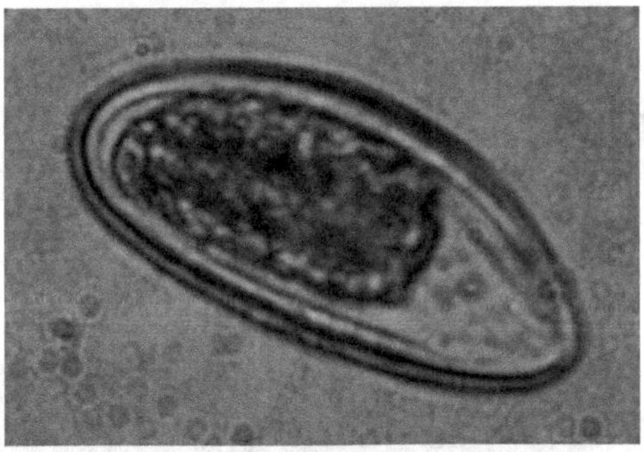

图 3-4　蛲虫卵

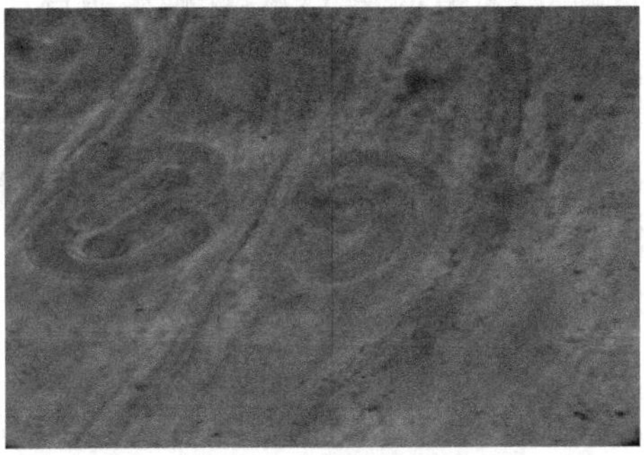

图 3-5　旋毛虫幼虫囊包

(2) 旋毛虫成虫染色标本：低倍镜观察。

虫体细小，愈近前端愈细，咽管总长占体长的 1/3 至 1/2，咽管开始为毛细管形，其后逐渐膨大，后又变为毛细管状。一列圆盘状杆细胞环绕于后段咽管背面，肛门在尾端。雄虫小于雌虫，体末端有两叶交配附器。雌虫尾部钝圆，子宫内充满虫卵，愈接近后段，发育愈成熟，在后段和近阴道处则含幼虫，阴门开口于虫体前 1/5 处。

（二）吸虫形态学观察

1. 华支睾吸虫

(1) 华支睾吸虫卵：低、高倍镜观察。

人体常见寄生虫卵中最小的一种，大小约 29μm×17μm，其形态大小似芝麻粒，黄褐色，卵壳较厚，前端较窄，有一卵盖，卵盖两侧有肩峰样突起。后端较宽，有一小突起（称小瘤），

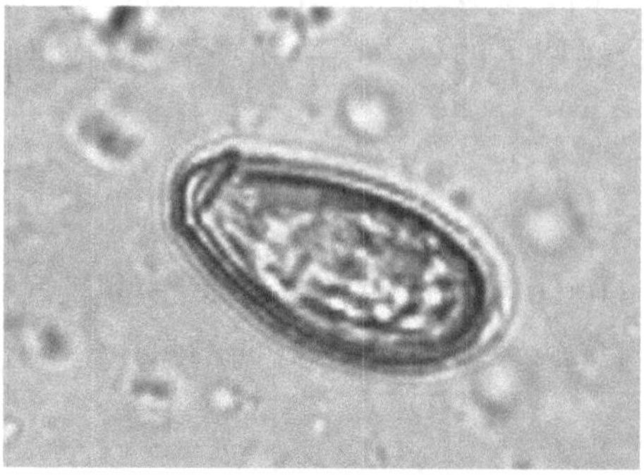

图 3-6 华支睾吸虫卵

卵内含一毛蚴,固定标本中仅能看出毛蚴的轮廓,小瘤常因位置关系看不见(图 3-6,彩图)。

(2) 华支睾吸虫成虫保存标本:肉眼观察。

虫体扁平,乳白色,微透明,前端稍窄,后端钝圆,透过体壁可见金黄色的子宫(因充满虫卵),其他内部结构隐约可见。

(3) 华支睾吸虫成虫染色玻片标本:低倍镜观察。

虫体外形似"柳叶"状,前端有一肌质,圆盘状口吸盘,虫体腹面前 1/5 处有一腹吸盘,较口吸盘略小。

消化器官:口位于口吸盘中,接着是一球形肌质咽,咽后接短的食管,其后为肠,肠分为两支,沿虫体两侧延伸达后端,末端呈盲管状。

生殖器官:雄性生殖器官,两个分支状睾丸前后排列于虫体后 1/3 处,每一个睾丸各发出一输出管,约在虫体中部汇合成输精管。雌性生殖器官,一个边缘分叶的卵巢位于睾丸之前,在睾丸和卵巢之间有一椭圆形的受精囊,受精囊侧可见一细长弯曲的劳氏管,卵巢一侧为卵模与梅氏腺,向前则为弯曲的子宫,盘绕而上达腹吸盘水平,然后和射精管分别开口于紧靠腹吸盘前的生殖腔。卵黄腺细颗粒状,位于腹吸盘与受精囊水平线间的虫体两侧。

排泄器官:虫体后 1/3 中间有一略弯曲透明的排泄囊,末端排泄孔通体外。

(4) 华支睾吸虫中间宿主保存标本:肉眼观察。

豆螺:中等大小,壳白色,体螺旋明显。

麦穗鱼:长 5~7.5cm,鳞片上有黑点。

(5) 华支睾吸虫成虫寄生于兔肝胆管内的病理标本:肉眼观察。

在兔肝切面上可见寄生有虫体的肝胆管(白色),内有扁平半透明的虫体露出,管壁增厚,管腔狭窄。

2. 并殖吸虫

(1) 并殖吸虫卵:低、高倍镜观察。

虫卵呈金黄色,外形变化较大,通常为不对称的椭圆形。大小约(80~118)μm ×(48~60)μm,较未受精蛔虫卵略大。较宽的一端有卵盖,卵盖大而常稍倾斜。卵壳较厚,且厚薄不均,与卵盖相对的一端略厚。卵内含一个卵细胞及 10 余个卵黄细胞,卵细胞常位于虫卵中央略偏前端,常因卵黄细胞遮蔽而不易看到(图 3-7,彩图)。

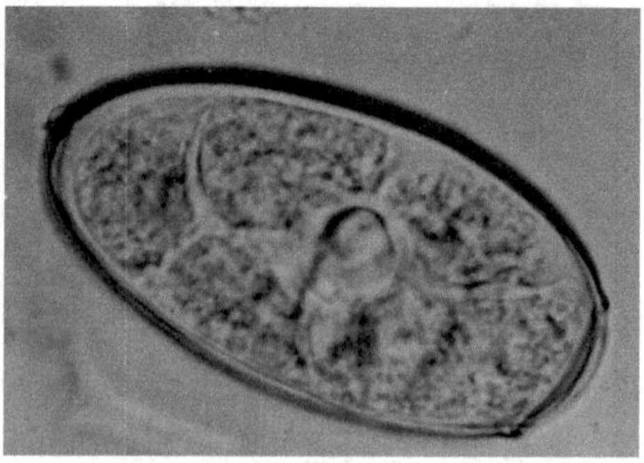

图 3-7 并殖吸虫卵

(2) 囊蚴染色玻片标本或保存标本:低倍镜观察。

囊蚴近似球形,直径 300~400μm,囊壁光滑,分两层,外壁较薄且易破,内壁较厚,坚韧,囊壁内为幼虫,虫体两侧有不规则弯曲的肠支,肠支之间为排泄囊,保存标本可见排泄囊内充满黑色颗粒,在染色较好的标本中可见虫体的口、腹吸盘。

(3) 卫氏并殖吸虫成虫染色玻片标本:低倍镜或解剖镜观察。

与斯氏狸殖吸虫相比,虫体椭圆形,虫体宽长之比一般为1:2左右。口、腹吸盘大小相似,腹吸盘位于体中横线稍前,卵巢分5~6叶,形如指状,睾丸分支少,位于虫体后1/3处。

(4) 斯氏狸殖吸虫成虫保存标本:肉眼观察。

虫体灰白色,肥厚,半透明,腹面扁平,背面隆起。在虫体前端及腹面前1/3处各可见一个小白点,即为口、腹吸盘。

(5) 斯氏狸殖吸虫染色玻片标本:低倍镜或解剖镜观察。

虫体较窄长,两端较尖,大小为(3.5~6.0)mm×(11~18.5)mm,宽长比例为1:(2.4~3.2),最宽处在腹吸盘水平。腹吸盘位于虫体前1/3处,且略大于口吸盘。消化道包括口、咽、食管和两肠支,肠支弯曲位于虫体两侧,最后在末端以盲端结束。虫体后端中央可见一透明区,即为排泄囊位置,末端有排泄孔通体外。卵巢与子宫并列于腹吸盘之后,卵巢(染成红色)分支细而多,子宫(黄棕色)呈袋状盘绕,内含虫卵。卵黄腺位虫体两侧(密布分支状)。睾丸两个,分支,左右并列于虫体后1/3略前处。

(6) 成虫寄生于肺脏的病理标本:肉眼观察。

注意观察实验动物犬肺的表面大小不等结节状隆起,即为虫囊,内含并殖吸虫虫体。

(7) 中间宿主:肉眼观察。

川卷螺:螺体较大,螺壳较厚,黑褐色,上有纵行沟纹,螺顶常因与溪石磨损而略秃。

拟钉螺:小型螺,长3~5mm,长圆锥形,表面光滑,壳薄易碎,壳顶钝。

石蟹:不同流行区石蟹甲壳的颜色不同,多数为灰褐色,少数也有橘红色。

蝲蛄:又称蟹虾,头胸部很大,几乎占体长的一半。前端两个螯肢特别粗壮,其他附肢较短细。

3. 姜片虫

(1) 姜片虫卵:低、高倍镜观察。

此卵为人体常见寄生虫卵中最大者,椭圆形,大小(130~140)μm×(80~85)μm。淡黄色,壳薄,卵盖小而不甚明显,位于较窄的一端。卵内含有一个尚未分裂的卵细胞和数十个卵黄细胞,充满整个卵壳内(图3-8,彩图)。

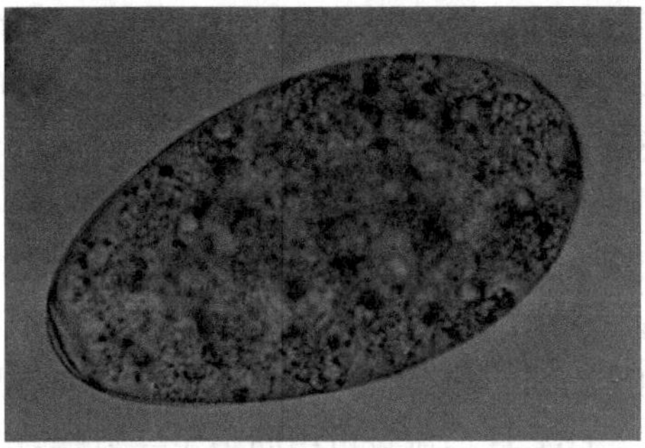

图3-8 姜片虫卵

(2) 姜片虫成虫浸制标本:肉眼观察。

虫体扁平,较肥厚,外形似姜片,大小差异较大。口吸盘较小,位虫体前端,腹吸盘较大,呈漏斗状,紧靠口吸盘之后,外观为一圆形孔穴。体壁微透明。

(3) 姜片虫成虫染色玻片标本:放大镜或肉眼观察。

虫体前端稍尖,后端钝圆,腹吸盘较口吸盘大3~5倍,咽部圆球形,食管甚短,肠在腹吸盘前分支,沿虫体两侧伸延体后。睾丸高度分支,前后排列于虫体后半部。卵巢分支状。卵黄腺较发达,分布于虫体两侧,有阴茎袋但无受精囊。

(4) 中间宿主及传播媒介:肉眼观察。

扁卷螺:螺体小,扁圆形,壳薄,光滑,呈褐色或淡黄色。

荸荠、水红菱等:水生植物,可供食用,姜片虫囊蚴即附于其表面。

4. 日本血吸虫

(1) 血吸虫卵：低、高倍镜观察。

成熟虫卵呈椭圆形，较蛔虫卵大，淡黄色，壳薄，无卵盖，一侧有一小棘，常因虫卵位置或卵壳外黏附物所掩盖，卵壳内侧有一薄层的胚膜。卵内含一成熟的毛蚴。若卵内幼虫模糊或虫卵已变为灰黑色，该虫卵为死亡变性卵。在同一张涂片中还可能见到未成熟卵。未成熟卵较小，长椭圆形，壳薄，淡黄色，有一小棘，卵内含卵细胞和卵黄细胞(图 3-9，彩图)。

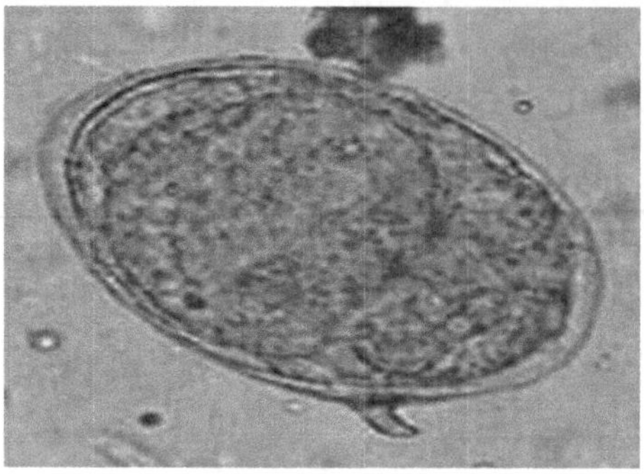

图 3-9　血吸虫卵

(2) 日本血吸虫毛蚴染色玻片标本：低倍镜观察。

虫体呈梨形，前端较宽，有嘴状突起，后端逐渐变窄，体表披有纤毛。

(3) 日本血吸虫尾蚴染色玻片标本：低倍镜观察。

虫体外形分为体部和尾端，尾部略长于体部。尾部又分为尾干和尾叉，尾叉长约为尾干的 1/3。

(4) 日本血吸虫成虫大体标本：肉眼或放大镜观察。

雌雄异体，虫体前细后较粗。雄虫：较粗短，乳白色，自腹吸盘后虫体向腹面卷曲形成抱雌沟。雌虫：较细长，尤前部，虫体后部常因肠管内含宿主红细胞剩余色素而呈灰褐色或黑色。雌虫常在雄虫的抱雌沟里。

(5) 血吸虫成虫染色玻片标本：低倍镜或显微镜下观察。

雄虫：口吸盘位于虫体最前端，在其不远的腹面有一杯状腹吸盘，腹吸盘以后虫体较扁平，两侧向腹面卷曲形成抱雌沟。肠管在腹吸盘附近分为两支，至虫体后部 1/3 处又联合为单一盲管，达虫体后端。在腹吸盘后可见染成红色、椭圆形、串珠状或簇状排列的睾丸，一般为七个。

雌虫：吸盘较雄虫的小且不甚明显。肠管同雄虫，但两肠支于卵巢后汇合，肠内有血液残渣。虫体中部略后处有一椭圆形染色较深的卵巢。从其后方发出一输卵管，饶过卵巢向前，与来自虫体后部的卵黄管在卵巢前汇合于卵模。子宫与卵模相连，开口于腹吸盘下方的生殖孔。卵黄腺密布于卵巢后的肠管周围。

(6) 日本血吸虫中间宿主—钉螺：肉眼观察。

钉螺为小型淡水螺，呈尖圆锥状，犹如一颗小螺丝钉。螺壳灰褐色，有 6~9 个螺旋。光壳钉螺表面光滑，而肋壳钉螺面具纵肋。活钉螺伸出软体部分时，可见其头部有触角一对，其基部黑色眼点之上有一由黄色颗粒形成的短条纹，称假眉，此为鉴别钉螺的主要特点之一。

(7) 感染动物的病理标本：肉眼观察。

注意观察成虫的寄生部位及其对脏器的危害。

兔肠系膜浸制标本：肠系膜血管壁内有乳白色或黑色成虫，虫数多时，可充满于血管内。肠壁表面的灰白色小点即为血吸虫卵引起组织反应形成的虫卵结节。肠壁表面的小血管内有时也可见黑色的虫体。

肝浸制标本：可见肝表面有灰色或黄色小点，甚至呈隆起不平的结节，即为随血流至肝的虫卵，沉积后引起局部组织坏死、细胞浸润等病变，形成新、旧不一的肉芽肿。

（8）虫卵在肝组织的切片标本：低倍镜观察。

可见一团蜕变或坏死的虫卵，周围有许多炎性细胞浸润（主要是嗜酸粒细胞）以及成纤维细胞等，肝小叶结构破坏。

（三）绦虫形态观察

1. 带绦虫

（1）带绦虫卵：低、高倍镜观察。

涂片法或封片标本。两种虫卵不易区别，虫卵呈圆形，直径约31~43μm，卵壳薄、无色透明、易破，故自患者粪便排出的虫卵多无卵壳，最外层为一圈较厚，棕黄色的胚膜，其上有放射状条纹。胚膜内为一个六钩蚴，也为圆球形。若光线强弱适宜，仔细调节微调节轮，可见到幼虫内反光的小钩，6个成对排列，小钩的形状为棒状或钩针形，因光线强弱不同而呈黑色或白色发亮的小体（图3-10A，彩图）。如系直接挑破孕节后所得的虫卵，则卵壳多清晰可见，胚膜与卵壳间有一明显的空隙，其中有些颗粒（图3-10B，彩图）。

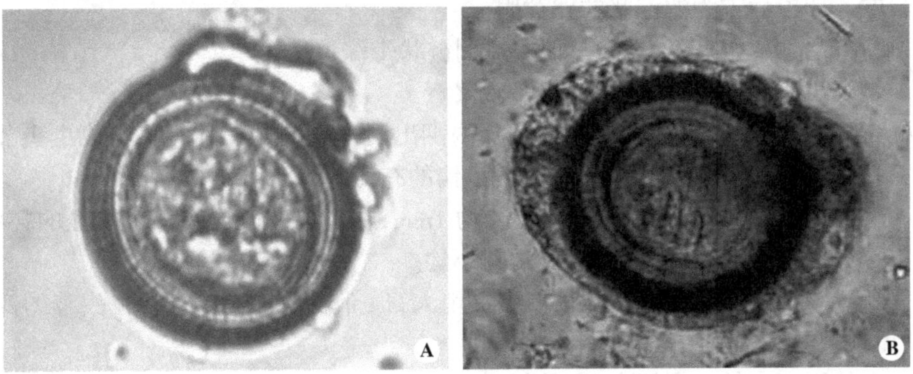

图3-10 带绦虫卵

A. 卵壳缺失的带绦虫卵；B. 卵壳完整的带绦虫卵

（2）两种带绦虫孕节压片染色标本：肉眼观察。

重点比较两种带绦虫子宫分支数（注意由主干的根部计数）。

1）链状带绦虫节片：长方形，较窄、较薄；节片中央了宫两侧分支不很规则，每侧主干分支数约7~13支（图3-11，彩图）。

2）肥胖带绦虫孕节：为较宽大的长方形，较厚；每一节片的侧缘有一生殖孔，略突出，明显可见；子宫分支较对称整齐，每侧分支数约15~30支（图3-12，彩图）。

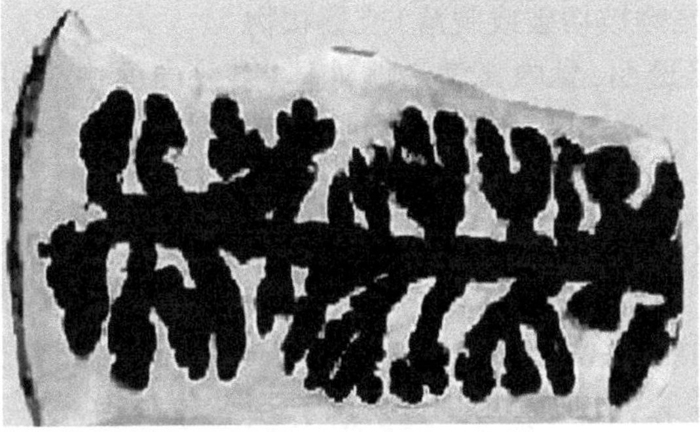

图3-11 猪带绦虫孕节

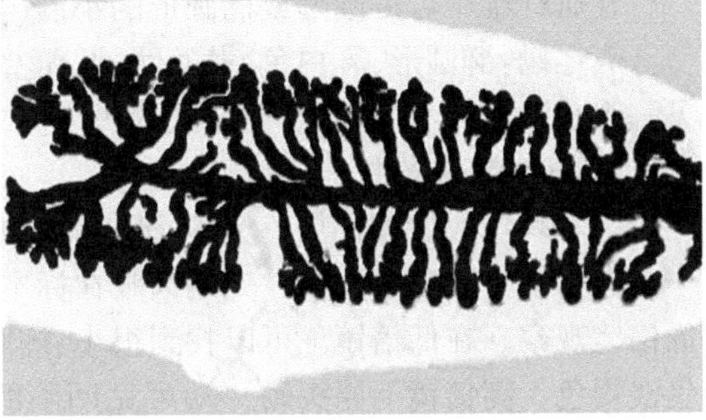

图3-12 牛肉绦虫孕节

(3) 两种带绦虫成虫(瓶装浸制标本):肉眼观察。

两种带绦虫成虫外观均呈长带状,乳白色。虫体由头节、颈节、未成熟节片、成熟节片和妊娠节片所构成;头与颈部肉眼不易区分;未成熟节片,短而宽;成熟节片位虫体中部,近方形;后部的妊娠节片长度明显大于宽度。

1) 链状带绦虫:新鲜标本为乳白色,经长期固定后呈棕黄色;节片薄而半透明,体长2~4m。

2) 肥胖带绦虫:节片数多,节片肥厚而不透明,虫体长4~8m。

(4) 两种带绦虫成节玻片标本:低倍镜观察。

无消化器官。成熟节片外观略呈方形,侧面有一生殖孔,每一节具雌雄生殖器官各一套。睾丸约150~200个,分布于节片背侧,各输出管泄集成输精管。阴茎开口于生殖腔。

1) 链状带绦虫:卵巢位于节片的后半,分三叶,染成红色。输卵管由卵巢发出,远端与阴道汇合后,通入卵模,卵模被染成红色,周围有梅氏腺包绕。卵模之上是单管状的子宫,末端呈盲端。卵模后方为滤泡状的卵黄腺。

2) 肥胖带绦虫:卵巢分二叶,其他构造同链状带绦虫。

(5) 带绦虫头节染色标本:用低倍镜观察。

此标本用囊尾蚴制成(囊尾蚴头节从囊内翻出后,染色制成,其头节与成虫头节结构相似),注意头节的形状,吸盘的数目和位置,小钩的有无。

1) 链状带绦虫头节:头节为球形,直径约1mm,在头节的四周有四个明显的杯状吸盘,头端中央部分向外突起为顶突,其上有两圈小钩。

2) 肥胖带绦虫头节:头节较链状带绦虫稍大,顶部较平,略呈方形,在头节的四周有四个吸盘,无顶突及小钩。

(6) 人体囊虫症的病变标本(瓶装标本):肉眼观察。

皮肤囊尾蚴病(人):在皮下结缔组织中有许多长椭圆形的囊包,囊包表面是一层纤维结缔组织膜,其内包着囊尾蚴。

肌肉囊尾蚴病(猪):可见很多囊尾蚴寄生在肌肉里。有的能见到头节,有的只看到囊壁,也有的是完整的囊包。

脑囊尾蚴病(人):大脑表面上可见脑膜轻度混浊,血管充血,在切面上有散在的囊虫,有的能看到头节,有的只能看到囊壁,多在大脑的灰质中,白质中较少。

心肌囊尾蚴病(猪):在心肌的表面及切面上有很多小囊腔,此即囊虫所在之处。

(7) 感染有囊尾蚴的猪、牛肉标本(瓶装和玻片):肉眼观察。

在肌纤维中可见圆形或椭圆形的小洞(囊尾蚴被切破或脱落)或囊状物。

囊尾蚴:椭圆形,乳白色,黄豆大小,囊壁略透明,囊内充满透明液体,襄壁内面中央可见一个小米粒大小的白点,是凹入的头节。二种带绦虫的囊尾蚴,肉眼观察不能区分。

2. 细粒棘球绦虫

(1) 棘球蚴砂玻片染色标本:低倍镜观察。

此标本主要观察头节。先用肉眼在标本上找到染成蓝色或红色散在的点状物,然后用低倍镜观察。在低倍镜下可以找到很小、椭圆形、淡红色或蓝色的原头蚴,有的未染上颜色呈浅褐色。高倍镜下原头蚴一端可见凹陷的顶突,有似菊花状排列的一排黄色小钩,顶突上方两侧可见着色较深的圆形或椭圆形吸盘,多看不清楚,在另一端可看到原来连接在生发囊壁上的小蒂。若数个原头蚴在一起,其周围被一层极薄的膜所包绕者,即是生发囊(图 3-13,彩图)。

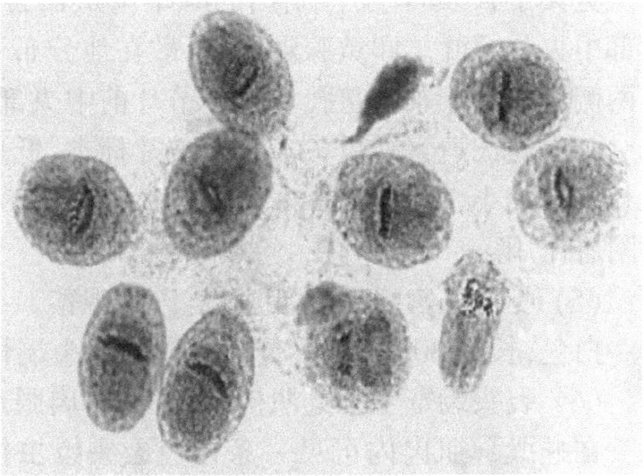

图 3-13 细粒棘球绦虫原头蚴

(2) 细粒棘球绦虫成虫玻片染色标本:低倍镜下观察。

虫体体型小,长约 2~7mm,整个虫体由四个节片组成。头节似梨形,有四个吸盘和一个突出的顶突,顶突上有两圈小钩。头节的后方是未成熟节片,呈梯形,内部结构看不清楚。

未成熟节片后方是成熟节片,呈长方形,在成熟节片中有长管状子宫及染色较深的颗粒状睾丸,节片的侧缘有生殖孔。最末一节是妊娠节片,它是节片中最大的一节,占体长的一半,子宫向两侧作不规则膨大或分支,其中充满虫卵,其他器官已退化萎缩。

(3) 细粒棘球绦虫寄生的狗肠(瓶装标本):肉眼观察。

在小肠黏膜上有很多散在的颗粒状小体即是细粒棘球绦虫。虫体头部插在肠黏膜内,其余部分游离于肠腔内。

(4) 棘球蚴浸制标本:肉眼观察。

在保存液中可见乳白色,大小不等的棘球蚴。标本如切开,囊内液体已流失,囊的最外层是宿主的组织包膜(纤维组织),其内是棘球蚴的囊壁,囊壁又分两层,外层较厚,状如粉皮为角皮层,内层为胚层,很薄,胚层内壁可见许多颗粒状的白色小突起,即为生发囊。

(5) 人的肝包虫(瓶装标本):肉眼观察。

在肝脏的切面上,有一个乳白色圆形的囊腔,即棘球蚴囊。囊壁分两层,外层乳白色、状如粉皮者为角皮层,内层甚薄为胚层,因与角皮层紧密相贴,故肉眼观察不易区分两者。棘球蚴囊已脱落。在其外面尚有一层结缔组织包膜,与肝组织的界限很清楚。

3. 曼氏迭宫绦虫

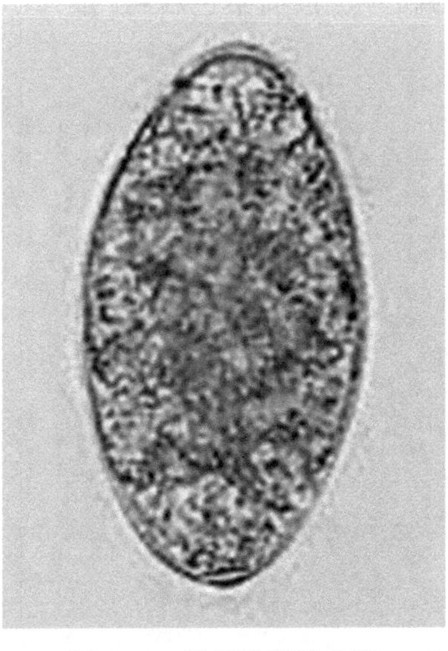

图 3-14 曼氏迭宫绦虫卵

(1) 曼氏迭宫绦虫卵:低、高倍镜观察。

近椭圆形,两端稍尖,大小为(52~79)μm×(31~44)μm,浅灰黄色,卵壳薄而均匀,卵盖一般位于更尖的一端,卵盖与卵壳的界限不十分明显,需仔细观察,卵壳内含一个卵细胞及许多卵黄细胞,细胞界限不清,充满整个虫卵(图 3-14,彩图)。

(2) 曼氏迭宫绦虫成虫:肉眼观察。

虫体细长,乳白色,体壁略透明,大小为(60~100)μm×(0.5~0.6)cm。虫体分节,由头节、颈节和链体组成。头节细小,(1~1.5)mm×(0.4~0.8)mm,呈指状,在其背腹面各有一条纵行的吸槽。颈节细长,链体节片宽度大于长度。分幼节、成节和孕节,每一节片中间均有一近三角形的白色物,即为子宫。

(3) 曼氏迭宫绦虫成熟节片:肉眼观察。

宽大于长,具有发育成熟的雌雄生殖器官。子宫不分枝作螺旋状盘曲,卵巢位于节片后部中央分两叶。卵黄腺颗粒状,散在地分布于节片两侧腹面。睾丸滤泡状散在分布于节片两侧背面。雌雄生殖孔均位于节片前中央部。

(4) 曼氏迭宫绦虫头节染色玻片标本:低倍镜下观察。

头节细小,指状,长 1~1.5mm,宽 0.4~0.8mm。在其背腹面各有一条深凹的纵形吸槽,有附着作用。

(5) 曼氏迭宫绦虫之裂头蚴:肉眼观察。

白色,长约 30cm,体不分节,具横纹,头端稍膨大,背腹面各有一条纵行吸槽。

(6) 裂头蚴寄生于蛙肌肉组织标本:肉眼观察。

在蛙股部肌肉内可见一条白色裂头蚴虫体,因剥离不全看不到虫体全部,用放大镜观察体无分节现象,但表面具有横皱纹。

(7) 曼氏迭宫绦虫第一中间宿主(剑水蚤):肉眼观察。

体分节、有附肢,末端两侧可见一对卵巢。

(四) 医学原虫形态观察

1. 溶组织内阿米巴

(1) 溶组织内阿米巴滋养体铁苏木素染色玻片标本:油镜观察。

系急性阿米巴痢疾患者脓血便制成涂片,经铁苏木素染色、脱水、透明、封片而成的玻片标本。

1) 组织型滋养体:直径约为 10~60μm,多数为 20~30μm。虫体染成蓝色,多呈圆形或椭圆形,可见细胞内外质、细胞核及吞噬的红细胞。内外质界限分明,外质透明,不着色或色泽很浅,内质呈细颗粒状,其颗粒小而均匀,染成淡蓝黑色,细胞核 1 个,呈球形,染成蓝黑色,核膜内缘有单层均匀分布的大小一致的核周染色质粒。核仁小而圆,常位于细胞核中央,且与核膜间有网状的核纤维。内质中含有大小不等的被吞噬的红细胞,染成蓝黑色(图 3-15,彩图)。

2) 肠腔型滋养体:与组织型滋养体相比较,虫体较小,直径约为 10~20μm。内外质不分明。细胞核的外形与组织型滋养体相似,但核仁常为偏心位,核周染色粒粗,排列不规则,内质不含吞噬的红细胞(图 3-16,彩图)。

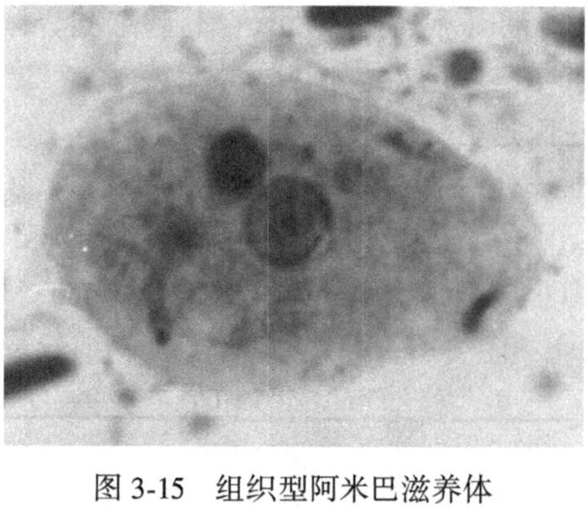

图 3-15 组织型阿米巴滋养体

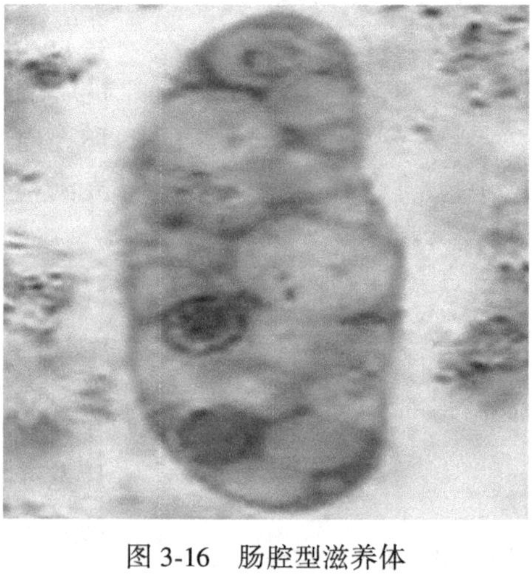

图 3-16 肠腔型滋养体

(2) 溶组织内阿米巴包囊铁苏木素染色玻片标本：油镜观察。

带囊者粪便涂片，经铁-苏木素染色、脱水透明、封闭而成。注意：包囊应从大小、形状、细胞核的数目与构造及核仁的位置进行观察。包囊呈立体的圆球形结构，因此在同一平面上不易观察到所有细胞核，需调节细螺旋仔细观察。

包囊为圆球形小体，直径约为 10~20μm，被染成蓝黑色，其囊壁较厚，囊内含有圆球形泡状细胞核 1~4 个，根据所含细胞核数目的不同，可分为成熟包囊和未成熟包囊。成熟包囊含 4 个细胞核，其核的形态构造同大滋养体，未成熟包囊含 1~2 个核，囊内含两种只出现在未成熟包囊中的特殊结构，即拟染色体和糖原泡。①拟染色体：镜下可见一条至数条被染成蓝黑色，两端钝圆呈棒状的结构；②糖原泡：染色过程中糖原泡被溶解而成空泡状（图 3-17，彩图）。

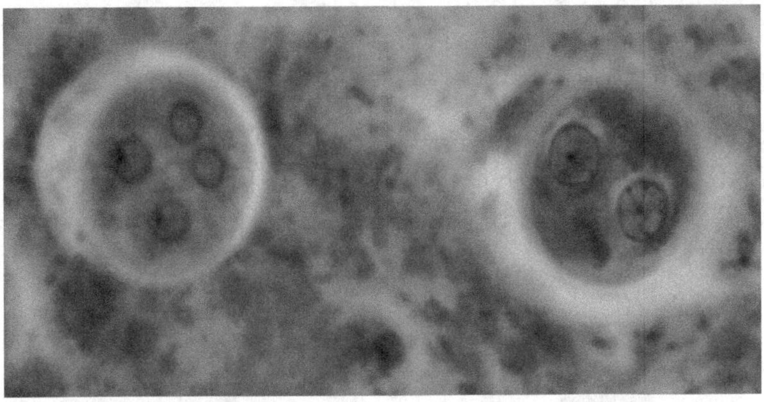

图 3-17　溶组织内阿米巴包囊

2. 杜氏利什曼原虫

(1) 杜氏利什曼原虫无鞭毛体姬氏染色标本：油镜观察。

患者骨髓穿刺物涂片或感染动物肝印片标本姬氏染色。无鞭毛体呈圆形或椭圆形，大小约为(2.9~5.7)μm×(1.8~4.0)μm，染色后细胞质呈浅蓝色，若标本染色较浅或标本褪色时，细胞质轮廓常看不清，细胞核大呈圆形，染成深红色，常靠近虫体边缘，动基体多位于核的对侧，短棒状，可因位置不同而呈点状或被掩盖。无鞭毛体寄生在巨噬细胞内，在一个受染的巨噬细胞内含多个无鞭毛体，若巨噬细胞破裂，无鞭毛体则散布在细胞之外。注意与血片中的血小板区别（图 3-18，彩图）。

(2) 杜氏利什曼原虫前鞭毛体：油镜观察。

此标本是将无鞭毛体接种于培养基内，经发育、繁殖后取培养物涂片，染色制成的玻片标本。成熟的前鞭毛体呈梭形，长 11.3~15.9μm，也可长至 20μm，虫体中部有圆形的细胞核，前端有一动基体，基体在动基体前，由此伸出一根鞭毛，游离于虫体外。体外培养的虫体常以鞭毛聚集排列成菊花样（图 3-19，彩图）。

3. 蓝氏贾第鞭毛虫

(1) 蓝氏贾第鞭毛虫滋养体铁苏木素染色标本：油镜观察。

滋养体经染色后呈蓝黑色，形似倒置梨形，大小约为(9~3)μm×(5~15)μm。虫体两侧对称，前端钝圆，后端尖细，背面隆起，腹面扁平，腹面前半部向内凹陷，形成吸盘陷窝，陷窝底部有一对并列的呈卵圆形的细胞核，核仁粗大。纵贯虫体中线有一对轴柱，沿轴柱发出四对鞭毛,一般鞭毛游离端不易看清,轴柱中部附近有一对中央小体,位于吸盘陷窝之后(图 3-20,彩图)。

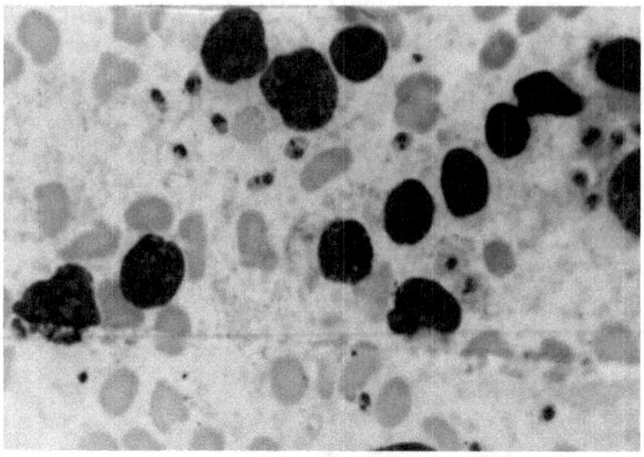

图 3-18 杜氏利什曼原虫无鞭毛体

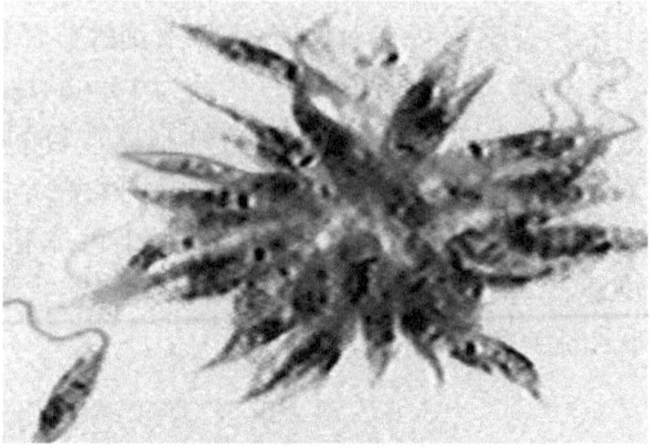

图 3-19 杜氏利什曼原虫前鞭毛体

(2) 蓝氏贾第鞭毛虫包囊铁苏木素染色标本:油镜观察。

虫体呈蓝黑色,椭圆形,大小为(8~14)μm×(7~10)μm。囊壁较厚,与虫体间有明显的间隙,胞质内可见 2~4 个细胞核,细胞核多偏于一端,囊内可见中体和鞭毛、轴柱等的早期结构(图 3-21,彩图)。

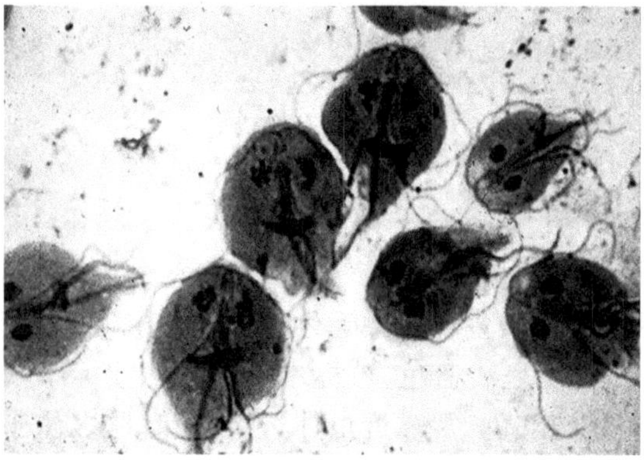

图 3-20 蓝氏贾第鞭毛虫滋养体

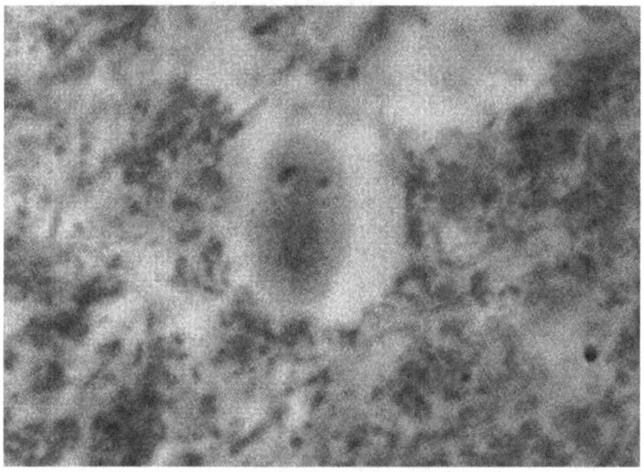

图 3-21 蓝氏贾第鞭毛虫包囊

4. 阴道毛滴虫姬氏染色标本 油镜观察。滋养体呈梨形或椭圆形,体长 7~23μm。虫体前 1/3 处有 1 个呈长椭圆形的泡状细胞核,染色较深,前 1/2 处的一侧有波浪状的薄膜与细胞质相连,此为波动膜,前端有四根染成红色的前鞭毛,另一根后鞭毛沿虫体一侧向后延伸与波动膜外缘相连。轴柱不易着色,纵贯虫体,其末端伸出虫体外(图 3-22,彩图)。

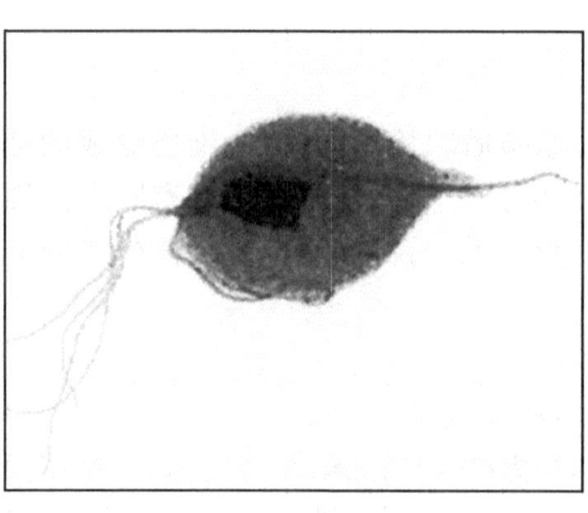

图 3-22 阴道毛滴虫滋养体

5. 间日疟原虫薄血膜染色标本 油镜观察。标本来自间日疟患者,经推片后采用姬氏或瑞氏染色。注意需认清有血膜的一面为观察面,首先用低倍镜观察，选择血细胞呈单层均匀分布，染色较好的部位，然后用油镜观察虫体的形态。一个完整的虫体均具有细胞核和细胞质，细胞核染成深红色，细胞质染成蓝色，疟色素呈黄褐色。观察时，不仅注意各期虫体的形态变化，还要观察受染红细胞的变化，并将虫体与白细胞、附着在红细胞上的血小板及染料等鉴别。间日疟原虫红内期发育阶段各期均可能在末梢血液中找到，而恶性疟原虫一般只能观察到环状体及配子体。大滋养体、裂殖体、配子体所寄生的红细胞常发生变化，即红细胞不同程度地胀大或变形，颜色变淡，出现红色薛氏小点（有时因染色时过分冲洗等原因而不明显），此为鉴别间日疟原虫的重要依据。

（1）环状体：血片中不易找到。胞质呈环状，大小约为红细胞直径的1/3，环上有一红色的小圆点即为细胞核，其形态不易与三日疟原虫鉴别。此期红细胞无明显的变化（图3-23，彩图）。

（2）大滋养体：胞质不规则，多呈阿米巴状，其内部常有空泡，有一较大的染成红色的细胞核，疟色素细小，呈棕褐色颗粒状，散在分布，量少，镜下不易看清。其受染红细胞与周围正常的红细胞相比较，其颜色变浅，体积变大，并可见红细胞膜上出现红色的薛氏小点（图3-24，彩图）。

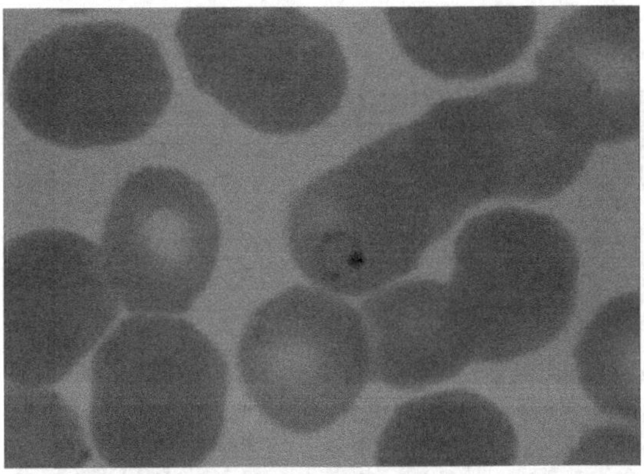

图3-23　间日疟原虫环状体

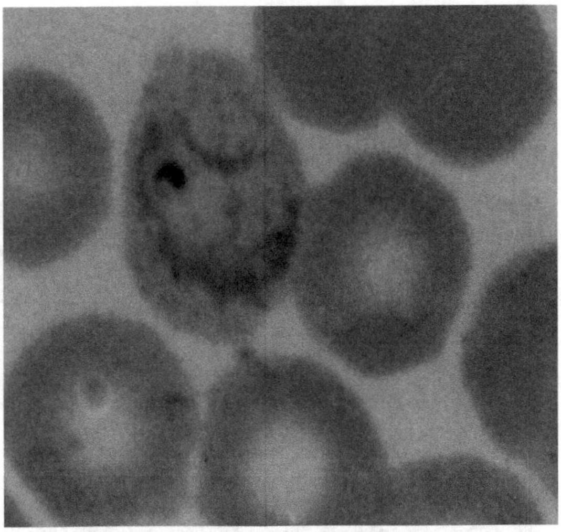

图3-24　间日疟原虫大滋养体

（3）裂殖体：核分裂为2个或2个以上，疟色素增多，根据疟原虫细胞核与胞质分裂情况，将其分为未成熟裂殖体及成熟裂殖体：核分裂为2个以上，但蓝色的细胞质还未与红色的细胞核完全分裂成为新的个体，此为未成熟裂殖体，血膜片中多为见，注意与分叶的中性粒细胞鉴别；而红色的核与蓝色的细胞质完全分裂，每一个分裂后的核均被一部分分裂的细胞质包裹形成多个新的个体（裂殖子），此为成熟裂殖体，内含有12～24个裂殖子，在血膜中很少见到。受染红细胞体积变大，红细胞膜上出现红色的薛氏小点（图3-25，彩图）。

（4）配子体：圆形或卵圆形，蓝色的细胞质几乎充满已胀大的细胞，有细胞核1个，疟色素分散，配子体有雌、雄之分。其受染红细胞，其颜色变浅，体积变大，并可见红细胞膜上出现的红色薛氏小点。

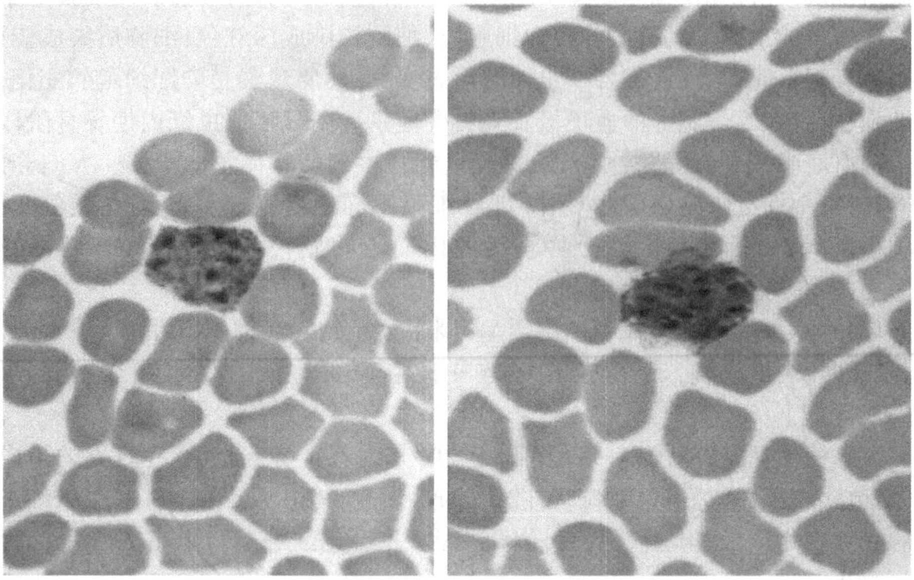

图 3-25 间日疟原虫裂殖体

雌配子体：核较小，深红色，致密，偏于一侧，细胞质染色较深（图 3-26A，彩图）。

雄配子体：核较大，淡红色，疏松，多位于中央，细胞质蓝而略带红色。注意勿将配子体与单核细胞混淆（图 3-26B，彩图）。

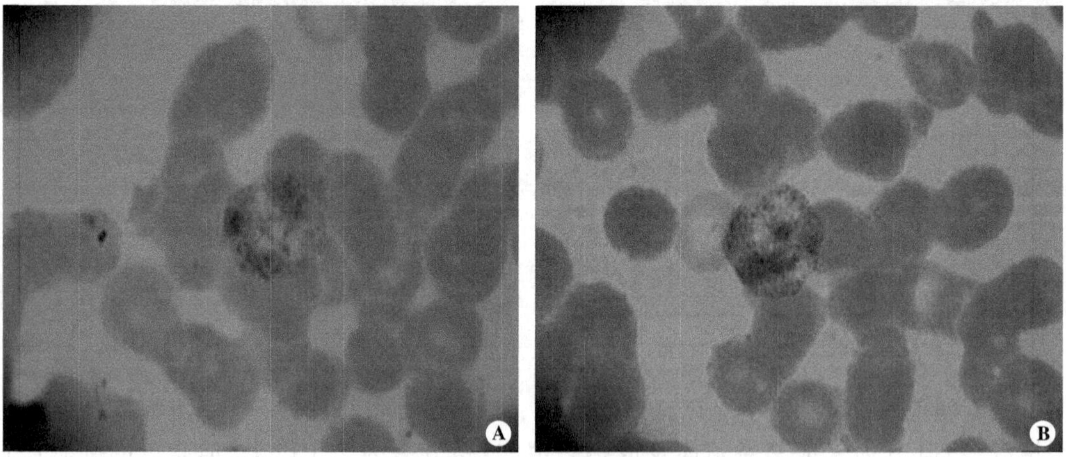

图 3-26 间日疟原虫配子体

A. 雌配子体；B. 雄配子体

6. 恶性疟原虫薄血膜染色标本 油镜观察。大滋养体和裂殖体多隐匿在内脏毛细血管内，外周末梢血中很少。因此在外周血涂片中一般仅能检出环状体及配子体。

（1）环状体：呈环状、纤细，一般位于受染红细胞的周围，其大小约为红细胞直径的 1/5～1/6左右。其特点是：在一个受染红细胞内常有 2 个以上环状体，一个环上可有一个或两个核。受染红细胞形态无明显变化（图 3-27，彩图）。

（2）配子体：呈腊肠形或新月形，其长度可以超过红细胞直径，被寄生的红细胞多破裂，仅见残余痕迹。核位于虫体中央，疟色素呈深棕色，颗粒状或杆状，多分布于虫体中央或细胞核周围。

雌配子体：两端较尖、呈新月形，核小、致密、深红色，细胞质蓝色（图 3-28A，彩图）。

雄配子体：两端钝圆呈腊肠形，核大，疏松，淡红色，细胞质蓝而略带红色（图 3-28B，彩图）。

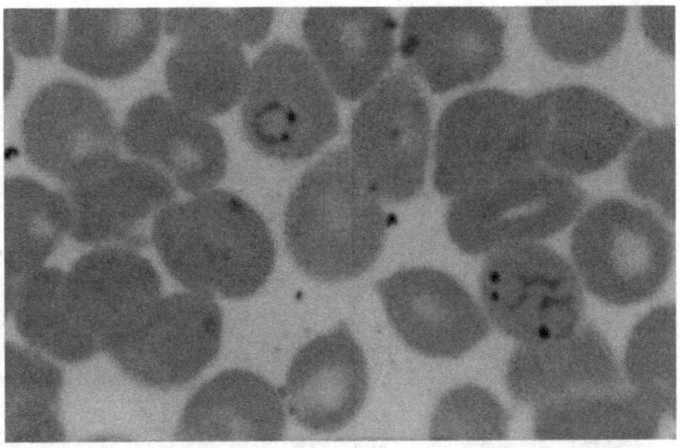

图 3-27　恶性疟原虫环状体

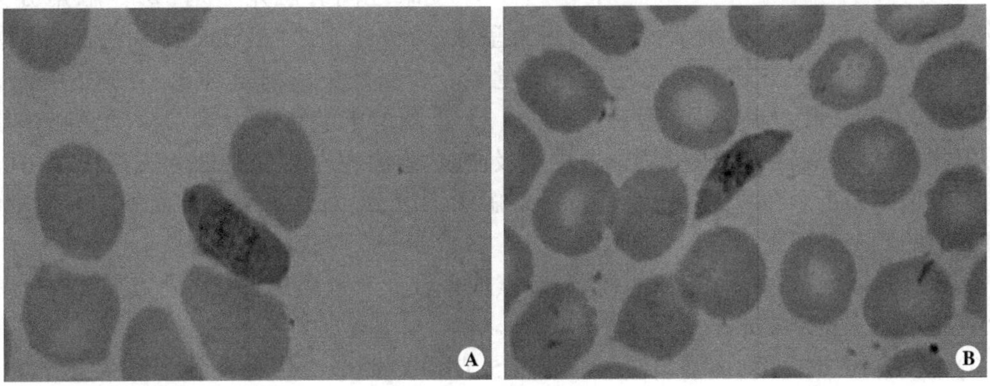

图 3-28　恶性疟原虫配子体

A. 雄配子体；B. 雌配子体

7. 刚地弓形虫　油镜观察。

（1）滋养体：游离速殖子大小约为(4~7)μm×(2~4)μm，呈新月形或弓形，一端较尖，一端钝圆，经姬氏或瑞氏染色后，胞质染成蓝色，核位于虫体中央，染成紫红色。细胞内的速殖子呈纺锤形或新月形，由宿主细胞膜包绕的数个至二十多个虫体集合形成假包囊（图 3-29，彩图）。

（2）包囊：圆形或椭圆形，直径 5~100μm，具有一层坚韧而有弹性的囊壁。囊内含数个至数百个滋养体，囊内滋养体称缓殖子，形态与速殖子相似，但虫体较小，核偏后（图 3-30，彩图）。

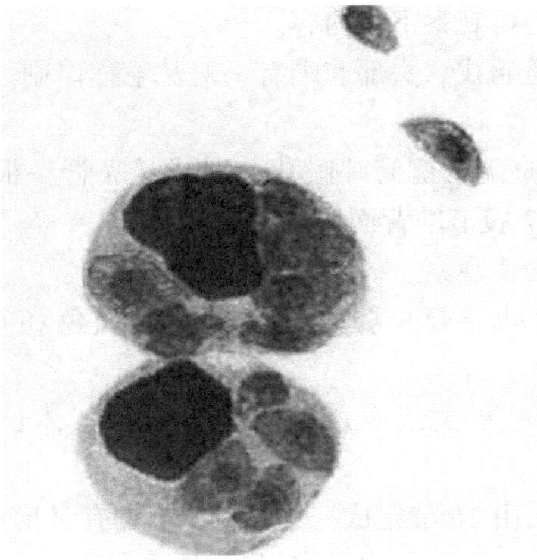

图 3-29　刚地弓形虫假包囊

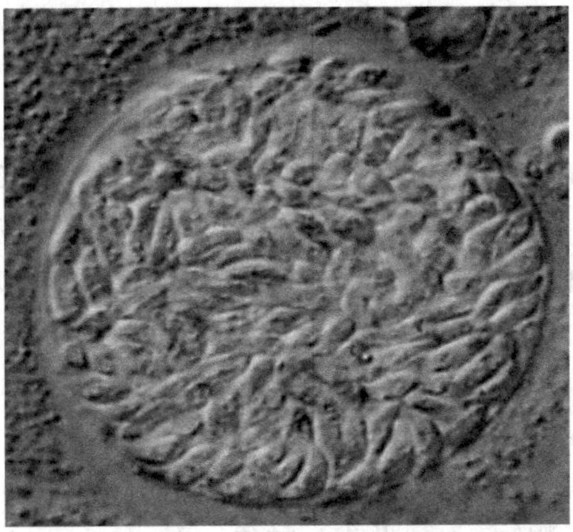

图 3-30　刚地弓形虫包囊

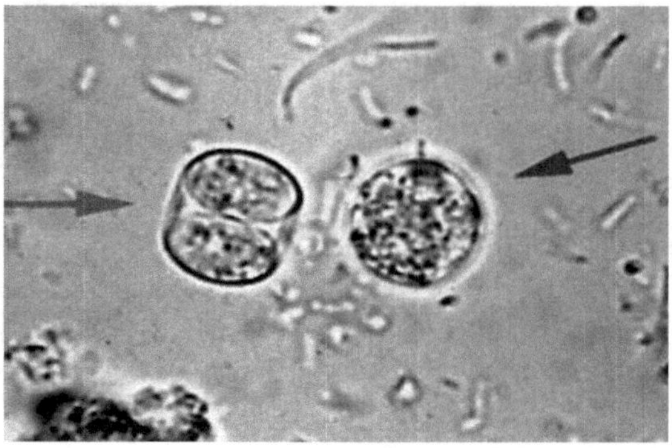

图 3-31 刚地弓形虫卵囊

(3) 卵囊:圆形或椭圆形,大小 10~3μm,具有两层光滑透明的囊壁。未成熟囊内充满均匀小颗粒。成熟囊内含有 2 个孢子囊,每个孢子囊内含 4 个新月形子孢子(图 3-31,彩图)。

(五) 医学节肢动物形态观察

1. 蚊

(1) 蚊玻片标本:低倍镜观察。

1) 蚊头:复眼一对,位于头的两侧,在复眼之间有触角一对,每一触角分为 15 节,第一节短小呈柄状,称柄节;第二节膨大呈球形,称梗节;第三节以后各节细长呈鞭状,称鞭节。鞭节的每一节基部上均轮生有感觉毛。在头的中央前方伸出一细长的喙,由上唇、下唇和舌各一根、上颚和下颚各一对组成,上下颚的末端有锯齿状结构,上颚末端膨大呈尖刀状,下颚末端较细。蚊穿刺宿主皮肤吸血时,下唇留在皮肤外面起支持作用,其余结构均刺入宿主皮下。在喙的基部两侧有一对触须,其长短因蚊属及性别而不同。雄蚊的触角鞭节上的轮毛长而密,雌蚊者短而稀。

2) 蚊翅:翅上多有鳞片组成的斑点,麻点或条纹。有 6 条纵脉,纵脉 2、4、5 各分两支,其余纵脉不分支。

3) 蚊足:细长,分节,由基、转、股、胫、跗 5 节组成,跗节又分为 5 个小节,在跗节的末端有爪和爪垫各一对,爪间突一个。

(2) 三属蚊代表种成虫针插标本:肉眼观察。

注意观察它们的体色、翅和体上有无斑及斑点,触须的长短等方面有何区别。

1) 按蚊属:体灰色,翅上有黑白斑,雌蚊触须约与喙等长;雄蚊触须与喙等长而末端呈棒状膨大。

2) 库蚊属:体棕褐色、翅无白斑,雌蚊触须明显短于喙;雄蚊触须较喙长而尖。

3) 伊蚊属:体黑色,翅无白斑,足有白环,雌蚊触须明显短于喙;雄蚊触须与喙等长。

(3) 三属蚊幼虫玻片标本:低倍镜观察。

任取一张蚊幼玻片标本作一般形态了解后,再观察下面内容。

头部:色较深,有触角和眼各一对,口器为咀嚼式。头部前端有一对丛毛称口刷。

胸部:较头部宽,其胸部分节不明显。

腹部:共 10 节,前 7 节形状相似,在第 8 节末端背侧有呼吸孔一对或呼吸管一根,末节上有 4 个透明的尾鳃及毛、刷等。有的幼虫 2~7 腹节的背面两侧有掌状毛。

(4) 三属蚊生活史全套活标本:肉眼或放大镜观察。

注意观察成虫体色及成虫、幼虫、蛹的活动与静止姿态,卵的形状、颜色和在水中情况。

2. 白蛉成虫玻片标本 低倍镜观察。体色灰黄或浅灰,全身密被细毛,体长 1.5~4.0mm,分头、胸、腹三部。

头部:两侧有大而黑的复眼一对,触角细长,由 16 节组成。第 3~15 节具有叉形刺 1~2 根。喙粗短,为刺吸式。触角一对,分 5 节,向头的下方弯曲,第 3 节上具许多匙形小刺称牛氏刺。

胸部：向背面隆起，形似驼背，分前、中、后胸，中胸特别发达，有翅一对，狭长，上有许多长毛，停息时，双翅向背面竖起，与躯体呈 45 度角，后胸有平衡棒一对。足三对，细长多毛，各有 5 个跗节，末端有爪一对。

腹部：由 10 节组成，前 7 节形状相似，第 8 节缩小，后两节特化为外生殖器。在第 2～6 节；背面生有细毛，根据毛向不同可将白蛉分为平卧毛，竖立毛与交杂毛之类，经染色处理后可大部脱落，仅留有毛杯痕迹，如 2～6 节背面毛杯为“0”形则为竖立毛类，毛杯为“c”形则为平卧毛类。雌蛉腹部末端钝圆，有尾须一对；雄蛉则形成钳状的外生殖器，构造复杂，是鉴别种类的重要特征。

3. 蝇

（1）蝇玻片标本：低倍镜观察。

1）蝇头：头的两侧有复眼一对，头顶有单眼三个，头前面正中有触角一对，由三节组成，第三节最长，其基部前外方有触角芒。舐吸式口器位于头部腹面，其末端有膨大的唇瓣两片，每一唇瓣上有弹簧样的假气管，各假气管向内汇集，开口于集合管、集合管经前口通入食道内。

2）蝇足：可见足上布满粗毛和细毛，在足的末端有爪及爪垫各一对，爪垫上布满细毛。两爪垫间有爪间突一个。

（2）常见传病蝇针插标本：肉眼或放大镜观察。

注意比较常见蝇类形态鉴别(表 3-1)。

表 3-1　常见蝇类成虫检索表

①	a. 体无金属光泽	→②
	b. 体有金属光泽	→④
②	a. 喙刺吸式，胸部背面有不清晰的四条纵纹，胸部第二节，第三节各有三个黑斑，第四纵脉弯曲度较小，末端与第三纵脉相距甚远	→厩螫蝇
	b. 喙舐吸式，第四纵脉弯曲成折角，末端几乎与第三纵脉相接	→③
③	a. 胸部背面有四条黑色纵纹，腹部背面有纵走黑色条纹	→舍蝇
	b. 胸部背面有三条黑色纵纹，腹部背面有黑白相间棋盘状斑	→麻蝇
④	a. 体部金属光泽不甚明显，腹部背面略具有蓝色金属光泽，胸部背面有鬃	→丽蝇
	b. 体有明显绿色或蓝色金属光泽	→⑤
⑤	a. 体有亮绿色金属光泽，中胸背面有鬃，多数种类颊部银白色	→绿蝇
	b. 体有蓝绿色金属光泽，复眼鲜红色，颊部橙色，胸部背面有细毛，无明显的鬃	→大头金蝇

（3）蝇幼虫玻片标本：低倍镜观察。

圆柱状、体分节，前端尖细，后端粗钝，常呈截面状，在后端有后气门一对，由气门环、气门裂和钮孔构成。其形态为鉴别种类的依据之一。

4. 蚤

（1）成蚤玻片标本：低倍镜观察。

1）头部：略呈三角形，有触角一对，位于头两侧的触角沟内，眼一对，位于触角沟的前方，眼下方为颊，颊的下缘有的生有黑色栉刺，称颊栉、栉刺的有无在分类上有一定意义。口器为刺吸式，由下颚须，下唇须，下颚叶和下颚内叶各一对以及内唇一个组成。

2）胸部：由前、中、后胸节组成，每节均由背、腹及侧板围成，腹板和侧板有时愈合成腹侧板。前胸背板后缘有的种有一排黑色栉刺，称前胸栉，中胸侧板中央有的种有一垂直的几丁质杆，称中胸侧板杆。腹面有高度发达而强壮的三对足。

3）腹部：分 10 节，雌蚤腹内部近末端有骨化的受精囊，受精囊分头部和尾部，头部一般较大，呈圆形，尾部一般较头部窄。雄蚤尾端向上翘，有结构复杂的外生殖器。

（2）成蚤大体标本：肉眼或放大镜观察。

注意观察其大小、外形及体色等。

（3）蚤卵、幼虫、蛹玻片标本：低倍镜观察。

5. 体虱

（1）体虱成虫玻片标本：低倍镜观察。

1）头部：似菱形，触角一对，位于头部两侧，触角之后有眼一对，口器为刺吸式，平时缩人头内。

2）胸部：较狭小，分界不明显，有粗壮的足 3 对，在胫节末端内侧有一指状突，足末端有一爪，爪与指状突相合形成攫握器。

3）腹部：比胸部宽，分 9 节，在 3～8 节两侧边缘各有一角质黑片。雌性末端钝圆呈“V”形，雌性分叉呈“W”形。

（2）成虫大体标本：肉眼或放大镜观察。注意观察其大小、形状及体色等。

（3）卵：低倍镜观察。观察其颜色、形状。

（4）若虫：低倍镜观察。形态和成虫相似，仅个体较成虫小，生殖器官尚未发育完全。

6. 头虱玻片标本 低倍镜观察。形状与体虱相似。其体型较体虱略小。体色较深，触角较粗短，腹节两侧角质板明显。

7. 耻阴虱玻片标本 低倍镜观察。体宽短，形似蟹。腹节两侧有突起，后足特别发达。

8. 硬蜱成虫大体标本 肉眼或放大镜观察。体扁平，卵圆形，棕色或黑褐色。颚体位于虫体前端。躯体背面有盾板，雌性盾板较小，雄性盾板较大，几乎盖满整个背面。躯体腹面前 1/3 处有一生殖孔，足四对。

9. 软蜱成虫的玻片标本 低倍镜观察。注意它与硬蜱的区别。

10. 人疥螨成虫玻片标本 低倍镜观察。为短椭圆形，体型软而透明，体表有波状横纹，颚体位于虫体前端。躯体腹面有四对足，短而呈圆锥形，前两足末端膨大为一钟状吸盘称吸垫；第 3 对足末端为长鬃；第 4 对足末端雌虫为一长鬃，而雄虫则为吸垫。

11. 蠕形螨玻片标本 低倍镜观察。

（1）毛囊蠕形螨：乳白色、半透明，细长蠕虫状。长约 0. 1～0. 4mm。颚体宽短呈梯形，位于虫体前端，有螯肢一对，须肢一对。躯体分足体和末体两部分，足体腹面有 4 对足，粗短呈芽突起。雌螨的第 4 对足之间有生殖孔，雄螨足体背面第二对足之间具阳茎。末体细长，约占躯体长度的 2/3～3/4，体表有明显的环状横纹，末端钝圆（图 3-32A，彩图）。

（2）皮脂蠕形螨：外形似毛囊蠕形螨，但比毛囊蠕形螨略短，末体也略短，约占躯体长度的 1/2，末体略尖，呈锥状（图 3-32B，彩图）。

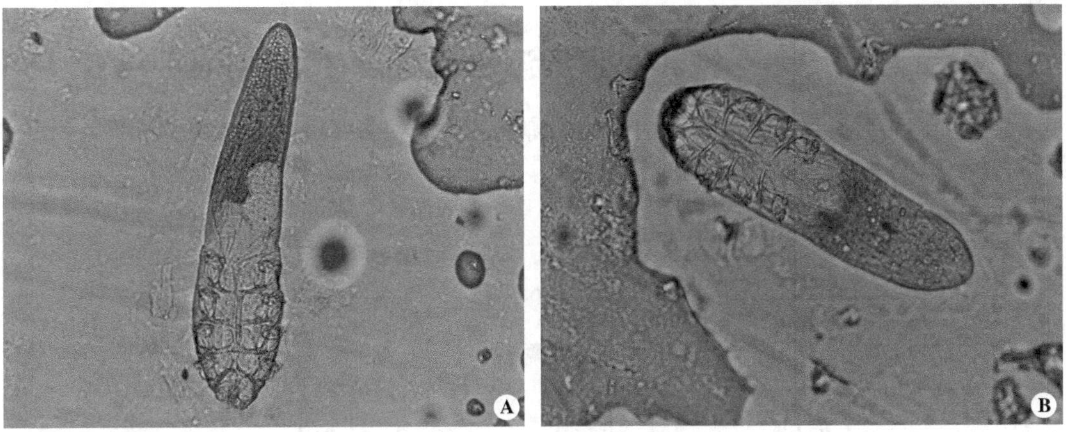

图 3-32　蠕形螨

A. 毛囊蠕形螨；B. 皮脂蠕形螨

（朱晓燕　张仁刚　杨尚君）

第二节　寄生虫常用诊断技术

实验 3-2　粪便直接涂片法检查蠕虫卵

【实验目的】

掌握检查寄生虫卵最常用的直接涂片法。

【实验原理】

本实验是利用肉眼观察粪便的颜色和性状，以及利用粪便生理盐水涂片在显微镜下观察涂片中是否有虫卵、幼虫、各种细胞、包囊、结晶等。

【实验材料】

(1) 生理盐水、新鲜等检者粪便。

(2) 滴管、载玻片、盖玻片、竹签、显微镜。

【实验方法】

(1) 取一张清洁的载玻片，在玻片中央加一滴生理盐水。

(2) 用竹签挑取绿豆大小的待检粪便一小块，均匀涂布于生理盐水中，涂片厚薄以透过涂片约能辨认书上的字迹为宜，如果太厚阻碍光线的透过，太薄则影响检查效果。必要时可加盖玻片。

(3) 先用低倍镜观察，从左至右，由上到下顺序移动载玻片或镜台推进器，仔细查找，找到被查物后，并将被查物移至视野中央，仔细辨认，必要时刻换高倍镜进一步观察。

【注意事项】

粪便涂片时镜台应平放，以免粪便液流出污染台面。镜检过程中应防止涂片干燥，如已干燥而不透明时，刻再加生理盐水，涂匀后继续观察。若镜检活滋养体，涂片要薄而均匀。气温低时要注意保温，必要时可用保温台保持温度，为使滋养体保持活动状态，便于观察。

实验 3-3 饱和盐水漂浮法检查粪便中钩虫卵

适合于检查各种线虫卵，尤以检查钩虫卵效果最好，也可检查带绦虫卵和微小膜壳绦虫卵，但不适宜检查吸虫卵和原虫包囊。

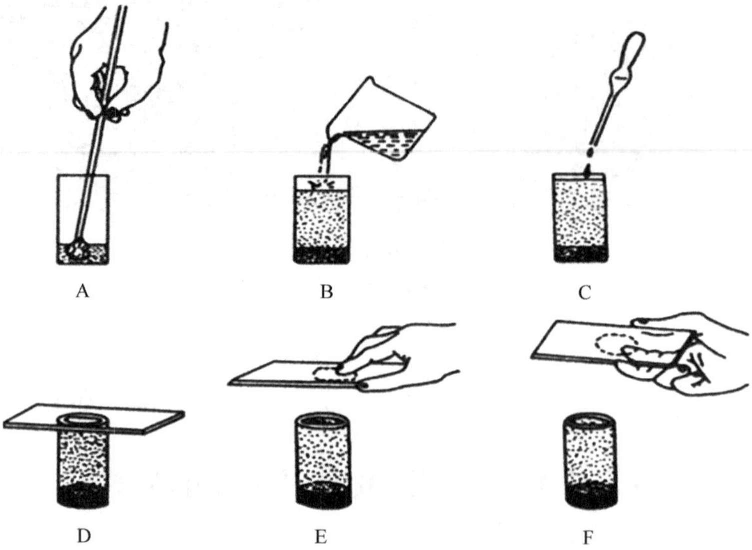

图 3-33 饱和盐水浮聚法示意图

A. 挑取蚕豆大小的粪便，置于盛有少量饱和盐水的漂浮管中；B. 将粪便捣碎，与盐水混合，再加饱和盐水；C. 将满时，改为滴管，滴至略高于管口但不溢出为止；D. 取洁净载玻片一张盖在管口上，静止 15min 左右；E. 如图垂直向上提起载玻片；F. 迅速翻转，复以盖片镜检

【实验目的】

学习检查钩虫卵最常用的饱和盐水浮聚法。

【实验原理】

利用饱和盐水比重大，使蠕虫卵上浮，集中于液面，便于检查。此法尤以检查钩虫卵效果最好，也可检查带绦虫卵和微小膜壳绦虫卵，但不适宜检查吸虫卵和原虫包囊。

【实验材料】

粪便、水、烧杯、食盐、竹签、瓷盘、浮聚瓶、毛细滴管、无油清洁载玻片、盖玻片、显微镜等。

【实验方法】

（1）饱和盐水的配制：烧杯中盛有清水煮沸后，慢慢加入食盐并不时搅动，直至食盐不再溶解为止，冷却后的液体即为饱和盐水。100mL 沸水约加食盐 35～40g。

（2）用竹签挑取黄豆大小（约 1g）粪便置于盛有少量饱和盐水浮聚瓶内（高 3.5mm，直径 2cm 的圆筒形小瓶），也可用青霉素小瓶代替。

（3）将粪便充分捣碎并与盐水搅匀后，加饱和盐水至瓶口，用竹签挑取浮于水面的粪渣，再慢慢加饱和盐水至稍高于瓶口而不溢出为止。

（4）在瓶口轻轻覆盖一载玻片，注意勿使产生气泡；如有较大气泡，应揭开载玻片加满饱和盐水后再覆盖之。

(5) 静置 15min 后，将载玻片提起并迅速翻转，覆以盖玻片置镜下观察。

【注意事项】

(1) 粪便必须搅拌均匀。

(2) 盖杯口的载玻片要与液面充分接触，避免产生气泡，防止盐水外溢。

(3) 掌握静置时间，不宜过早或过迟提起载玻片。

实验 3-4　幼虫孵化法

(一) 毛蚴孵化法检查血吸虫感染

【实验目的】

学习用毛蚴孵化法诊断血吸虫感染。

【实验原理】

血吸虫卵内毛蚴在温度 25～28℃，pH7.5～8.0 的清水中，能在短时间内孵化，孵出后毛蚴接近水面呈直线运动。

【实验材料】

(1) 蒸馏水、粪便。

(2) 尼龙袋、金属夹、铜筛、搪瓷杯、三角烧瓶、载玻片、盖玻片。

【实验方法】

取粪便约 30g，先经自然沉淀法或尼龙袋集卵法浓集处理，将粪便沉渣倒入三角烧瓶内，加清水至瓶口，在 20～30℃ 的条件下，经 4～6h 后用肉眼或放大镜观察结果。如见水面下有白色点状物作直线来往游动，即为毛蚴。必要时可用吸管将其吸出镜检。如无毛蚴，每隔 4～6h(24h 内)观察一次。气温高时，毛蚴可短时间内孵出，因此要用 1.2% 盐水或冰水冲洗粪便，最后一次才用室温清水(图 3-34)。

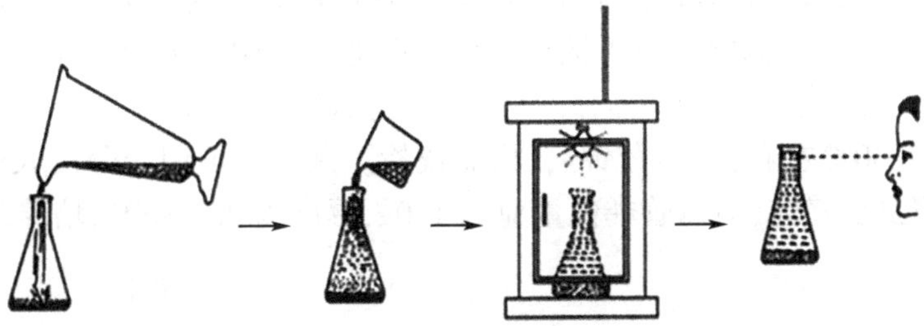

图 3-34 毛蚴孵化法

【实验结果】

用肉眼或放大镜观察到白色点状毛蚴在水面下作直线来往游动。

【注意事项】

不合宜人群：一般无不适合人群。

检查前禁忌：检查前不要吃抗寄生虫的药物，以免影响结果。

检查时要求：

(1) 粪便必须新鲜，不能混有尿液。气温超过 26℃ 时，粪便搁置 24h 后，毛蚴孵出率大减,48h 后则不能孵出毛蚴。因此,若粪便不能及时孵化,可加生理盐水,调成混悬液,置 4℃冰箱内 1~2 天,不影响孵出率。

(2) 毛蚴孵化的最适温度为 25~28℃,10℃以下或 30℃以上毛蚴不易孵出。

(3) 夏秋季节温度较高,为防止自然沉淀过程中,毛蚴过早孵出被倒掉,可用 1.2% 盐水代替清水,以抑制毛蚴孵出,但最后孵化时仍需用去氯自来水。

(4) 河水、塘水中有原生动物,其形态及动态很像毛蚴,易于误诊,故做毛蚴孵化时,沉淀及孵化用水均需经过处理,杀灭水中原生动物。自来水中虽无原生动物,但往往有过多的余氯,对孵化不利,也需经过测定余氯和脱氯处理。

(二) 钩蚴培养法检查钩虫感染

【实验目的】

学习检查钩虫丝状蚴的钩蚴培养法。

【实验原理】

钩蚴培养法是一项用于检查寄生虫的辅助检查方法。亦称试管滤纸培养法。在适宜的温度和湿度的条件下,钩虫卵在数日内发育并孵出幼虫,一般在 3~5 天后,可用肉眼或放大镜观察,检出率为直接涂片法的 7 倍,也优于饱和盐水浮聚法,孵出的丝状蚴可作虫种鉴定。

【实验材料】

(1) 冷开水、粪便。

(2) 滤纸、竹签、试管、载玻片、盖玻片。

【实验方法】

取 1cm×10cm 的洁净试管一只,加冷开水约 1.5~2mL。将滤纸剪成与试管内径等宽但较试管稍短的 T 字形纸条,用铅笔在纸条横条部分写上受检者姓名或编号、受检日期。用竹签挑取约 0.4g 粪便均匀涂于滤纸中 2/4 处,再将纸条插入试管,下端浸泡在水中,以粪便不接触水面为宜。在 20~30℃条件下培养(图 3-35),培养期间每天沿管壁补充冷开水,以保持液面高度。3 天后用肉眼或放大镜检查试管底部。钩蚴在水中常作蛇样运动。如无钩蚴,可继续培养观察至第 5 天。如需作虫种鉴定应从管底吸取钩蚴镜检。气温太低时可将培养管放入温水(30℃左右)中数分钟后,再做镜检。该法也可用于分离人体肠道内阿米巴滋养体及人毛滴虫滋养体,但每管粪便量应为 1.0g,温度为 25~30℃,培养时间为 2~4 天。

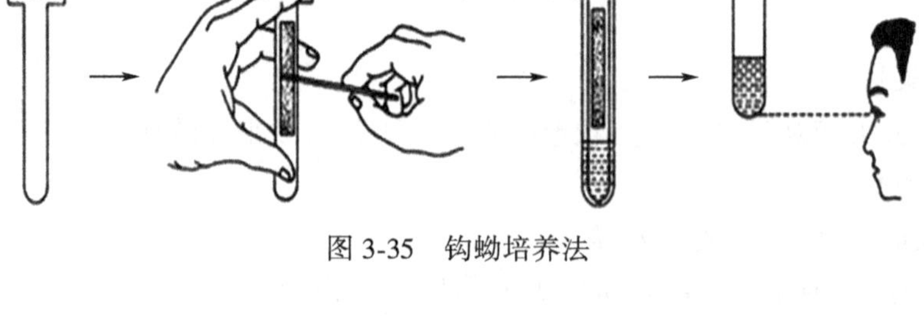

图 3-35 钩蚴培养法

【实验结果】

用肉眼或放大镜检查试管底部,可见在水中作蛇样运动的钩蚴。

【注意事项】

(1) 检查前禁忌:检查前不要吃抗寄生虫的药物,以免影响结果。

(2) 检查时要求:整个过程需时 3 天以上,气温低时要保温,且每天加水。

(3) 不合宜人群:一般无不适合人群。

实验 3-5 肛门试纸法

肛门拭子法(anal swab)适用于检查肛周产卵(蛲虫)或常可在肛门附近发现虫卵(带绦虫卵)的蠕虫。

(一) 棉签拭子法

【实验目的】

检获黏附于肛门周围皮肤上的寄生虫卵。

【实验原理】

用生理盐水收集虫卵,再利用漂浮法或沉淀法的原理进行观察。

【实验材料】

(1) 生理盐水、饱和盐水、粪便。

(2) 棉签、试管、载玻片、盖玻片。

【实验方法】

先将棉签浸泡在生理盐水中,取出挤干过多的盐水,在肛周檫拭,随后将棉签放入盛有饱和盐水的试管中,用力搅动,迅速提起棉签,在试管内壁挤干盐水后弃去,再加饱和盐水至液面稍高于管口,覆盖一载玻片,5min 后取下载玻片镜检。也可用清水替换饱和盐水,采用自然沉淀或离心沉淀法进行检查。

【实验结果】

可检获蛲虫卵和牛带绦虫卵。

【注意事项】

(1) 检查前禁忌:检查前不要吃抗寄生虫的药物,以免影响结果。

(2) 检查时要求:一般在清晨醒后或午睡后、便前、洗澡前进行检查,如首次检查阴性,可连续检查 2~3d。

(二) 透明胶纸法

【实验目的】

检获黏附于肛门周围皮肤上的寄生虫卵。

【实验原理】

用透明胶纸黏附肛门周围的寄生虫卵,置于显微镜下直接观察。

【实验材料】

透明胶纸、载玻片、盖玻片。

【实验方法】

用宽约 2cm 的透明胶纸剪成长约 6cm 的小段,一端向胶面折叠约 0.4cm(易于揭开)后,再贴在洁净的载玻片上。检查时揭开胶纸,使胶面朝外,粘贴患者肛周皮肤,然后将胶纸复位贴在玻片上镜检(图 3-36)。操作人员注意防止感染,用具进行无害化处理。检查蛲

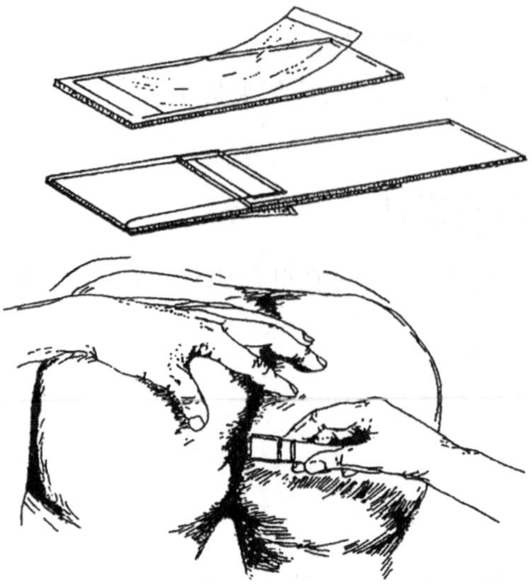

图 3-36 透明胶纸法

虫卵应在清晨大便前或洗澡前取材。

【实验结果】

可检获蛲虫卵和牛带绦虫卵。

【注意事项】

(1) 检查前禁忌:检查前不要吃抗寄生虫的药物,以免影响结果。

(2) 检查时要求:一般在清晨醒后或午睡后、便前、洗澡前进行检查,如首次检查阴性,可连续检查 2~3 天。

(杨尚君 张仁刚)

实验 3-6 十二指肠分泌物检查

【实验目的】

抽取十二指肠分泌物检查蓝氏贾第鞭毛虫滋养体、华支睾吸虫卵、肝片吸虫卵和布什姜片吸虫卵等。

【实验原理】

十二指肠液包括胆汁、胰液、肠液、胃液的分泌混合物。分别来自于十二指肠、胆总管、胆囊和肝胆管。由于标本来自不同部位,其色泽、性质也不相同,按抽取液体的先后依次装在四个容器中,分别标记胆总管液(A 液)、胆囊液(B 液)、肝胆管液(C 液)和十二指肠液(D 液),其中对肝胆系统寄生虫病有诊断意义的是来自胆囊的胆囊液(B 液),色泽呈深黄绿色。将十二指肠引流液滴于载玻片上,镜检;也可经离心浓集后,取沉渣镜检。胆汁中虫卵最多且无杂物混合在内,容易检出,且大大地提高了检出率。十二指肠引流液主要适用于检查蓝氏贾第鞭毛虫滋养体、肝吸虫卵、姜片虫卵、肝片形吸虫卵等。在急性阿米巴肝脓肿患者胆汁中偶可发现滋养体。

【实验材料】

显微镜、十二指肠引流管、离心机、离心管、载玻片、生理盐水、10% NaOH 等

【实验方法】

(1) 将消毒的十二指肠引流管经口插入十二指肠,并将留在体外的部分用胶布固定在颊部。

(2) 然后,用 50mL 注射器管嘴插入引流管开口部,陆续将胆汁和十二指肠液抽出,注入容器内。

(3) 直接涂片法:将引流液滴于载玻片上,加盖片后直接镜检。

(4) 离心沉淀法:将引流液加适量生理盐水稀释混匀后,分装离心管内,以 2000r/min 离心 5~10min,吸取沉渣涂片镜检。

【注意事项】

(1) 引流液过于黏稠,应先加 10% NaOH 消化后再离心。

(2) 引流液中的蓝氏贾第鞭毛虫滋养体常附着在黏液小块上,或虫体聚集成絮片状物,注意鉴别。

(3) 肝片形吸虫卵与姜片虫虫卵不易鉴别,但前者可出现于胆汁;而后者只见于十二指肠液中。

实验3-7 阴道分泌物检查

【实验目的】

取阴道分泌物检查阴道毛滴虫(*Trichomonas vaginalis*),偶尔可查见蛲虫卵、蛲虫成虫、溶组织内阿米巴滋养体及蝇蛆。

【实验原理】

阴道毛滴虫可寄生于女性阴道、尿道及男性尿道、前列腺内,取阴道分泌物可诊断滴虫性阴道炎。

【实验材料】

(1) 棉签、显微镜、生理盐水、载玻片、盖玻片、Wright染液、Giemsa染液等。

(2) 肝浸液培养基、抗生素液、灭活无菌新生小牛血清、恒温培养箱、pH仪、试管、烧杯、量杯、玻璃漏斗等。

【实验方法】

(1) 用无菌棉签在阴道后穹窿、子宫颈及阴道壁上取分泌物。

(2) 直接涂片法 在盛有分泌物的试管中加数滴生理盐水制成分泌物悬液,取一滴置载玻片上,加盖玻片,于400倍高倍镜下观察,可查到活的滋养体。

(3) 染色涂片法 阴道分泌物作生理盐水涂片,干后甲醇固定,用瑞氏或姬氏染剂染色后置于1000倍油镜下检查。

(4) 悬滴法 先在一盖玻片周缘涂一薄层凡士林,中间滴1~2滴生理盐水,将阴道分泌物涂于生理盐水中,翻转盖片覆盖在一凹孔的载玻片上,稍加压使两片黏合,液滴即悬于盖片下面,镜检。

(5) 培养法 将含有分泌物的棉拭子接种于肝浸液培养基,置37℃温箱培养48h,用无菌滴管伸入管底吸取培养物作涂片染色法检查,置于1000倍油镜下观察。

【实验结果】

(1) 低倍镜下 一个视野内可以观察到10~20个无色透明、椭圆形、运动活跃的活滋养体。

(2) 高倍镜下 可观察到虫体借前鞭毛和体侧的波动膜不停做螺旋式运动,时而为圆形,时而为菱形。4根前鞭毛和1根后鞭毛有时清晰可辨,有时绞结成团。

【注意事项】

(1) 直接涂片法查找毛滴虫易受气温低时滴虫活动度差的影响,在显微镜下不易观察,或引起虫体死亡,不易与白细胞区别。天气寒冷时,检查阴道毛滴虫,应注意保温。

(2) 肝浸液培养基在pH5.5~6.0的范围内,偏碱时虫体活力相对较弱,虫体大小不均,较圆,繁殖较慢;偏酸时虫体活力相对较强,虫体小,梨形,繁殖快。

(3) 虫株每3天传代培养1次,稳定培养3代,取样革兰染色证明无菌后,可用于具体科研实验。转种时用消毒吸管吸取管底沉淀2~3滴,转入新培养基(含灭活无菌新生小牛血清与抗生素)。

实验 3-8 血液检查

血液检查是诊断疟疾、丝虫病的基本方法。所用的载玻片用前需经洗涤液处理，自来水、蒸馏水冲洗，在 95%酒精中浸泡，烤干后使用。

【实验目的】

掌握厚薄血膜涂片中红内期疟原虫的各期形态。熟悉厚薄血膜涂片操作过程及应用。

【实验原理】

疟原虫寄生于红细胞，可取血液检查，临床上为提高检出率，对典型发作的间日疟及三日疟患者，应选择发作后数小时至 10 余小时采血，恶性疟原虫在发作时采血。从患者耳垂或指尖(以左手无名指为宜)取血，婴儿通常从大踇趾第二趾骨腹面针刺采血。采血后经制片、染色，显微镜下可以鉴别疟原虫的虫种和虫期。

【实验材料】

感染鼠疟原虫小鼠、小鼠固定器、75%酒精棉球、小剪刀、洁净载玻片、细玻棒、特种蜡笔、甲醇、蒸馏水、pH7.0～7.2 PBS 缓冲液、姬氏染液(或瑞氏染液)、显微镜等。

1. 姬氏染液配制方法 表 3-2。

表 3-2 姬氏染液

成分	含量
姬氏染剂粉	1g
甲醇	50mL
甘油	50mL

将姬氏染剂粉(含天青与伊红)置研钵中，加少量甘油充分研磨，加甘油再磨，直至 50mL 甘油加完为止，倒入棕色玻瓶中。然后分几次用少量甲醇冲洗钵中的甘油染粉，倒入玻瓶直至 50mL 甲醇用完为止，塞紧瓶塞，充分摇匀，置 65℃温箱内 24h 或室温内一周后过滤，备用。

2. 瑞氏染液配制方法 表 3-3。

将瑞氏染剂粉(含亚甲蓝与伊红)加入甘油中充分研磨，然后加少量甲醇，研磨后倒入瓶中，再分几次用甲醇冲洗钵中的甘油溶液，倒入瓶内，直至甲醇用完为止。摇匀，24h 后过滤待用。

表 3-3 瑞氏染液

成分	含量
瑞氏染剂粉	0.1～0.5g
甲醇	97mL
甘油	3mL

【实验方法】

1. 采血 本实验采取感染鼠疟原虫的小白鼠尾部血液做涂片。将感染鼠疟原虫的小白鼠装入小鼠固定器或笼中，尾部应外露，用 75%乙醇棉球消毒鼠尾，并按摩使其充血，然后在离鼠尾尖端约 2～3mm 处剪断，从尾巴根部往末端挤出血滴供制作涂片用。

2. 制片 将厚、薄血膜片做在同一张载玻片上(图 3-37)。

(1) 制作薄血膜

1) 取一洁净载玻片，左手持玻片两端，另选 1 张边缘光滑平整的载玻片作推片。

2) 在载玻片 1/3 与 2/3 交界处蘸血一小滴。

3) 用左手拇指和中指夹持玻片两端，将推片的边缘中点与血滴接触，推片置于血滴之前，并与载玻片呈 30°～45°夹角，待血滴沿推片边缘向两侧展开后，立即由右向左迅速推动，即形成舌状血膜。

(2) 制作厚血膜

1) 于载玻片的另一端 1/3 处蘸血 1 小滴($10mm^3$)。

2）用推片的一角将血滴自内向外作螺旋形涂布摊开，形成直径约为 0.8～1.0cm 大小的圆形血膜，厚薄均匀，然后平置桌上，待自然干燥。

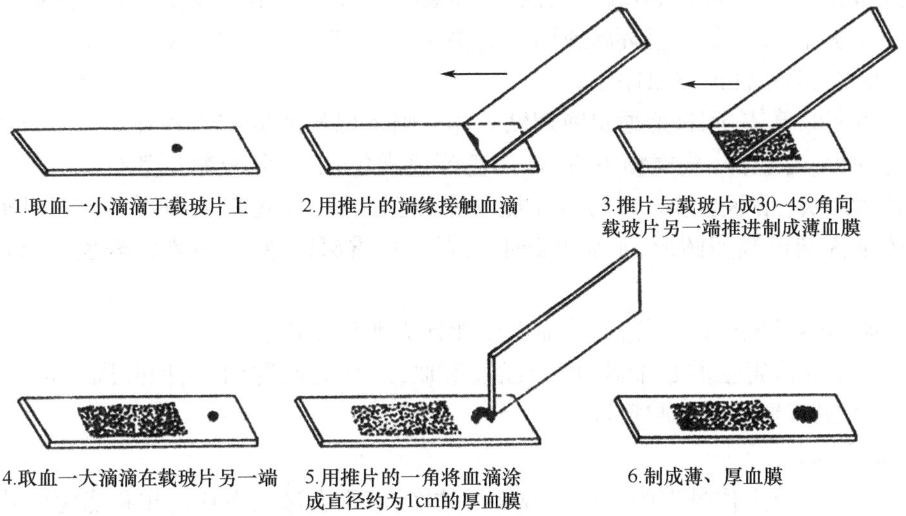

图 3-37　厚薄血膜片制作步骤

3. 固定与染色　常用瑞特染色法（Wright staining）与吉姆萨染色法（Giemsa staining）。

（1）瑞特染色法：瑞特染剂含甲醇，因此制备薄血膜时不需要另行固定。

1）厚、薄血膜间用蜡笔画线分开，滴蒸馏水于厚血膜上，使之溶血，待血膜晾干后，与薄血膜一起染色。

2）取晾干后的血片，在血膜两端用玻璃蜡笔划好染色范围，滴加瑞特染液数滴，使其覆盖全部厚、薄血膜。

3）30 秒至 1min 后加等量缓冲液或蒸馏水，轻摇载玻片，使之与染液混匀，很快液面出现一层灿铜色浮膜。

4）约经 3～5min 染色后，用缓冲液、蒸馏水或自来水冲洗，晾干后镜检。

（2）吉姆萨染色法

1）取染液原液，用 pH7.0～7.2 的 PBS 缓冲液稀释 10～20 倍。

2）用小玻棒蘸甲醇或无水乙醇在薄血膜上轻轻摸过以固定血膜（厚血膜不需固定）。

3）血片干后，滴加稀释的吉姆萨染液覆盖全部的厚、薄血膜，室温 30min 后，用缓冲液冲洗，晾干后镜检。

4. 镜检　油镜观察。镜检时先观察厚血膜上的疟原虫，然后再仔细观察薄血膜上虫体形态。

【实验结果】

1. 血膜涂片制作及染色好坏的鉴定

（1）薄血膜：理想的薄血膜平整无皱折和空泡，红细胞呈单层均匀分布，无裂痕，虫体核呈紫红色，胞质呈蓝色，疟色素呈棕褐色。

（2）厚血膜：溶血彻底，血膜完整，能辨认疟原虫。

2. 薄血膜中疟原虫的形态鉴定　薄血膜中疟原虫形态完整典型，易识别和鉴别虫种。

3. 厚血膜中疟原虫的形态鉴定　厚血膜中疟原虫浓集，易检获，但由于厚血膜取血量较多，红细胞重叠，干燥缓慢，以至于虫体皱缩，空泡消失，胞质变形，加之溶血后红细胞溶解，使其虫体及虫种的鉴别困难。与薄血膜中的形态相比，各期疟原虫体积都略微缩小，其中环状体和晚期滋养体形态有较大的改变，而裂殖体及配子体的形态则无明显变化。

（1）环状体：如环状体呈环状或因空泡消失呈“！”“，”“∧”“飞鸟”“鸟眼”状，三种疟原虫不易区别，但恶性疟原虫略小。

（2）晚期滋养体：间日疟原虫晚期滋养体呈阿米巴样或皱缩为各种形状。有的疟原虫胞质缩为圆形，着色深，核模糊不清，棕褐色疟色素包在中间，只略见其折光。有的疟原虫胞质断裂呈几块，互不连接。核可位于胞质中或其表面，疟色素分布不均。三日疟原虫晚期滋养体常为圆形或卵圆形，不易见到带状者。胞质深蓝色，疟色素深褐色，颗粒粗大，核不清晰。

（3）裂殖体及配子体：形态与薄血膜中相比无明显变化。

（4）被疟原虫寄生的红细胞：由于经过溶血，红细胞轮廓消失，但薛氏点仍清楚，在血膜较薄处，可见残留的红细胞痕迹。

【注意事项】

（1）使用前及操作过程中需保持载玻片洁净，否则会影响血片制作和镜检结果。

（2）做薄血膜推片时用力和速度要均匀，不能中途停顿或重复推片，以免造成血膜断裂或厚薄不匀，如取血量多，夹角宜小；取血量小，则夹角可大些，理想的薄血膜，应是一层均匀分布的血细胞，血细胞间无空隙且血膜末端呈扫帚状。厚血膜为多层血细胞的重叠，约等于 20 倍薄血膜的厚度。

（3）固定薄血膜时切勿将固定液带到厚血膜上，防止影响厚血膜溶血。

（4）染液，宜用时现配，否则易产生沉淀，影响染色效果。

（5）冲洗血片时勿将染液倾倒后再冲，防止血膜上留下冲不掉的染液渣及异物，且冲洗的水不能直接冲在血膜上，防止血膜脱落。

（6）在薄血膜涂片镜检时，有时遇见与类似疟原虫形态的物体，应注意区别排除。如单个血小板附于红细胞上，易误认为环状体或成长中的滋养体。成堆的血小板误认为成熟的裂殖体。此外，还有染液沉淀颗粒以及偶有细菌、霉菌、尘粒、白细胞碎片重叠于红细胞上，很像环状体和成长中的滋养体。但这些物质大多呈一种颜色，如细调显微镜焦距，可以看出它们与红细胞不在同一水平面上。

1）瑞特染色法：此方法操作简便、快速，临床上经常使用，但血片易褪色，保存时间较短。

2）吉姆萨染色法：此染色法效果良好，不易褪色，对厚血膜尤佳，适用染大批血片标本，供教学使用，但染色需时较长。

实验 3-9　毛囊或皮脂腺（蠕形螨）检查

【实验目的】

通过检查毛囊或皮脂腺，诊断疥疮及蠕形螨病。

【实验原理】

蠕形螨寄生于人体的前额、鼻沟、颊部、下颌、眼睑及外耳道，亦可寄生于头皮、颈肩胸部、大阴唇和肛门等处的毛囊和皮脂腺中，疥螨寄生于宿主皮肤角质层中。因此通过检查宿主的毛囊和皮脂腺可诊断疥疮和蠕形螨病。

【实验材料】

双目解剖镜、载玻片、外科刀片、痤疮压迫、镊子、透明胶纸等。

【实验方法】

(1) 痤疮压迫器刮脂法(简称刮脂法) 用痤疮压迫器分别在受检者的鼻尖、鼻翼及鼻翼沟处各刮取皮脂 1 次,将刮取的皮脂置于滴有花生油滴的载玻片上,加盖玻片,低倍镜下检查。

(2) 挤压刮取涂片法:用双手食指在受检者鼻翼两侧挤压,挤压力度应使毛囊内、皮脂腺内分泌物溢出,再用手术刀片钝端刮取皮脂分泌物,然后将挤压刮出物移至载玻片上,加一滴甘油使之透明,加盖玻片,用小镊子轻压,使油脂均匀摊开,在低倍镜下检查。

(3) 透明胶纸粘取法:于睡前用温水洗净面部,取长约 5cm,宽 1cm 的透明胶纸于睡前粘贴于额、鼻、鼻沟、颧及颏部等处。次日清晨取下后粘于载玻片上,低倍镜下检查。

(4) 眼睫毛检查法 用镊子拔取左右眼睫毛 2~3 根,置于载玻片上加甘油和盖片镜检。

【实验结果】

(1) 可见乳白色、半透明,细长蠕虫状,长约 0.1~0.4mm 的毛囊蠕形螨。

(2) 可查见皮脂蠕形螨,外形似毛囊蠕形螨,但比毛囊蠕形螨略短,末体也略短,约占躯体长度的 1/2,末体略尖,呈锥状。

【注意事项】

(1) 挤压刮取涂片法的检查者手法应尽量轻柔,以减少受检者的鼻部酸痛感。

(2) 粘贴法易受季节变化等多种因素的影响,夏季面部出汗,也影响粘贴效果,且受检查者胶带易脱落,因此粘贴要规范、牢靠,面部要洗干净,否则都对结果有一定影响。

(朱晓燕　张仁刚　杨尚君　张晓丽　周燕蓉)

第三节　寄生虫感染特殊免疫学检测方法

实验 3-10　皮 内 试 验

皮内试验(intraderrpmal test,ID):以虫体或虫卵制备成可溶性抗原,稀释后进行皮内注射。皮内试验用于多种蠕虫病,如血吸虫病、卫氏并殖吸虫病、猪囊尾蚴病及棘球蚴病等。本试验有一定特异性与敏感性,操作简便易行,尤适用于现场应用,但有一定的假阳性。现已棘球蚴病的包虫皮内试验(卡松尼试验)为例。

【实验目的】

用已知的包虫囊液抗原检测受试者体内是否存在特异性抗体,以此来快速诊断包虫病。

【实验原理】

宿主在寄生虫变应原刺激后,体内产生亲细胞性抗体(如 IgE、IgG),当与相应抗原结合后,肥大细胞和嗜碱性粒细胞释放生物活性物质,引起注射抗原的局部皮肤出现皮丘及红晕,以此来判断体内是否有包虫的特异性抗体存在。

【实验材料】

抗原液、消毒液、棉签、1mL 皮试针。

【实验方法】

用皮试针取 0.1~0.2mL 囊液抗原,消毒受试者掌侧皮肤,于皮内注射抗原液,15~20min后观察反应。

【实验结果】

阳性者局部呈红色丘疹,直径可达 5cm 左右,并有伪足(即时反应)、2~2.5h 后消退;约 12~24h 后继以皮肤红肿及硬结(延迟反应)持续 1~3 天。如病人血内有足量特异抗体,则抗原在皮内全被中和,不出现延迟反应。本试验阳性率为 75%~95%。

【注意事项】

阳性者对该病的诊断具有初步筛选的价值,但必须注意的是虫种间常可出现交叉反应。肝病及恶性肿瘤病人偶有假阳性反应。由于阳性反应在虫体被杀灭后仍可持续多年,因而不宜用于疗效考核,只能在流行区对可疑患者起筛选作用。

实验 3-11　血吸虫环卵沉淀实验

血吸虫病的免疫学诊断方法有很多,环卵沉淀试验(circumoval precipitin test,COPT)为目前最常用的免疫学诊断方法之一。

【实验目的】

用已知血吸虫全卵抗原检测待检血清中是否含有相应抗体,对血吸虫感染做出诊断。

【实验原理】

环卵沉淀试验是以血吸虫全卵为抗原的特异免疫血清学试验,卵内毛蚴或胚胎分泌排泄的抗原物质经卵壳微孔渗出与检测血清内的特异抗体结合,可在虫卵周围形成特殊的复合物沉淀,在光镜下判读反应强度并计数反应卵的百分率称环沉率。

【实验材料】

(1) 检验材料:新鲜动物血清。

(2) 试剂:血吸虫冻干虫卵、标准阳性血清、标准阴性血清。

(3) 器材:滴管、载玻片、盖玻片(24×24mm)、蜡杯(熔蜡用)、玻璃蜡笔、脱脂棉、有盖盘、酒精灯、温箱、计数器、显微镜。

【实验方法】

(1) 取三张载玻片,在其中央横轴两侧涂两条平行蜡,蜡间距离与盖玻片宽度相同。

(2) 用滴管分别吸取待检动物血清、标准阳性血清、标准阴性血清各 1~2 滴(约 25μL)分别滴至三张载玻片上,用针挑取虫卵约 100 个,放入相应血清中,并用针搅拌,使虫卵散开,盖好盖玻片,四周用蜡封闭。

(3) 将制好的玻片放入湿盒(在有盖盘中预先放置一层湿纱布),置 37℃温箱中培养。

(4) 48h 后,取出切片在显微镜下观察,记录环沉情况,并计算环沉率。

【实验结果】

(1) 典型的阳性反应:泡状、指状、片状或细长卷曲状的折光性沉淀物,边缘整齐,与卵壳牢固粘连。

(2) 阳性判定标准

环沉率% =(全片阳性反应卵数/全片虫卵数)×100%。

凡环沉率≥5%者可报告为阳性(在基本消灭和消灭血吸虫病地区环沉率≥3%者可判断为阳性),1%~4%者为弱阳性,环沉率的动态变化在治疗上具有参考意义。

【注意事项】

(1) 加入虫卵数量要适当,虫卵过多或过少对反应结果都有一定影响。计算虫卵时,均不计未成熟卵和破卵。

(2) 检验每批血清标本,应同时做一阳性血清对照。

(3) 本试验可用于滴血滤纸代替血清进行反应,但将血滴洗脱时,血液被稀释反应强度因而下降。

(4) 粪便必须新鲜,送检时间一般不宜超过24h。

免疫学检查方法的敏感性与特异性较高,有采血微量与操作简便等优点,但由于患者血清中抗体在治愈后会持续很长时间,因此不能区分既往感染与现症患者,并有假阴性、假阳性以及与其他吸虫存在交叉反应的缺点。

实验 3-12　诊断弓形虫感染的染色实验

即萨宾-费尔德曼染色试验(Sabin-Feldman dye test)。

【实验目的】

学习诊断弓形虫感染的染色技术。

【实验原理】

当将活弓形虫滋养体与正常血清混合,在37℃孵育1h或室温数h后,大多数虫体失去原有的新月形特征,而变为圆形或椭圆形,此时若用碱性亚甲蓝染色则胞质深染。相反,当将虫体与免疫血清和补体(辅助因子)混合时,则仍保持原有形态,对碱性美蓝也不着色。计算着色与不着色虫体比例即可判断结果。

【实验材料】

1. 辅助因子　取正常人血清,与弓形虫速殖子混合,于37℃作用1h,只有90%以上虫体被亚甲蓝染色,该血清方可使用,分装后置-20℃备用。

2. 抗原制备　用弓形虫速殖子经腹腔感染小鼠,3日后抽取腹腔液,以生理盐水离心(3000 rpm × 10min)3次,收集纯净虫体,用含补体的血清稀释后,将虫液调至约50个虫体/高倍视野。

3. 碱性亚甲蓝溶液　将亚甲蓝10g,溶于100mL浓度为95%的乙醇溶液内,制成饱和酒精溶液,过滤后取3mL再与10mL临时配制的碱性缓冲液(pH 11.0)混合。

4. 待检血清　经56℃、30min灭活,4℃保存备用。或直接用生理盐水倍比稀释后,每管0.1mL,4℃中次日使用。

【实验方法】

用生理盐水将待检血清进行倍比稀释,每管0.1mL,再加抗原液0.1mL。置37℃水浴1h,加碱性亚甲蓝溶液0.02mL/管,继续水浴15min,自每管取悬液1滴镜检。

【实验结果】

镜下计数100个弓形虫速殖子,统计着色和不着色速殖子比例数。

以 60% 虫体不着色为阳性，若测定滴度，以 50% 虫体不着色的血清稀释度为该份受试血清的最高稀释度。血清稀释度 1∶8 阳性者判断为隐性感染；1∶256 阳性者为活动性感染；1∶1024 及以上阳性者为急性感染。重复测定，效价上升 4～8 倍则有确诊价值。如母亲和小儿的血清抗体效价均>1∶256 是先天性感染的可靠诊断依据。初生婴儿的抗体可来自母体，如 4 个月后重复检查，抗体效价仍高可确定为感染。

【注意事项】

DT 所测抗体是虫体表膜抗原诱导的特异性抗体。本试验易与肉孢子虫抗血清发生交叉反应；操作中需用活虫；辅助因子血清筛选较烦琐。

（周燕蓉　张仁刚　杨尚君）

第二篇　综合、设计型实验

第四章　感染性疾病的实验室检测概述

感染性疾病的诊断除可根据临床症状、体征和一般实验室检测外，采取合适的临床标本进行病原学和血清学检测，对于感染性疾病的病因确定极为重要，同时为感染性疾病的治疗提供帮助，也为传染病的流行病学调查提供依据。

第一节　细菌感染的实验诊断

一、标本的采集

标本采集与运送直接关系到检测结果，标本采集与送检过程需符合下列几个原则：

1. 早期采集　采集标本应在使用抗菌药物之前。

2. 无菌采集　采取标本时应注意无菌操作，尽量避免杂菌污染。

3. 采集合适标本　根据不同疾病和疾病的不同时期，采取合适的标本(见表 4-1)。例如流行性脑膜炎病人取脑脊液、血液或出血瘀斑；伤寒病人在病程 1~2 周内取血液，2~3 周时取粪便。尽可能采集病变明显部位的材料，例如菌痢患者取其沾有脓血或黏液的粪便，肺结核病人取其干酪样痰液等。

表 4-1　临床标本中常见病原菌

临床标本	常见病原菌
血液	金黄色葡萄球菌、肠球菌、肺炎链球菌、甲型链球菌、脑膜炎奈瑟菌、伤寒沙门菌、流感嗜血杆菌、
咽拭纸	A 群溶血性链球菌、白喉棒状杆菌、百日咳鲍特菌
痰	结核分枝杆菌、肺炎链球菌、金黄色葡萄球菌、肺炎克氏菌、百日咳鲍特菌、嗜肺军团菌、流感嗜血杆菌、肺炎支原体
脑脊液	脑膜炎奈瑟菌、肺炎链球菌、流感嗜血杆菌
粪便	志贺菌、沙门菌、大肠埃希菌、霍乱弧菌、副溶血弧菌、脆弱类杆菌
尿	大肠埃希菌、变形杆菌、肠杆菌、铜绿假单胞菌、肠球菌
生殖道分泌物	淋病奈瑟菌、沙眼衣原体、梅毒螺旋体、白假丝酵母菌
浓汁	金黄色葡萄球菌、A 群溶血性链球菌、铜绿假单胞菌、大肠埃希菌、产气荚膜梭菌、脆弱类杆菌、
胃窦及胃黏膜	幽门螺杆菌

4. 采集双份血清　对于需要做血清学诊断的感染性疾病，需要在疾病的急性期和恢复期各采集一份血清做抗体检测，当恢复期抗体效价比急性期明显升高达 4 倍或以上者，具有较高的辅助诊断价值。

5. 正确保存并尽快送检 标本采集后做好标记并尽快送检，送检过程中，除不耐寒冷的脑膜炎奈瑟菌、淋病奈瑟菌等要保暖外，多数细菌可冷藏保存运送。粪便标本中含杂菌多，常置于甘油缓冲盐水保存液中。

二、细菌的检测

细菌的检查方法主要包括形态结构的检查、细菌生长现象观察、细菌的生化试验、细菌的抗原成分检测、细菌的遗传物质检测以及血清学试验等，有的尚需作动物试验或其他的毒力试验检测。

1. 形态、结构检查 常用不染色标本检查和直接涂片染色镜检法。不染色标本检查主要针对动力活跃的细菌，常用压滴法和悬滴法观察，例如疑是霍乱弧菌或螺旋体感染的标本，可以用不染色标本直接检测。凡在形态和染色性上具有特征的致病菌，直接涂片染色后镜检有助于初步诊断。例如痰中查见抗酸性细长杆菌，可以初步诊断为结核分枝杆菌，脓液中发现革兰阳性葡萄串状球菌，可初步诊断为葡萄球菌，咽喉假膜中有异染颗粒的棒状杆菌时，可初步诊断为白喉棒状杆菌。

2. 细菌生长现象的观察 细菌生长现象的观察涉及细菌的分离培养，原为无菌部位采取的血液、脑脊液等标本，可直接接种至营养丰富的液体或固体培养基。从正常菌群存在部位采取的标本，应接种至选择或鉴别培养基，接种后置37℃孵育，一般经16~20h大多可生长茂盛或形成菌落。少数如布鲁菌、结核分枝杆菌生长缓慢，分别需经3~4周和4~8周才长成可见菌落。根据菌落的大小、形态、颜色、表面性状、透明度和溶血特性对细菌做出初步诊断。如化脓性链球菌在血琼脂平板上长出小而透明的菌落，菌落周围有完全溶血环，根据肠道杆菌在选择培养基上长出的菌落的颜色、大小、透明度等的不同而加以鉴别。

3. 细菌分解代谢产物检测 常用生化反应试验，细菌的代谢活动依靠系列酶的催化作用，不同致病菌具有不同的酶系，故其代谢产物不尽相同，籍此可对一些致病菌加以鉴别。例如肠道杆菌种类很多，形态、染色特性基本相同，在普通培养基上菌落亦类似。但它们对糖类和蛋白质的分解能力不完全一样，因而可利用这些生化试验予以区别。

4. 细菌抗原成分检测 用已知抗体与分离培养出的未知纯种细菌进行血清学试验，可以确定致病菌的种或型。常用方法是玻片凝集试验，在数分钟内就能得出结果。而应用免疫荧光、协同凝集、对流免疫电泳、酶免疫、间接血凝、乳胶凝集等试验可以在不进行细菌分离培养的条件下快速、灵敏地检测标本中的微量致病菌特异抗原。

5. 细菌遗传物质检测 常用分子生物学技术，近年来应用核酸杂交和PCR技术检测致病菌核酸是临床诊断学的重大进展。

（1）核酸杂交技术：原理是应用放射性核素、生物素、地高辛或辣根过氧化物酶等物质标记的已知序列的单链核酸作为探针，在一定条件下，按照碱基互补原则与待测标本的单链核酸退火形成双链杂交体，然后通过杂交信号的检测，鉴定血清、尿、粪或活检组织等中有无相应的病原体核酸及其分子大小。核酸杂交可从标本中直接检出病原体，不受标本中的杂质干扰，对尚不能或难分离培养的病原体尤为适用。常用于结核分枝杆菌、幽门螺杆菌、空肠弯曲菌、致病性大肠埃希菌等病原菌的检测。

（2）PCR技术：是一种核酸分子扩增技术，能在数小时内对致病菌的特异性核酸做快速扩增从而达到检测的目的。PCR技术的基本步骤为从标本中提取DNA作为扩增模板；选用一对特异寡核苷酸作为引物，经不同温度的变性、退火、延伸等使之扩增；扩增产物作溴乙锭染色的凝胶电泳，紫外线灯下观察特定大小的DNA片段；若需进一步鉴定，可将凝胶中分离的PCR产物回收，再用特异探针做核酸杂交进一步确定。PCR技术具有快速、灵敏和特异性强等特点，现已用于生物医学中的多个领域。在细菌学方面，可用PCR技术检测标本中的结核分枝杆菌、淋病奈瑟菌、肠产毒素型大肠埃希菌、军团菌等。

6. 细菌毒力检测 常用动物试验，主要用于分离、鉴定致病菌，测定菌株产毒性等。常用实验动物有小鼠、豚鼠和家兔等。应按实验要求，选用一定的体重和年龄，具有高度易感性的健康动物。接种途径有皮内、皮下、腹腔、肌肉、静脉、脑内和灌胃等。接种后应仔细观察动物的食量、精神状态和局部变化，有时尚要测定体重、体温和血液等指标，若接种动物死亡应立即解剖，检查病变，或进一步作分离培养，证实是何种致病菌。含杂菌多的标本，也可通过接种易感动物获得纯培养，达到分离致病菌的目的，例如将疑患肺炎链球菌性肺炎病人痰接种至小鼠腹腔测试细菌的产毒性。目前，多数细菌的外毒素可用ELISA法测定，志贺毒素等可用Vero细胞等测定其毒性，细菌热原质用鲎试验检测。

三、细菌感染的血清学诊断

人体受到大多数细菌感染后，其免疫系统会活化并针对细菌抗原成分发生免疫应答而产生特异性抗体，抗体的量常随感染进程而增多，表现为抗体的效价(titer)或称滴度的升高。因此，用已知的细菌或其特异性抗原检测患者体液中有无相应特异抗体及其效价的动态变化，可作为某些感染性疾病的辅助诊断。一般采取病人的血清作为临床标本进行试验，故把此类方法称之为血清学诊断(serological diagnosis)。

机体血清中出现某种病原体抗体滴度的升高，除了该个体可能患该种病原体引起的疾病以外，亦可因曾受该病原体隐性感染或近期预防接种所致。因此，抗体效价明显高于正常人水平或随病程递增才有较高的诊断价值。因此，血清学诊断试验最好取患者急性期和恢复期双份血清标本，当后者的抗体效价比前者升高≥4倍者方有较高的诊断价值。但是，如果病人在疾病早期即用抗菌药物，细菌在体内繁殖数量不多，抗体增长可以不明显。所以，细菌学检查和血清学诊断两者在细菌感染的确立方面是互为辅助的。

常用于细菌性感染的血清学诊断种类有直接凝集试验(伤寒、副伤寒的肥达试验，立克次体的外斐试验等，钩端螺旋体病的显微镜凝集试验等)；乳胶凝集试验(检测脑膜炎奈瑟菌、流感嗜血杆菌等抗体)；沉淀试验(梅毒的VDRL、RPR试验等)；补体结合试验(检测Q热柯克斯体等抗体)；中和试验(风湿病的抗O试验等)和ELISA等。ELISA技术已广泛使用于多种病原体特异性抗体的检测。由于其特异、灵敏、快速，且可自动化检测大量标本，有逐渐替代其他血清学诊断方法之势。

四、常见致病菌的鉴定流程

1. 病原性球菌的鉴定流程 见图4-1。

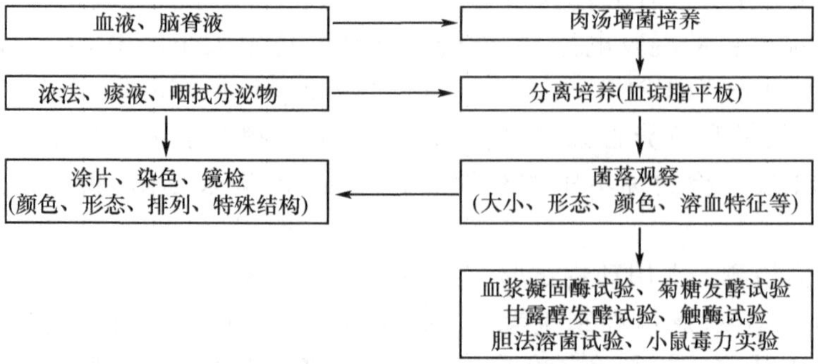

图 4-1 病原性球菌的鉴定流程

2. 肠道致病菌的鉴定流程 见图 4-2。

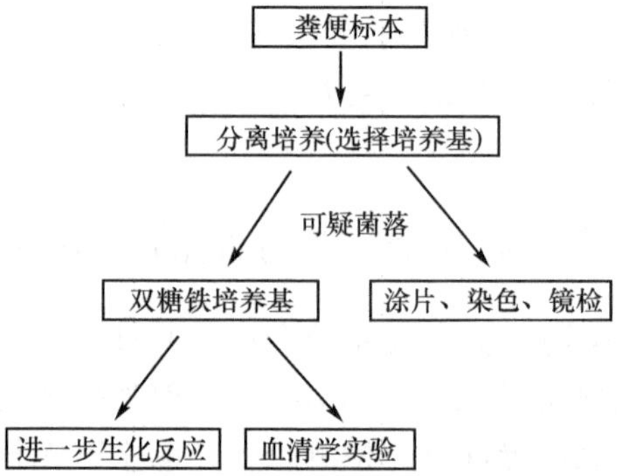

图 4-2 肠道杆菌的鉴定流程

第二节 病毒感染的实验室诊断

临床医师根据疾病的症状、体征和流行病学资料初步判断可能为何种病毒感染,进而采集适宜的标本送检。通过病毒感染的检查,可为临床诊断提供有力的证据,又可指导临床制定正确的治疗方案,同时也能够帮助流行病学制定有效的预防措施。病毒感染的实验室检查包括病毒分离与鉴定、病毒核酸与抗原的直接检出以及特异性抗体的检测。

一、标本的采集与送检

1. 标本采集时间 在发病初期(急性期)采集标本,较易检出病毒,随着标本采集日期的推后,病毒分离的阳性率随之降低。例如麻疹病毒分离标本必须在出疹前 3 天或出疹后 5 天内采集;而脊髓灰质炎病毒分离标本尽量在发病后 14 天内采集。

2. 标本类型 最好在感染部位采取,如呼吸道感染采取鼻咽洗漱液、咽拭子、鼻拭子等;肠道感染采集粪便标本;脑内感染采取脑脊液;皮肤感染采取病灶组织,如疱疹液体;有病毒血症时采取血液。

3. 标本运输 标本采集后,应放入装有冰块的冷藏包内尽快运送到实验室,病变组织则应保存于 50% 的甘油缓冲盐水中或二甲亚砜(DMSO)低温保存。

4. 标本的处理与储存 采集标本时要注意无菌操作,应尽量避免外界污染。收到标本后,应尽快处理并保存标本,处理前,含有有包膜的病毒的临床标本中可加入高浓度的青霉素、链霉素、万古霉素等;对无包膜的病毒的临床标本,可在标本内加入一定量的氯仿。标本中加入抗生素或氯仿的目的是杀灭标本中可能存在的细菌、支原体、真菌等病原体。处理后的标本尽量及时接种,如不能及时接种,标本应保存于-70℃低温冰柜或液氮中,标本在接种前切忌反复冻融。

5. 检测特异性抗体 需要采取急性期与恢复期双份血清,第一份尽可能在发病后立即采集,第二份在发病后1个月时采集。血清标本应在-20℃保存,试验前血清标本以56℃ 30min处理去除非特异性物质及补体。无菌性脑炎患者也可取脑脊液检测病毒特异性IgM。

二、病毒的形态学检查法

1. 光学显微镜检查法 光学显微镜是病毒诊断的辅助方法之一,借助染色技术可以直接观察病毒产生的核内或胞浆内包涵体和病毒感染细胞的形态改变。例如从病犬大脑海马回椎体细胞中发现嗜酸性包涵体(内基小体),即可确诊为狂犬病;在麻疹病毒感染细胞的核内及胞浆内可找到一个或多个鲜红色的圆形、椭圆形或不规则形态的包涵体,被称为麻疹病毒包涵体。

2. 电子显微镜 电子显微镜技术可直接观察病毒的大小、形态、结构以及病毒在细胞内增殖的动态过程。制作电镜标本的方法主要有超薄切片、磷钨酸负染法等。这些方法可有助于诊断难以在细胞培养中增殖的病毒,例如从病人粪便标本中观察是否有轮状病毒的感染。

3. 免疫电镜技术 是将抗原抗体反应的特异性与电子显微镜的高分辨力相结合,在亚细胞和超微结构水平上对抗原物质进行定位分析的一种高度精确、灵敏的方法。特异性抗体用铁蛋白或胶体金等标记后,使之与抗原结合,在电镜下观察到标记物所在位置,即为抗原抗体反应的部位。

三、病毒抗原的直接检出

1. 免疫荧光(Immunofluorescent Assay,IF)技术 IF可用于细胞培养病毒的鉴定,也适用检测临床标本中病毒抗原,具有快速、特异的优点。直接免疫荧光技术是用荧光素直接标记特异性抗体,检测病毒抗原;间接免疫荧光技术是先用特异性抗体与标本中抗原结合,再用荧光素标记的抗体与特异性抗体结合,从而间接识别抗原。

2. 酶联免疫吸附试验(Enzyme-Linked Immunosorbent Assays,ELISA) 先将特异性抗体包被(吸附)到塑料微培板孔中以捕捉标本中相应抗原,然后加入酶标特异性抗体,相应抗原被夹在抗体之间,当加入酶的底物后显色,显色程度直接反映了标本中病毒抗原的量。因其敏感性接近RIA,又不接触放射性物质,已被多数实验室采用。

3. 放射免疫测定法(radioimmunoassay,RIA) RIA是用放射性同位素作为标记物进行检测,RIA是最敏感的方法,已用于测定粪便中甲肝病毒、轮状病毒抗原及血液中乙肝病毒抗原。但由于存在放射性同位素污染,该方法在临床检测中基本被ELISA所取代,但在科学研究中仍被用于微量物质的检测。

四、检测病毒核酸

由于大多数病毒的基因序列已经知晓,因此可以利用病毒的基因作为探针(probes)进行杂交以检测标本中有无相应的病毒核酸,或针对病毒的基因序列设计相应的引物,用PCR 检测病毒基因是否存在。近年随着技术的进步,已研制出多种高通量的检测病毒核酸的技术方法。

1. 核酸杂交技术(nucleic acid hybridization)　核酸杂交技术基本原理是双链 DNA(或RNA)在加热或碱处理下,变性解开成单链,然后用一条已知的特异性的核苷酸序列的单链DNA,以同位素或非放射性核素标记后制成探针去与固态支持物上的变性单链 DNA 进行杂交,再用放射自显影技术或用生物素-亲和素系统进行检查,以确定待测核酸中有无与探针DNA 同源的 DNA 存在。由于病毒基因很多已成功克隆并进行了核苷酸序列测定,因此可以利用特定的病毒基因作为探针,用核酸杂交的方法检测标本中有无相应的病毒核酸。核酸杂交技术方法包括有斑点核酸杂交(dot blot hybridization)、细胞内原位杂交(in situ hybridization)、DNA 印迹杂交(southern hybridization)和 RNA 印迹杂交(northern hybridization)等。

2. PCR 技术　近年来发展了一系列以 PCR 为基础的体外核酸扩增技术,用于检测不易感或不能培养的病毒。随着 PCR 技术的广泛应用,派生出了一系列的新技术和方法,根据不同的检测目的可以选用相适应的技术方法。如利用实时定量 PCR 法(real time quantitative PCR)检测病毒载量;利用原位 PCR 法定位检测细胞或组织中的病毒感染;利用巢式PCR 可以提高 PCR 的敏感性和特异等。其中,荧光实时定量 PCR 技术发展迅速,并得到了广泛的临床应用。此种技术除了能准确定量病人体液中病毒载量外,还可用于检测病毒的耐药突变,因此主要被用于临床疗效的考核和病毒耐药的监测。

3. 高通量的病毒核酸检测技术　如 DNA 芯片技术,以便快速准确地筛查出导致传染病爆发流行的病原体。DNA 芯片技术的优点是一次性可以完成大量样品 DNA 序列的检测和分析。DNA 芯片技术解决了传统核酸杂交技术的许多不足,在病毒诊断和流行病学调查方面有着广阔的应用前景。

五、病毒感染的血清学诊断

病毒感染机体以后活化机体免疫系统,刺激产生特异性抗体。应用病毒特异性抗原检测病毒感染患者血清中特异性抗体也是诊断病毒感染的重要手段。通常检测的是病毒特异性的 IgG 和 IgM。IgM 抗体出现于病毒感染早期,可用于快速诊断病毒感染。IgG 抗体出现较迟,在血清中存在的时间也较长,因此 IgG 类抗体用于临床诊断必须具有早期和恢复期双份血清,或有随访的血清,两次标本中抗体的效价需有 4 倍或以上的升高才有诊断价值。

1. 中和试验(neutralization test)　是病毒在活体内或细胞培养中被特异性中和抗体中和而失去感染性的一种试验,可用来检查患者血清中抗体的消长情况,也可用来鉴定未知病毒或研究病毒的抗原结构。中和抗体特异性高,维持时间长。常见的操作方法是:用 2 倍系列稀释的患者血清与等量的已知病毒液混合,在 37℃ 中和 1h 后接种该病毒敏感的组织细胞,判断半数细胞培养孔不产生 CPE 或蚀斑减少一半的血清最高稀释倍数为该血清中和抗体的效价。

2. 血凝抑制试验(hemagglutination inhibition assays)　许多病毒能凝集鸡、豚鼠、人等的红细胞,称血凝现象。这种现象能被相应的抗血凝素抗体所抑制,称血凝抑制。检测血凝抑制抗体的试验称为血凝抑制试验。本试验简便、快速,且特异性高,常用于流感病毒及乙型脑炎病毒等有血凝素病毒感染的诊断及流行病学调查,也可用于鉴定病毒的型及亚型。

3. 特异性 IgM 抗体的检测　病毒感染机体后,IgM 抗体产生的时间早,可以通过捕获法检测病毒特异 IgM,达到诊断病毒早期感染的目的。

4. 病毒亚单位抗原相应抗体的检测病毒蛋白经聚丙烯凝胶电泳后转移到硝酸纤维膜上,用患者血清标本与膜上蛋白进行反应以后染色检测患者血清中针对病毒亚单位抗原的相应抗体,该方法常用作 HIV 感染者的确诊。

六、病毒分离培养

由于病毒具有严格的宿主内细胞寄生的特性,故病毒分离与培养必须选择敏感的宿主细胞、敏感的动物或鸡胚。病毒的分离和培养是鉴定病毒感染的金标准,但是因其方法复杂,要求严格并且耗时长,故并不适合临床诊断,但适用于病毒的实验室研究和流行病学调查。

(一) 细胞培养(cell culture)

是目前最常用的分离病毒的方法。在初步了解欲分离的检测病毒后,将选择适当的原代培养细胞或传代细胞系等作病毒分离培养。接种标本后,细胞可出现病变或也可并不出现病变而需用血细胞吸附等方法检测是否有病毒增殖,并进一步还需用特殊的抗体鉴定病毒的种类,如用特异荧光抗体染色或抗体中和试验等。

1. 细胞培养类型　按细胞的来源、染色体特征及传代次数可分为原代细胞培养(primary cell culture),二倍体细胞培养(diploid cell culture)和传代细胞培养(continuous cell culture)和淋巴细胞培养(lymphocyte culture)。

2. 细胞培养中病毒的鉴定

(1) 病毒在细胞内增殖的指征。

1) 致细胞致病作用(cytopathogenic effect,CPE):病毒在细胞内增殖引起细胞特有的细胞病变,称为 CPE,常见的病变为细胞皱缩、变圆、出现空泡、死亡、脱落或者是细胞融合、聚集等现象。不同的病毒的 CPE 特征不同,如乙型脑炎病毒可引起细胞变圆、皱缩并且死亡(见图 4-3,彩图);巨细胞病毒、呼吸道合胞病毒等可引起细胞融合,形成多核巨细胞。

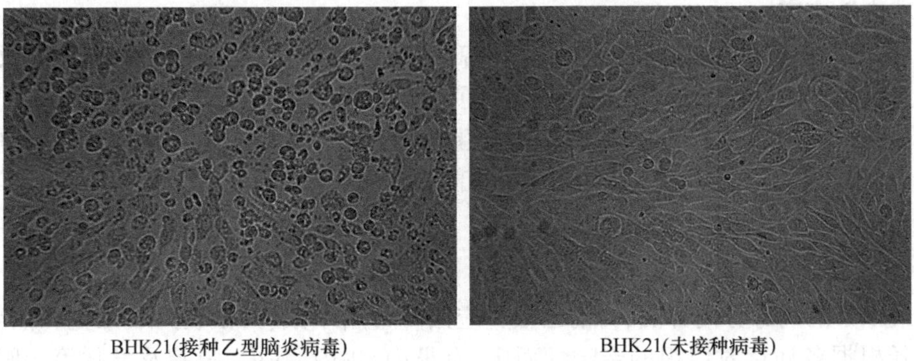

BHK21(接种乙型脑炎病毒)　　BHK21(未接种病毒)

图 4-3　乙型脑炎病毒 CPE

2）红细胞吸附现象（hemadsorption phenomenon）：流感病毒和某些副粘病毒感染细胞后24～48h，在细胞膜上出现病毒的血凝素，能吸附豚鼠、鸡等动物及人的红细胞，发生红细胞吸附现象。若加入相应的抗血清，可中和病毒血凝素、抑制红细胞吸附现象的发生，称为红细胞吸附抑制试验。这一现象不仅可作为这类病毒增殖的指征，还可作为初步鉴定。

3）干扰现象（interference phenomenon）：一种病毒感染细胞后可以干扰另一种病毒在该细胞中的增殖，这种现象叫干扰现象。前者为不产生CPE的病毒（如风疹病毒）但能干扰以后进入的病毒（如ECHO病毒）增殖，使后者进入宿主细胞不再生产CPE。

（2）病毒感染性的定量测定。

1）空斑形成单位（plaque forming unit，PFU）：这是一种测定病毒感染性比较准确的方法。将适当浓度的病毒悬液接种到单层细胞，当病毒吸附于细胞上后，再在其上覆盖一层溶化的半固体营养琼脂层，待凝固后，孵育培养。当病毒在细胞内复制增殖后，每一个感染性病毒颗粒在单层细胞中产生一个局限性的感染细胞病灶，病灶逐渐扩大，若用结晶紫等染料对细胞着色，在紫色的背景中显出没有着色的"空斑"，清楚可见（见图4-4，彩图）。由于每个空斑由单个病毒颗粒复制形成，所以病毒悬液的滴度可以用每毫升空斑形成单位（plaque forming unit，PFU）来表示。

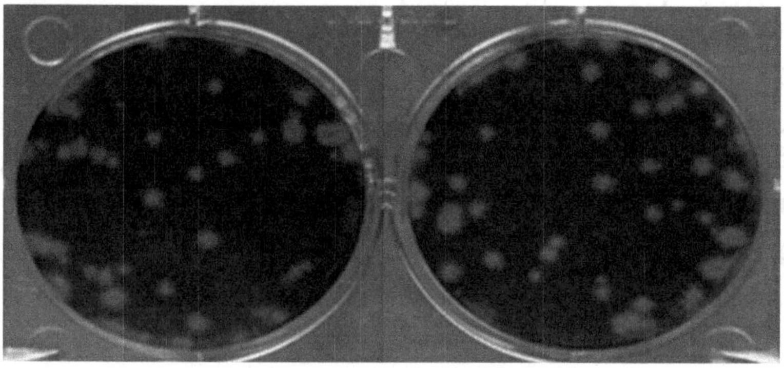

图4-4　病毒蚀斑形成

2）50%致死量（LD_{50}）或50%组织细胞感染量（$TCID_{50}$）的测定 本法可估计所含病毒的感染量。即将病毒悬液作10倍连续稀释，接种于上述鸡胚、易感动物或组织培养中，经一定时间后，观察细胞或鸡胚病变，如绒毛尿囊膜上产生痘斑或尿囊液有血凝特性，或易感动物发病而死亡等，经统计学方法计算出50%感染量或50%组织细胞感染量，可获得比较准确的病毒感染性滴度。

3）病毒形态与结构的观察：病毒悬液经高度浓缩和纯化后，借助磷钨酸负染及电子显微镜可直接观察到病毒颗粒，根据大小、形态可初步判断病毒种类。

（3）病毒的病原学鉴定：病毒在细胞中生长，有病毒的大量复制以及病毒抗原成分的大量表达，因此可用免疫荧光、ELISA等方法直接检测病毒抗原，用分子生物学技术检测病毒核酸。

（二）动物接种（animal inoculation）

是最原始的病毒分离方法，目前已很少应用。常用小鼠、大鼠、豚鼠、家兔和猴等动物，接种途径根据各病毒对组织的亲嗜性而定，有鼻内、皮内、脑内、腹腔及静脉等。例如嗜神经病毒（脑炎病毒）接种鼠脑内；柯萨奇病毒可接种于乳鼠腹腔内。接种后逐日观察实验动物发病情况,如有死亡,则取病变组织剪碎,研磨均匀,制成悬液,继续传代,并作鉴定。但要注意有些动物对人类病毒不敏感,或感染后症状不明显。此外,也应防止将动物体内的潜在病毒当作真正的病原体。

（三）鸡胚接种(chick embryo inoculation)

鸡胚是正在发育中的机体,有些人及动物病毒能在鸡胚中增殖,因此鸡胚培养是分离某些病毒的一种有效方法。如有病毒增殖,则鸡胚发生异常变化或羊水、尿囊液出现红细胞凝集现象。按病毒种类不同,可使用不同胚龄的鸡胚,接种于不同部位(见图 4-5)。常用的接种部位有:绒毛尿囊膜:用于培养天花病毒、痘苗病毒及 HSV 等;尿囊腔:用于流感病毒及腮腺炎病毒的培养;羊膜腔:用于流感病毒的初次分离培养;卵黄囊:用于某些嗜神经病毒的培养。需要注意的是很多病毒在鸡胚中不生长。

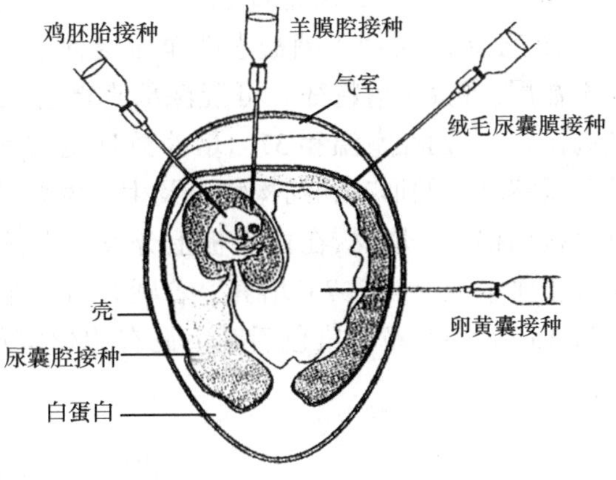

图 4-5　鸡胚接种

第三节　真菌感染的实验室诊断

对真菌的诊断需要了解真菌寄生的部位,完整的病史,包括职业、业余爱好和旅游史。检查一般采用直接镜检和真菌培养两种方法即可确诊。必要时进行血清学反应或动物实验等。

一、标本的采集

1. 采集适宜的标本　可疑浅部真菌感染应取病变部位的毛发、指(趾)甲屑及皮屑等,可疑深部真菌感染的病人应根据临床症状和体征选取、脑脊液或分泌物、排泄物及痰液等。

2. 标本因足量　血液、脑脊液不少于 5mL,胸腔积液不少于 20mL,病发和鳞屑尽量多留。

3. 标本应新鲜　尽量用药前采集,采集后立即送检,一般不要超过 2h。

4. 严格无菌操作　对于痰液、粪便等标本应重复检测,以排除污染的可能。

5. 标记标本　标本标记应准确无误,包括姓名、性别、年龄、临床诊断等。

二、真菌的直接镜检

皮屑、指(趾)甲和毛发等致密而难以透明的标本应先用 10% 的 KOH 微加温处理,溶解角质层和细胞基质,然后进行镜检,如见到孢子或菌丝可以初步诊断为癣菌病。脓、痰或血标本可直接涂片染色后镜检,若镜下观察到 G^+、大小不等、着色不均的卵圆形孢子、芽生孢子和假菌丝,可初步诊断为白假丝酵母菌感染。若怀疑新生隐球菌感染,根据所致疾病选取标本,经墨汁负染后镜检,见有芽生菌体外围绕着宽厚的荚膜即可做出初步诊断。

三、真菌的分离培养

一般用于直接镜检不能确诊或需要鉴定真菌的种类时。病原性真菌培养用沙保弱培养基培养，为了防止细菌或腐生性真菌的污染，经常加入放线(菌)酮、青霉素、链霉素或其他抑制性抗生素。如果是皮肤、毛发和甲屑等标本，需经70%乙醇或2%石炭酸浸泡2～3min杀死杂菌，再经无菌盐水洗净后接种于沙保弱培养基上，在25～28℃的条件下培养数日至数周，观察菌落特征。可疑深部真菌感染的标本可接种于血平板、肉渣培养基或硫酸钠肉汤内，分别在室温和37℃培养数日至数周。必要时可在玻片上做真菌小培养，能在光镜下观察真菌的形态和结构特点及生长发育的全过程，便于鉴别。阴道或口腔黏膜处标本可直接用棉拭子取材，在血平板上分离。血液标本需事先增菌，脑脊液标本则取其沉淀物接种于血平板上，于37℃培养。若疑为白假丝酵母菌，可取菌落接种于0.5mL血清试管内，37℃ 1h后涂片，革兰染色后镜下见有假丝酵母菌细胞长出芽管即可初步鉴定为白假丝酵母菌。

四、血清学诊断

可辅助检查深部真菌感染。通常使用的方法是乳胶凝集和补体结合等试验。用乳胶凝集试验可检测脑脊液或血液中新生隐球菌的荚膜抗原，经有效治疗后，其抗原效价下降；但是在AIDS患者合并新生隐球菌感染时，抗原效价经常会在长时间内维持高水平。

五、核酸杂交探针技术

已经用于深部感染真菌的特异性鉴定。从培养物中提取RNA，加入标记化学发光化合物的单链DNA探针。当培养物中出现目的真菌，相应的DNA探针与其RNA杂交。本实验方法只需要最小量的真菌生长物(通常少于5d)，与经典方法比较，更节省时间，可应用于丝状真菌或酵母型真菌的检查。另有检测真菌DNA中的G+C mol%、随机扩增多态性DNA(RAPD)和PCR限制性酶切片长度多态性分析(PCR-RFLP)等技术的应用。与经典方法比较，这些技术敏感、省时，无疑会推动真菌感染性疾病的诊断水平向前发展。

第四节　寄生虫感染的实验室诊断

一、病原学检查方法

(一) 粪便检查

1. 粪便采集　要取得准确的结果，粪便必须新鲜，送检时间一般不宜超过24h。如检查肠内原虫滋养体，最好立即检查。盛粪便的容器要干净，并防止尿液和其他污物的污染，以免影响检查结果。

2. 检查方法

(1)直接涂片法：用以检查蠕虫卵、原虫包囊和滋养体。

(2) 厚涂片透明法(改良加藤法)。

(3) 浓聚法：对于诸如原虫包囊和蠕虫卵等比重大的可采用沉淀法，对于比重略轻的，可以采用浮聚法，常用的方法有饱和盐水浮聚法、硫酸锌离心浮聚法和蔗糖离心浮聚法。

(4) 毛蚴孵化法：可用于血吸虫的检测。

(5) 肛门拭子检查法：适用于在肛周产卵（蛲虫），或常在肛门附近发现虫卵（带绦虫）的虫卵检查法。常用的方法有棉签拭子法和透明胶纸法。

(6) 钩蚴培养法：适用于钩虫感染的检测。

(7) 虫卵计数法：虫卵计数用于估计人体内寄生虫的感染度，常用司徒尔（Stoll）氏法，即司氏稀释虫卵计数法。

(8) 定量透明法：适用于各种粪便内蠕虫卵的检查及计数。

(9) 淘虫检查法：为考核驱虫疗效，常需从粪便中淘取蠕虫进行鉴定与计数。取患者服药后24~72h的全部粪便，加水搅拌，用筛（40目）或纱布滤出粪渣，经水反复冲洗后，倒在盛有清水的大型玻皿内。检查混杂在粪渣中的虫体时，应在玻皿下衬以黑纸。

(10) 带绦虫孕节检查法：绦虫节片用清水洗净，置于两载玻片之间，轻轻压平，对光观察内部结构，并根据子宫分支情况鉴定虫种。也可用注射器从孕节后端正中部插入子宫内徐徐注射碳素墨汁或卡红，待子宫分支显现后计数。

（二）血液检查

血液检查是诊断疟疾、丝虫病的基本方法。

1. 检查疟原虫　包括厚、薄血涂片法。

2. 检查微丝蚴　包括使用新鲜血片检查、厚血膜检查、活微丝蚴浓集法等。

（三）其他排泄物与分泌物的检查

1. 痰液　痰中可能查见肺吸虫卵、溶组织内阿米巴滋养体、棘球蚴的原头蚴、粪类圆线虫幼虫、蛔蚴、钩蚴、尘螨等；卡氏肺孢子虫的包囊也可出现于痰中，但检出率很低。

(1) 肺吸虫卵检查：可先用直接涂片法检查，如为阴性，改用浓集法集卵，以提高检出率。

(2) 溶组织内阿米巴大滋养体检查：取新鲜痰液作涂片。天冷时应注意镜台载玻片保温。高倍镜观察。如为阿米巴滋养体，可见其伸出伪足并作定向运动。

(3) 上述其他的蠕虫幼虫及螨类等宜用浓集法检查。

2. 十二指肠液和胆汁　用十二指肠引流管抽取十二指肠液及胆汁，以直接涂片法镜检；也可经离心浓集后，吸取沉渣镜检。可检查蓝氏贾第鞭毛虫滋养体、华支睾吸虫卵、肝片形吸血卵和布氏姜片虫卵等；急性阿米巴肝脓肿患者偶在胆汁中发现大滋养体。

3. 尿　一般先离心，后取沉渣镜检。但乳糜尿需加等量乙醚，用力振荡，使脂肪溶于乙醚。然后吸去脂肪层，离心，取沉渣镜检。

4. 鞘膜积液　主要检查班氏微丝蚴。阴囊皮肤经碘酒精消毒后，用注射器抽取鞘膜积液作直接涂片检查，也可加适量生理盐水稀释离心，取沉渣镜检。

5. 阴道分泌物　检查阴道毛滴虫，可用直接涂片法和悬滴法。

（四）其他器官组织检查

1. 骨髓穿刺　主要检查杜氏利什曼原虫无鞭毛体。取少许骨髓液作涂片；甲醇固定，同薄血膜染色法染色，油镜检。

2. 淋巴结穿刺　主要用于利什曼原虫和丝虫成虫感染的检查。

3. 肌肉活检 主要用于旋毛虫幼虫和猪囊尾蚴的检查。

4. 皮肤 主要检查疥螨、蠕形螨和利什曼原虫等。

5. 直肠黏膜 主要检查日本血吸虫卵和溶组织阿米巴。

6. 肺组织 检查卡氏肺孢子虫包囊。

二、常用于寄生虫感染诊断的免疫学技术

1. 皮内试验 皮内试验用于多种寄生虫病的检测,如血吸虫病、肺吸虫病等。最常用于血吸虫病的调查,操作简单,并且可即时观察结果,适宜现场应用。

2. 染色试验 是目前诊断弓形虫病较好的方法,已广泛用于该病的临床诊断和流行病学调查。

3. 环卵沉淀试验 环卵沉淀试验(circumoval precipitin test,COPT)是以血吸虫整卵为抗原的特异免疫血清学试验,卵内毛蚴或胚胎分泌排泄的抗原物质经卵壳微孔渗出与检测血清内的特异抗体结合,可在虫卵周围形成特殊的复合物沉淀,在光镜下判读反应强度并计数反应卵的百分率称环沉率。

4. 间接血凝试验 间接血凝试验(indirect haemagglutination test,IHA)是以红细胞作免疫配体的载体,并以红细胞凝集读数的血清学方法。最常用的红细胞为绵羊或人(O 型)红细胞,来源方便。目前均用醛化红细胞,可保存半年而不失其免疫吸附性能。

5. 免疫荧光法 免疫荧光法(immunofluorescent method,IF)是借抗原抗体反应进行特异荧光染色的诊断技术。常用于寄生虫感染的荧光抗体染色有直接法与间接法。

6. 酶联免疫吸附试验 酶联免疫吸附试验(enzyme-linked immunosorbent assay. ELISA)简称酶联试验,已广泛用于多种寄生虫感染的宿主体液(血清,脑脊液等)以及排泄分泌物(尿,乳,粪便等)内特异抗体或抗原微粒的检测。根据检测要求,试验可分多种类型,常用者有:用于检测抗体的间接法;检测 IgM 的双夹心法;检测抗原的双抗体夹心法;以固相抗体检测抗原的竞争法以及竞争抑制法等

7. 斑点 ELISA 斑点 ELISA(dot-ELISA)是近年新发展的一种 ELISA 技术,选用对蛋白质有很强吸附能力的硝酸纤维素薄膜作固相载体,底物经酶促反应后形成有色沉淀物使薄膜着色,然后目测或用光密度扫描仪定量。dot-ELISA 可用来检测抗体,也可用来检测抗原,由于该法检测抗原时操作较其他免疫学试验简便,故目前多用于抗原检测。

8. 免疫酶染色试验 免疫酶染色试验(immunoenzymic staining test,IEST)是以含寄生虫病原的组织切片,印片或培养物涂片用作抗原进行过氧化物酶特异免疫染色后在光镜下检示样本中的特异性抗体。在蠕虫和原虫感染中均有多种应用。

9. 免疫印迹试验 免疫印迹试验(Western blot)是由十二烷基硫酸钠聚丙烯酰胺凝胶电泳(SDS-PAGE),电泳转印及标记免疫试验三项技术结合而成的一种新型的免疫探针技术,是用于分析蛋白抗原和鉴别生物学活性抗原组分的有效方法,近年已应用于检测寄生虫感染宿主体液内针对某分子量抗原的相应循环抗体成分或谱型。是为一项高敏感和高特异的诊断方法,具有很大发展潜力。用于诊断的免疫印渍试验以采用酶标记的探针(即二抗及其标记结合物)为安全方便。

三、寄生虫的核酸检测

1. 核酸杂交技术 在寄生虫病诊断中,探针是病原体的特异核酸序列,可用来检测出

病原体是否存在。近10年来应用特异的核酸探针鉴定寄生虫和诊断寄生虫病的研究报道较多,现有资料表明,DNA探针检测,其特异性和敏感性高。在寄生虫病的诊断、现场调查、寄生虫种的鉴定及分类等方面的研究中均已使用了DNA探针技术,内容包括原虫、吸虫、线虫、绦虫、昆虫的鉴定和致病的诊断。另外,核酸探针已成功地用于许多传播媒介体内寄生虫的鉴定。

2. PCR技术　现PCR技术已用于寄生虫病诊断,如锥虫病、利什曼病、肺孢子虫病、肠球虫病、贾第虫病、弓形虫病等,在一些疾病中,有时原虫数量极少,用一般方法无法检测,经用PCR扩增DNA模板,提供了一条解决诊断的途径。如在检测锥虫时,PCR扩增纯化DNA可使探针检测到血样中1个虫体。

（杨　健）

第五章　综合、设计型实验相关分子生物学实验技术

实验 5-1　聚合酶链反应

【实验目的】

采用聚合酶链反应(polymerase chain reaction,PCR)扩增蓝氏贾第鞭毛虫(*Giardia lamblia*)的磷酸丙糖异构酶(triose phosphate isomerase)基因即 *tim* 基因。

【实验原理】

蓝氏贾第鞭毛虫在我国的流行相当普遍,目前对本虫感染的诊断主要采用粪便包囊检查法,但其漏检率高,本实验采用 PCR 扩增 *tim* 基因检测有无蓝氏贾第鞭毛虫感染。

PCR 是一种用于放大特定的 DNA 片段的分子生物学技术,其基本原理类似于体内 DNA 的半保留复制过程。由模板 DNA 的变性、模板 DNA 与引物的退火及延伸三个基本反应步骤构成。模板、引物、耐热的 DNA 聚合酶及 4 种 dNTP 按碱基互补配对与半保留复制原理,合成一条新的与模板 DNA 链互补的半保留复制链,每完成一个循环需 2~4min,重复以上循环,待扩目的基因能以 2^n 方式递增(图 5-1,彩图)。而 PCR 特异性依赖于与靶序列两端互补的寡核苷酸引物。

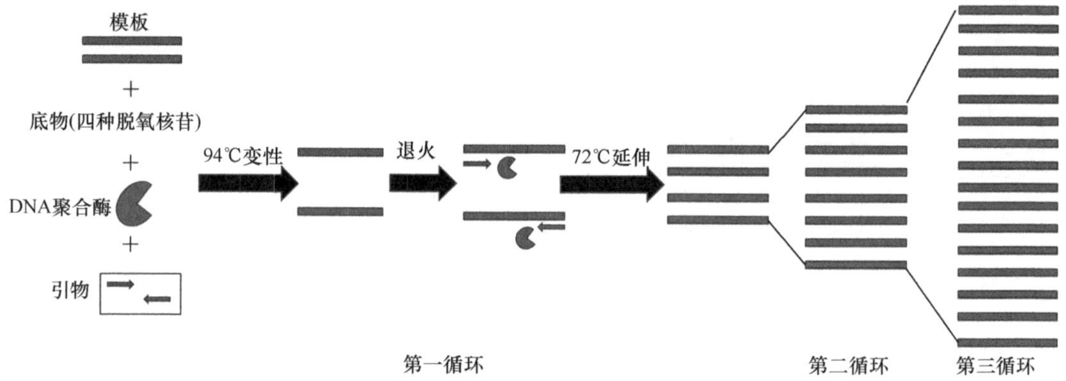

图 5-1　PCR 原理示意图

【实验材料】

(1) 人源蓝氏贾第鞭毛虫包囊的分离纯化:将含蓝氏贾第鞭毛虫包囊的粪便经 100 目细铜网过滤,滤液离心(2000rpm,10min),弃上清,沉淀加水至 2~3mL;取另一离心管,加入 0.85mol/L 蔗糖 5mL;将上述包囊液加入到蔗糖上层,离心(2000rpm,5min),缓慢吸取蔗糖上层含包囊悬液 2mL,洗 2 次。用血球计数板计数纯化包囊数目。

(2) 模板 DNA 的制备:向上述纯化的包囊沉淀中加入 400 L 裂解液(含蛋白酶 K 200μg/mL),重悬包囊,56℃ 温育 63h,其间混匀多次;用酚-氯仿法分别抽提蓝氏贾第鞭毛虫包囊 DNA。用紫外分光光度计测定 DNA 含量。

(3) 蓝氏贾第鞭毛虫 *tim* 基因引物序列为:Primer1:5′-ATGCCTGCTCGTCGCCCCTTC-3′;Primer2:5′-CACTGGCCAAGCTTCTCGCAG-3′。

(4) 10×PCR Buffer、2mM dNTPmix(含 dATP、dCTP、dGTP、dTTP 各 2mmol/L)、Taq 酶、琼

脂糖、50×TAE 电泳缓冲液(含 242.0g Tris 碱、100mL 0.5mmoL/EDTA 及 57.1mL 冰醋酸)、溴化乙锭母液(1mg/mL)室温避光保存、DNA Marker、10 × Loading buffer (pH 7.0)、无菌双蒸水。

(5) PCR 实验相关设备(图 5-2 及彩图):微量移液器、枪头、离心管、烧杯、PCR 仪、离心机、微波炉、电子天平、冰箱、电泳仪、电泳槽、电泳板和梳子、凝胶成像仪、超净台等。

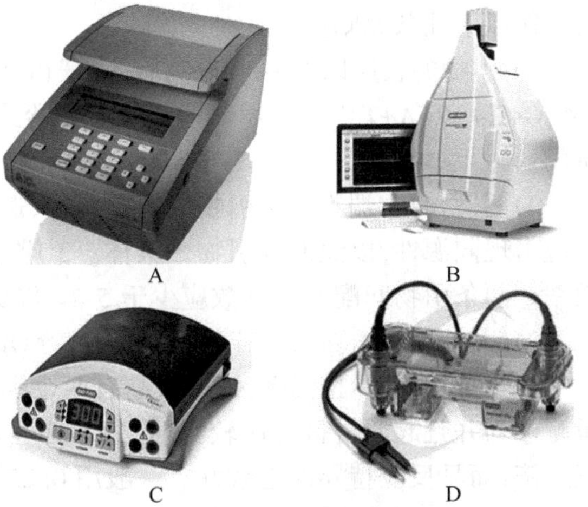

图 5-2　PCR 实验相关重要设备

A. PCR 仪;B. 凝胶成像仪;C. 电泳仪;D. 电泳槽

【实验方法】

(1) 以小组为单位,用微量移液器按以下次序将各成分加入一无菌 0.5mL 离心管中(表 5-1)。

表 5-1　PCR 微量加液表

10×PCR buffer	5 μL
dNTP mix(2mmol/L)	4 μL
引物 1(10pmol/L)	2 μL
引物 2(10pmol/L)	2 μL
Taq 酶(2U/μL)	1 μL
DNA 模板(50ng-1μg/μL)	1 μL
加无菌双蒸水至	50 μL

(2) 将上述混合液混匀后置于 PCR 仪上,执行扩增,其升温程序见表 5-2。

表 5-2　PCR 扩增程序表

	温度	时间	
总变性	94℃	5min	
变性	94℃	45s	×30
退火	50℃	45s	×30
延伸	72℃	1min	×30
总延伸	72℃	8min	

(3) 结束反应,PCR 产物放置于 4℃待电泳检测或-20℃长期保存。

(4) PCR 的电泳检测:

1) 将 50×TAE 稀释至 1×TAE 20mL 与 150mg 琼脂糖在微波炉中加热至琼脂糖溶解。

2) 待溶液冷却至 60℃左右,加入 20μL 溴化乙锭充分混匀。

3) 用透明胶封固玻璃板两头,在距底板 0.5~1.0mm 的位置上放置梳子,将温热的琼脂糖凝胶倒入胶模中,凝胶厚度在 3~5mm 之间。

4) 在凝胶完全凝固后,撕去透明胶,小心地将玻璃板移至装有 1×TAE 缓冲液的电泳槽中,轻轻地拔去梳子,且使缓冲液没过胶面约 1mm。

5) PCR 产物、DNA Marker 与 10×Loading-buffer(含有溴酚蓝和甘油等物质)混合后,用微量移液器慢慢将混合物加至样品槽中。

6) 盖上电泳槽并通电,使 DNA 向阳极(红线)移动,采用电压为 80~100V 约 25min。

7) 溴酚蓝在凝胶中移出适当距离后切断电流,取出玻璃板,在紫外灯下观察凝胶。

【实验结果】

紫外灯下观察琼脂糖凝胶,可见 600~700 之间有一条带,为所扩增的目的条带。

【注意事项】

(1) 引物是决定 PCR 结果的关键,引物设计在 PCR 反应中极为重要。引物设计通常要遵循以下几条原则：

1）引物的长度以15～30bp为宜，一般(G+C)的含量在45%～55%，Tm值高于55℃[Tm=4(G+C)+2(A+T)]。应尽量避免数个嘌呤或嘧啶的连续排列，碱基的分布应表现出是随机的。

2）引物的3′端不应与引物内部有互补，避免引物内部形成二级结构，两个引物在3′端不应出现同源性，以免形成引物二聚体。3′端末位碱基在很大程度上影响着Taq酶的延伸效率。两条引物间配对碱基数应少于5个，以免引物自身配对形成茎环结构。

3）人工合成的寡聚核苷酸引物需经PAGE或离子交换HPLC进行纯化。

4）引物浓度不宜偏高，浓度过高有两个弊端：一是容易形成引物二聚体，二是当扩增微量靶序列并且起始材料又比较粗时，容易产生非特异性产物。一般说来，用低浓度引物不仅经济，而且反应特异性也较好。一般用0.25～0.5mol/μL较好。

（2）PCR反应应该在一个没有DNA污染的干净环境中进行。最好设立一个专用的PCR实验室。

（3）PCR试剂配制应使用最高质量的新鲜双蒸水，采用高压灭菌。试剂或样品准备过程中都要使用一次性灭菌的塑料瓶和管子，玻璃器皿应洗涤干净并高压灭菌。

（4）加入试剂之前，应先试剂混匀，以免放置时间长了浓度不均；微量移液器加液注意更换枪头，避免污染；EB为强诱变剂，实验中要防止其污染，操作过程中均应戴手套。试剂都应该以大体积配制，试验一下是否满意，然后分装成仅够一次使用的量储存，从而确保实验与实验之间的连续性。

（5）移液枪用完之后要归到最大计量的位置，防止久而久之弹簧失去弹性。

实验5-2　Southern杂交

【实验目的】

用Southern杂交技术检测重组病毒的基因组DNA。

【实验原理】

Southern印迹杂交技术是分子生物学领域中最常用的具体方法之一。其基本原理（图5-3及彩图）是将待检测的DNA样品固定在固相载体上，与标记的核酸探针进行杂交，在与探针有同源序列的固相DNA的位置上显示出杂交信号。通过Southern杂交可以判断被检测的DNA样品中是否有与探针同源的片段以及该片段的长度。该项技术广泛被应用在遗传病检测、DNA指纹分析和PCR产物判断等研究中。本实验将含有丙型肝炎病毒(HCV) NS5B基因的转移载体pBlueBac5B与野生型杆状病毒(AcNPV) DNA共转染Sf9昆虫细胞，通过空斑纯化获得带有NS5B基因的重组病毒AcNS5B，并用Southern杂交技术检测重组病毒基因组DNA。

【实验材料】

（1）基因组DNA的制备。

（2）限制性内切酶BamHⅠ、HindⅢ(Promega)、0.5mol/L EDTA、氯仿、无水乙醇、TE、6×Loading缓冲液、DNA marker、ECL试剂盒、氯化钠(NaCl)、枸橼酸钠、盐酸(HCl)、氢氧化钠(NaOH)、蔗糖、硼酸、溴酚蓝、十二烷基硫酸钠(SDS)、显影粉、定影粉、溴化乙锭(EB)、微量加样器及枪头，Whatman No.1滤纸及普通滤纸、玻璃板、尼龙膜(Hybond-N+)、吸水纸、裁纸刀、杂交盒、X光片夹及X光片、剪子、镊子、刀片、胶带、保鲜膜、一次性手套。

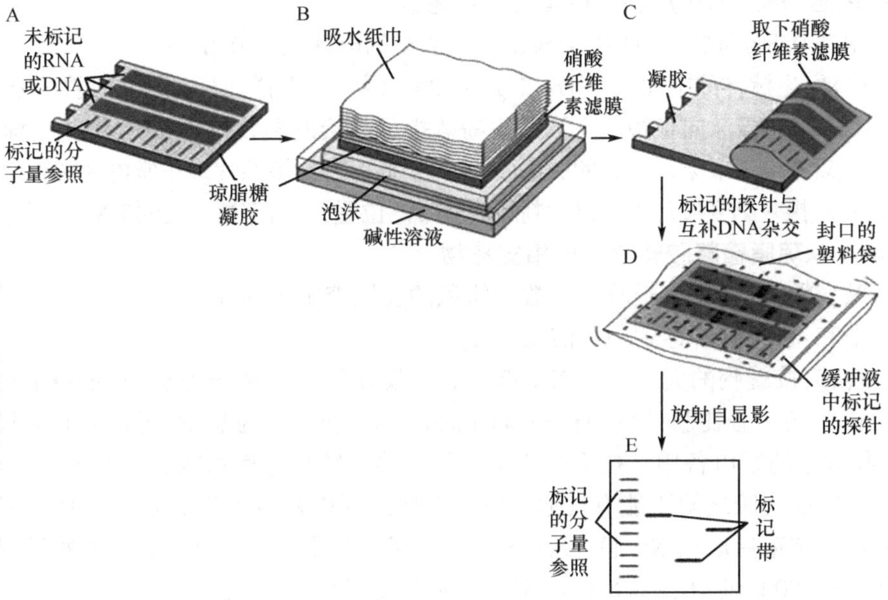

图 5-3　southern 杂交的原理示意图

(3) 试剂准备：变性液：0.5mol/L NaOH；1.5 mol/L NaCl；中和液：1mol/L Tris-HCl(pH 7.4)；1.5mol/L NaCl；转移液(20×SSC)：175.3g NaCl；枸橼酸三钠 82.2g，NaOH 调 pH 至 7.0，加去离子水至 1000mL；杂交液：10% PEG 6000；0.5% SDS；6×SSC；50% 甲酰胺，该杂交液的杂交温度为 42℃；5×TBE(250 mL)：13.5g Tris，6.9g硼酸，0.9g EDTA-Na2，用蒸馏水定容至 250 mL；TE(10mL)：10 mmol/LTris-HCl；1mmol/L EDTA pH8.0；EB 染色液：0.5 μL/L 溴化乙锭。

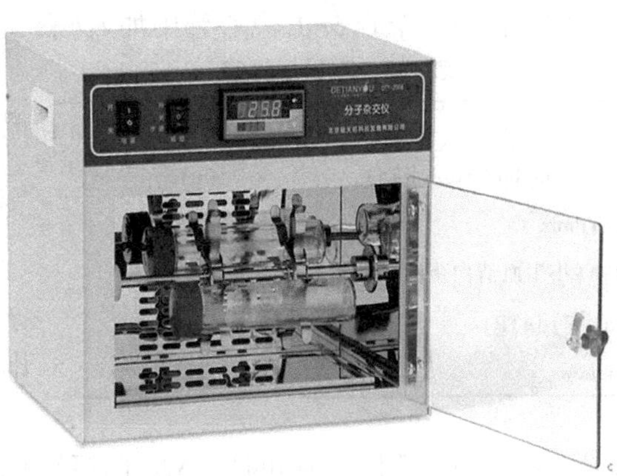

图 5-4　杂交箱

(4) 探针选用地高辛标记。

(5) 恒温水浴器、烤箱、台式高速离心机、琼脂糖凝胶电泳系统、高压灭菌锅、-70℃或-20℃冰箱、杂交箱(图 5-4 及彩图)。

【实验方法】

1. 基因组 DNA 的限制酶切　在 1.5mL 离心管中依次加入(表 5-3)。

表 5-3　限制酶切加样表

成分	量
DNA(1μg /μL)	20μg
10×酶切 buffer	4.0μL
限制性内切酶(10U/μL)	5.0μL
加去离子水	至 500μL

在最适温度下消化 1～3h，消化结束时可取 5μL 电泳检测消化效果。如果消化效果不好，可以延长消化时间，但超过 6h 已没有必要。但 DNA 样品中有太多的杂质可影响酶的活力。消化后的 DNA 加入 1/10 体积的 0.5mol/L EDTA，以终止消化。然后用等体积酚、氯仿抽提提取 DNA，TE 溶解。

2. 基因组 DNA 消化产物的琼脂糖凝胶电泳

（1）制备 0.8%凝胶：一般用于 Southern 杂交的电泳胶取 0.8%。

（2）电泳：电泳样品中加入 6×Loading 缓冲液，混匀后上样，留一或两泳道加 DNA marker。1-2V/cm，DNA 从负极泳向正极。电泳至溴酚蓝指示剂接近凝胶另一端时，停止电泳。取出凝胶，紫外灯下观察电泳效果。在胶的一边放置一把刻度尺，拍摄照片。正常电泳图谱呈现一连续的涂抹带，照片摄入刻度尺是为了以后判断信号带的位置，以确定被杂交的 DNA 长度。

3. DNA 从琼脂糖凝胶转移到固相支持物

（1）碱变性：室温下将凝胶浸入数倍体积的变性液中 30min。

（2）中和：将凝胶转移到中和液 15min。

（3）转移：按凝胶的大小剪裁 NC 膜或尼龙膜并剪去一角作为标记，水浸湿后，浸入转移液中 5min。剪一张比膜稍宽的长条 Whatman 3mm 滤纸作为盐桥，再按凝胶的尺寸剪 3～5 张滤纸和大量的纸巾备用。按下图所示进行转移。转移过程每隔数小时换掉已经湿掉的纸巾。注意在膜与胶之间不能有气泡。整个操作过程中要防止膜上沾染其他污物。

（4）转移结束后取出 NC 膜，浸入 6×SSC 溶液数分钟，洗去膜上沾染的凝胶颗粒，置于两张滤纸之间，80℃烘 2h，然后将 NC 膜夹在两层滤纸间，保存于干燥处。

4. 探针标记

（1）取 25-50ng 模板 DNA 于 0.5mL 离心管中，100℃变性 5min，立即置冰浴。

（2）在另一个 0.5mL 离心管中加入（表 5-4）。

表 5-4　探针加样表

成分	量
5×Loading buffer（含引物）	10μL
dNTPmix	2μL
BSA（小牛血清白蛋白）	2μL
【a-^{32}P】dATP	3μL
Klenow	5U

（3）将变性模板 DNA 加入到上管中，加去离子水至 50μL，混匀。室温或 37℃ 1h。

（4）加 50μL 终止缓冲液终止反应。

5. 杂交

（1）预杂交：NC 膜浸入 2×SSC 中 5min，在杂交瓶中加入杂交液（8cm×8 cm 的膜加 5mL 即可），将膜的背面贴紧杂交瓶壁，正面朝向杂交液。放入 42℃ 杂交炉中，使杂交体系升到 42℃。取经超声粉碎的鲑鱼精 DNA（已溶解在水中）100℃加热变性 5min，迅速加到杂交瓶中，使其浓度达到 100μg/mL。继续杂交 4h。鲑鱼精 DNA 的作用是封闭 NC 膜上没有 DNA 转移的位点，降低杂交背景、提高杂交特异性。

（2）杂交：倒出预杂交的杂交液，换入等量新的已升温至 42℃ 的杂交液，同样加入变性的鲑鱼精 DNA。将探针 100℃加热 5min，使其变性，迅速加到杂交瓶中。42℃杂交过夜。

6. 洗膜与检测　取出 NC 膜，在 2×SSC 溶液中漂洗 5min，然后按照（表 5-5）条件洗膜：

表 5-5　洗膜检测程序表

液体	温度	时间
2×SSC/0.1% SDS	42℃	10min
1×SSC/0.1% SDS	42℃	10min
0.5×SSC/0.1% SDS	42℃	10min
0.2×SSC/0.1% SDS	56℃	10min
0.1×SSC/0.1% SDS	56℃	10min

在洗膜的过程中，不断振摇，不断用放射性检测仪探测膜上的放射强度。实践证明，当放射强度指示数值较环境背景高 1～2 倍时，是洗膜的终止点。上述洗膜过程无论在哪一步达到终点，都必须停止洗膜。洗完的膜浸入 2×SSC 中 2min，取出膜，用滤纸吸干膜表面的水分，并用保鲜膜包裹，注意保鲜膜与 NC 膜之间不能有气泡。将膜正面向上，放入暗盒中(加双侧增感屏)，在暗室的红光下，贴覆两张 X 光片，每一片都用透明胶带固定，合上暗盒，置-70℃低温冰箱中曝光。根据信号强弱决定曝光时间，一般在 1～3 天时间。洗片时，先洗一张 X 光片，若感光偏弱，则再多加两天曝光时间，再洗第二张片子。

【实验结果】

重组病毒 AcNS5B DNA 比野生型 AcNPV DNA 多产生一条 1.8kb 片段与标记的探针发生杂交，从而说明 HCV NS5B 基因已被同源重组到病毒基因组中。

【注意事项】

(1) 要取得好的转移和杂交效果，应根据 DNA 分子的大小，适当调整变性时间。对于分子量较大的 DNA 片段(大于 15kb)，可在变性前用 0.2M HCl 预处理 10min 使其脱嘌呤。

(2) 转移用的 NC 膜要预先在双蒸水中浸泡使其湿透，否则会影响转膜效果；不可用手触摸 NC 膜，否则影响 DNA 的转移及与膜的结合。

(3) 转移时，凝胶的四周用 Parafilm 蜡膜封严，防止在转移过程中产生短路，影响转移效率，同时注意 NC 膜与凝胶及滤纸间不能留有气泡，以免影响转移。

(4) 注意同位素的安全使用。

实验 5-3　蛋白质印迹

【实验目的】

采用蛋白质印迹法(Western Blot，WB)检测日本血吸虫小热休克蛋 Sjp40 基因被敲减后表达产物的改变。

【实验原理】

蛋白免疫印迹(Western Blot)是将电泳分离后的细胞或组织总蛋白质从凝胶转移到固相支持物 NC 膜或 PVDF 膜上，然后用特异性抗体检测某特定抗原的一种蛋白质检测技术，现已广泛应用于基因在蛋白水平的表达研究、抗体活性检测和疾病早期诊断等多个方面。

【实验材料】

按试剂盒使用说明提取成虫可溶性总蛋白(total soluble protein，TSP)，用 BCA 试剂盒测定总蛋白含量。

1. SDS-PAGE 试剂

1) 30 聚丙烯酰胺溶液：29.2g 丙烯酰胺，0.8g N-N-甲叉双丙烯酰胺，加入去离子水定容至 100mL，pH 不能超过 7.0，过滤于棕色玻璃瓶中 4℃贮存。

2) 5×Tris-甘氨酸缓冲液：15.1 g Tris 碱、94 g 甘氨酸(电泳级)、50 mL 10 %SDS 加入去离子水定容至 1 L，使用时稀释 5 倍使用。

3) 2×SDS 凝胶加样缓冲液：2 mL 0.5 mol/L Tris-Cl(pH 6.8)、4 mL 10%(W/V)SDS、2mL 甘油、1mLβ-巯基乙醇、0.31g 二硫苏糖醇、0.02g 溴酚兰，加入 0.5mL 双蒸水定容至 10mL，室温存放备用。

4) 考马斯亮蓝染色液：0.2g 考马斯亮蓝 R250+84mL 95% 乙醇+20mL 冰醋酸，加入去离子水定容至 200mL,过滤备用。

5) 考马斯亮蓝脱色液:100mL 甲醇、100mL 冰醋酸加入去离子水 800 mL,过滤备用。

6) 1.5mol/L Tris · HCl,pH8.8;18.17gTirs 碱,溶于 80mL 去离子水中,加入约 3mL 以上的浓盐酸调节 pH 至 8.8,定容至 100mL。

7) 1.5mol/L Tris · HCl,pH6.8;12.1 g Tirs 碱,溶于 80mL 去离子水中,加入约 7mL 以上的浓盐酸调节 pH 值至 6.8,定容至 100mL。

8) 10% SDS:10g SDS 溶于去离子水中,定容至 100mL,加热至 68℃助溶。

9) 10% 过硫酸铵(APS):5g 过硫酸铵,溶于 50mL 去离子水中;现配现用或分装至 0.5mL 离心管中冷冻备用。

10) N-N-N′-N′-四甲基乙二胺(TEMED)原液,室温保存。

2. 匀浆缓冲液 1.0mol/L Tris-HCl(pH6.8)1.0mL;10% SDS 6.0mL;β-巯基乙醇 0.2mL;去离子水 2.8mL。

3. 固相载体 PVDF 尼龙膜。

4. 转膜缓冲液 甘氨酸 2.9g;Tris 5.8g;SDS 0.37g;甲醇 200mL;加去离子水定容至 1000mL(48mmol/L Tris. HCl,39mmol/L 甘氨酸,0.037% SDS)。

5. PBS-T(pH7.4) 0.01mol/L PBS;1g 吐温 20,加去离子水至 1000mL。

6. 一抗 抗鼠 13-actin(1:2000)和抗 Sip40(1:3000)单抗 6F10;二抗:羊抗鼠 HRP IgG(1:5000);

7. 膜染色液 0.2g 考马斯亮蓝;80mL 甲醇;2mL 乙酸;加去离子水 18mL。

8. 封闭液(5%脱脂奶粉,现配) 1.0g 脱脂奶粉溶于 20mL 的 0.01mol/L PBS 中。

9. 显色液 化学发光剂 ECL。

10. 仪器 转移电泳槽、垂直电泳槽、电泳仪、转移脱色摇床(图 5-5 及彩图)。

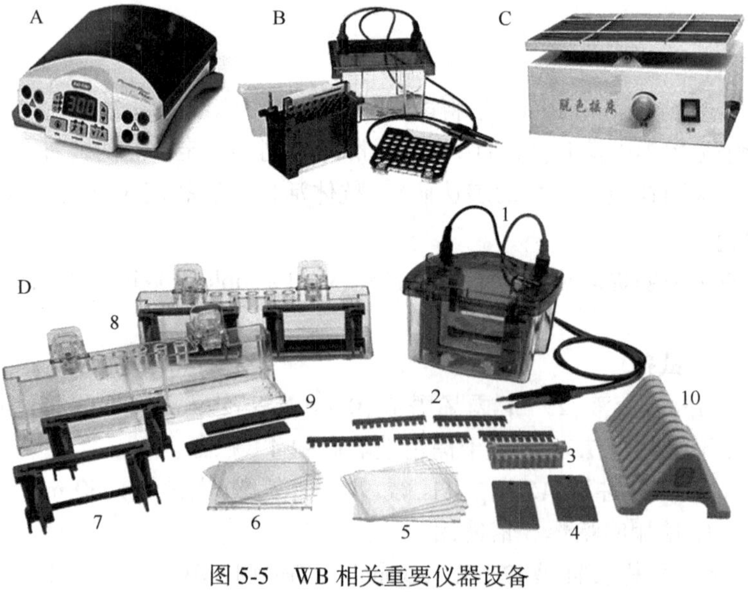

图 5-5 WB 相关重要仪器设备

A. 电泳仪;B. 转印仪;C. 脱色摇床;D. 垂直电泳槽(1. 电泳槽;2. 电泳梳;3. 上样托架;4. 剥胶铲;5. 厚玻璃;6. 薄玻璃;7. 夹胶框;8. 制胶架;9. 密封垫;10. 玻板架)

【实验方法】

1. 清洗玻璃板　蘸点洗洁精轻轻擦洗。两面都擦洗过后用自来水冲，再用蒸馏水冲洗干净后晾干。若不继续使用，需用无水乙醇擦拭后晾干再妥善收起来，玻璃板之间垫玻璃纸隔开。梳子应用水洗干净，临用前用无水乙醇擦拭晾干。

2. 灌胶与上样

（1）玻璃板对齐后放入夹中卡紧。然后垂直卡在架子上准备灌胶(操作前先往玻璃板间灌水，检查是否漏)。

（2）先配制分离胶：配方(表 5-6)。

表 5-6　分离胶配方

成分	配制不同体积和浓度凝胶所需各成分的体积(mL)							
	5	10	15	20	25	30	40	50
10%胶								
水	1.9	4.0	5.9	7.9	9.9	11.9	15.9	19.8
30%丙烯酰胺混合液	1.7	3.3	5.0	6.7	8.3	10.0	13.3	16.7
1.5mol/LTris(pH8.8)	1.3	2.5	3.8	5.0	6.3	7.5	10.0	12.5
10% SDS	0.05	0.1	0.15	0.2	0.25	0.3	0.4	0.5
10%过硫酸铵	0.05	0.1	0.15	0.2	0.25	0.3	0.4	0.5
TEMED	0.002	0.004	0.006	0.008	0.01	0.012	0.016	0.02
12%胶								
水	1.6	3.3	4.9	6.6	8.2	9.9	13.2	16.5
30%丙烯酰胺混合液	2.0	4.0	6.0	8.0	10.0	12.0	16.0	20.0
1.5mol/LTris(pH8.8)	1.3	2.5	3.8	5.0	6.3	7.5	10.0	12.5
10% SDS	0.05	0.1	0.15	0.2	0.25	0.3	0.4	0.5
10% 过硫酸铵	0.05	0.1	0.15	0.2	0.25	0.3	0.4	0.5
TEMED	0.002	0.004	0.006	0.008	0.01	0.012	0.016	0.02

最后加入 TEMED，之后摇匀即可灌胶。配制凝胶时要充分混匀，此外应保证试剂的新鲜，特别是 APS。用 1mL 的移液枪吸取 1mL 胶沿玻璃放出，溶液缓慢加入到装配好的玻璃板中至凝胶高度为 6cm 左右，预留 1.5cm 高度配制浓缩胶。用 1mL 的移液枪吸取 1mL 左右的去离子水。沿玻璃放出，注意速度要慢，否则胶会被冲变形。室温放置 0.5~1h 左右至聚合完全。未聚合的丙烯酰胺具有神经毒性，操作时应该戴手套防护。梳子插入浓缩胶时，应确保没有气泡。注意给积层胶留出足够的空间。

（3）当水和胶之间有一条折射线时，说明胶已凝了。再等几分钟觉得差不多的时候就可倒去胶上层水并用吸水纸将水吸干。聚合时间由 APS 以及 TEMED 决定，通常在 30min 左右。

（4）配制浓缩胶，配方见表 5-7。

表 5-7 浓缩胶配方

成分	配制不同体积和浓度凝胶所需各成分的体积(mL)							
	1	2	3	4	5	6	8	10
水	0.68	1.4	2.1	2.7	3.4	4.1	5.5	6.8
30%丙烯酰胺混合液	0.17	0.33	0.5	0.67	0.83	1.0	1.3	1.7
1.5mol/L Tris(pH6.8)	0.13	0.25	0.38	0.50	0.63	0.75	1.0	1.25
10% SDS	0.01	0.02	0.03	0.04	0.05	0.06	0.08	0.1
10%过硫酸铵	0.01	0.02	0.03	0.04	0.05	0.06	0.08	0.1
TEMED	0.001	0.002	0.003	0.004	0.005	0.006	0.008	0.01

将剩余空间灌满浓缩胶然后将梳子插入浓缩胶中。灌胶时也要使胶沿玻璃板流下以免胶中有气泡产生。插梳子时要使梳子保持水平。由于胶凝固时体积会收缩减小，从而使加样孔的上样体积减小，所以在浓缩胶凝固前最好在两边补胶至刚刚冒顶。待到浓缩胶凝固后，两手分别捏住梳子的两边竖直向上轻轻将其拔出。

（5）趁积层胶聚合的这段时间，取适当体积样本混合 1X SDS loading buffer（最好事前分装好，每次从冰箱里取一管即可），95～100℃加热 5min，若有沉淀可用稍低温度，比如 45～55℃加热 1h 达到变性的目的。我一般习惯分装 20μL 到 PCR 管里，先和 loading buffer 混合好，临用前用 PCR 仪加热 95℃ 5min，效果不错。

（6）胶做好后连同玻璃板一起安装到电泳槽上，加入电泳缓冲液后开始准备上样加样前可用 5mL 注射器或加样器先冲洗一下加样孔。用微量加样器贴壁吸取样品，将样品吸出不要吸进气泡。将加样器针头插至加样孔中缓慢加入样品（加样太快可使样品冲出加样孔），若有气泡也可能使样品溢出。加入下一个样品时，进样器需在外槽电泳缓冲液中洗涤 3 次，以免交叉污染。目前我们做的胶上有 10 个上样孔，一般在第一个孔加入 marker，其余 9 个孔加入样品，也可在头尾孔内加入 marker，中间 8 个孔加样品。加样前样品应先离心，尤其是长时间放置的样品。在未加样的孔中应加入等量的样品缓冲液。上样时，小心不要使样品溢出而污染相临加样孔。也可使用 10μL 的枪头就行，比用微量加样器快很多，用枪头时注意不要插得太深，容易把玻璃板撑开，样品就落到胶和玻璃板之间的空隙了。

3. 电泳 上样结束后，盖上盖子，插上电源。调节电压为 80V，待蛋白 marker 进入分离胶后，电压改为 120V。根据目的蛋白的分子量大小及蛋白 marker 电泳的位置来决定电泳结束时间。

4. 转膜

（1）准备一个浅盘倒入转膜液来平衡凝胶以及湿润滤纸和海绵。

（2）根据凝胶尺寸，来确定 PVDF 尼龙膜的大小。用尺子量取后，用剪刀剪开。放入浅盘中浸湿。

（3）将夹子打开，使黑的一面保持水平，红的一面在上面。在黑色夹板上铺一张海绵垫，用玻璃来回擀一遍擀走里面的气泡。在垫子上垫三层滤纸，一手固定滤纸，一手用玻璃试管擀走其中的气泡。

（4）将凝胶从电泳槽中取出，用去离子水冲洗。后用切胶板撬开小玻璃板，注意动作要轻，一般，玻璃板撬开后，拿开小玻璃板，凝胶与小玻璃板就会分离，否则，用去离子水冲洗一下，凝胶与小玻璃板就会分开。

(5) 除去小玻璃板后,用切胶板将浓缩胶去除,注意避免把浓缩胶刮破。同时在胶的右上角做个记号,小心剥下分离胶盖在滤纸上。用手调整使其能与滤纸对齐,轻轻用玻璃试管擀去气泡。将膜盖于胶上,要盖满整个胶(膜盖下后不可再移动)并除气泡。在膜上盖3张滤纸并除去气泡。最后盖上一个海绵垫,擀几下就可合起夹子。整个操作在转膜液中进行,要不断地擀去气泡。

(6) 将夹子放入转移槽中,注意黑面对槽的黑面,红面对槽的红面。电转移时会产热,在转膜槽的一侧放冰块来降温。将膜放置在筒中,周围加满冰块。接通电源,400mA 电流下转膜 90min。

5. 封闭

(1) 转完膜后,关闭电源。去除筒中表面的冰块,取出转膜槽。打开转膜槽的盖子。拿出夹子,打开准备取膜。

(2) 取现配制好的 5% 的脱脂牛奶,加入到容器中。用镊子将膜的一角夹起,放入到脱脂牛奶中,注意使转有蛋白的一面朝上。放置在摇床上封闭 2h。

(3) 取出夹子,小心地将膜转移到已经铺好的保鲜膜上。将保鲜膜一侧翻转覆盖于膜上。取出尺子,根据蛋白 marker 的标记,切出目的蛋白的条带和内参蛋白的条带。并用圆珠笔标记条带的分子量。

6. 孵抗体

(1) 从-20℃冰箱中取出已经稀释好的一抗溶液,室温下融化。

(2) 把已经溶解好的抗体加入多槽容器中,用镊子将膜的一角轻轻夹起,放入对应的槽中。注意,转有蛋白的膜的一面朝上。

(3) 后放入装有摇床的 4℃冰箱过夜。

(4) 洗膜 3 次,每次 10min。

(5) 从-20℃冰箱中取出已经稀释好的二抗溶液,室温下融化。

(6) 用吸管将多槽容器中的一抗回收。并放入-20℃冰箱保存。

(7) 向每个转移槽中加入对应的二抗。室温下孵育 2h。

(8) 后用吸管回收二抗,并放入-20℃冰箱保存。

7. 洗膜　取洗膜液往多槽容器的每个槽中加入 5~10mL,后放在 70rpm 的摇床上震荡 5min,弃去洗膜液,如此反复 3 次。

8. ECL 化学发光检测

(1) 洗膜后,将膜放于草纸上,将洗膜液吸净。

(2) 将多槽容器、显影试剂、移液枪、枪头及玻璃板放入到浅盘中,将物品转移到曝光室。

(3) 进入曝光室后,关闭电源,注意避光。

(4) 根据膜的大小来估计加入显影液的量。将等量 A 液和 B 液加入到 EP 管中混匀后,用移液枪吸取均匀点于膜上。

(5) 放入机器中,点击按钮,观察膜的位置是否放正。

(6) 点击开始按钮,选择自动进行曝光。然后进行图片保存,注意,有两种图片保存格式。

(7) 根据曝光后条带显影的强弱选择手动曝光的时间。

9. 图像分析　用图像处理软件分析目的条带和内参条带的灰度值的比值,来代表该目的蛋白的相对表达量。

【实验结果】

转染后 Sjp40 dsRNA 转染组蛋白质水平较空白对照及阴性对照组(dsGFP)出现明显降低。

【注意事项】

(1) 一抗的选择是影响免疫印迹成败的关键。多克隆抗体结合抗原能力较强、灵敏度高,但易产生非特异性的背景;单克隆抗体识别抗原特异性较好,但可能不识别在样品制备时因变性而失去了空间构型的抗原表位,且易发生交叉反应。近年来推荐由一组能与抗原分子中的不同且不易变性的抗原表位结合并不易出现交叉反应的单克隆抗体混合,其兼有多克隆抗体和单克隆抗体优点。

(2) 如果反应灵敏度不高,可增加凝胶的厚度到 1.5mm(厚度超过 2.0mm 时,凝胶转移效率受限);也可在电泳条带不发生变形的前提下,尽量提高蛋白样品的上样量。

(3) 滤纸/凝胶/转印膜/滤纸夹层组合中不能存在气泡,可用玻璃棒在夹层组合上滚动将气泡赶出,以提高转膜效率;上下两层滤纸不能过大,避免导致直接接触而引起短路。

(4) 如果出现非特异性的高背景,可观察仅用二抗单独处理转印膜所产生的背景强度,若高背景确由二抗产生,可适当降低二抗浓度或缩短二抗孵育时间;并考虑延长每一步的清洗时间。

(5) 一抗与二抗的稀释度、作用时间和温度对检测不同的蛋白要求不同,须经预实验确定最佳条件。

(6) PVDF 尼龙膜较 NC 膜柔软、结实、灵敏度高,易于操作且蛋白质结合能力强(PVDF 膜可结合蛋白质 480μg/cm^2,而 NC 膜只能结合蛋白质 80μg/cm^2);缺点是 PVDF 尼龙膜背景也高,需要加强封闭;此外,PVDF 尼龙膜若在使用前先行甲醇处理 5~10s,以活化膜表面的正电基团,使它更容易与带负电的蛋白质结合,可提高蛋白质在膜上的保留指数。

(7) 使用化学发光检测时,试剂须按需要量临用前配置混合。

(8) 由于使用 X 光胶片检测化学发光时不易控制曝光强度,而 X 光胶片的黑度水平仅仅是在一个很窄的曝光范围内呈线性关系,因此有条件可选用化学发光成像扫描系统进行精确定时连续检测,以得到最好信噪比的图像进行定量分析。

(张晓英)

第六章　感染性疾病病例分析及病原体检测

感染性疾病是威胁人类健康的一类重要的疾病，该类疾病的共同之处在于有特定的病原体的感染，因此，病原体的检测对于疾病的诊断具有重要的价值，也为临床的治疗创造条件，同时也为疾病的流行病学调查和疾病的预防奠定基础。但病原体的检测涉及多个学科相关知识和技术方法，因此，病原体检测的实验设计是多门学科知识、技术手段的综合运用，主要包括医学微生物学和人体寄生虫学实验技术方法、医学免疫学实验技术方法和分子生物学实验技术方法。本章内容主要涉及运用所学的基础知识、结合资料查阅，首先对感染性疾病病例做出初步的临床诊断，接着对病原体检测进行实验设计，最后围绕实验设计展开相应的实验，从而达到确诊感染性疾病病原体的目的。

附：感染性疾病临床病例及部分免疫相关疾病临床病例

病例一

患者，女，28 岁，已婚，南充市办公室职员。因腹痛 1 天入院。

患者于 1 天前无明显诱因出现中上腹痛。腹痛呈间断性钻顶样剧烈腹痛，向后背部放射，与进食及体位无明显关系，自觉按压后舒服，伴发热，体温约 39℃，伴恶心、呕吐，呕吐物为胃内容物，有黄色胆汁。无腹泻，无咳嗽、咳痰，无鼻塞、流涕，无尿频、尿急、尿痛，院外未予特殊诊治，现为求进一步诊治今来我院，患者自本次发病以来大、小便无异常，食欲、睡眠差，体重无明显变化。

既往体健，有排蛔虫病史，患者喜食泡菜，无传染病史。

体格检查：患者头颅无畸形、眼睑无充血，心率 102 次/min，各瓣膜区未闻及明显杂音，双肺呼吸音清，未闻及干湿罗音，腹软，无压痛及反跳痛，肝脾未扪及，肠鸣音 3~4 次/min。

实验室及其他检查：血常规：WBC 11×10^9，HB 110g/L；大便常规：潜血试验(-)，血清淀粉酶：40U/L。B 超示：胆总管扩张，直径约 1.2cm，内可见条形回声。

【思考题】

(1) 中上腹痛是本病重要临床症状，其常见疾病有哪些？

(2) 导致腹痛的原因有很多，本病例患者腹痛的原因？

(3) 本病例发热的原因？

病例二

患者，男，47 岁，已婚，南充市郊区菜农。因足趾缝瘙痒伴皮疹 1 次，黑便 3 个月入院。

患者于 8 个月前雨后赤脚下地务农，半日后双足趾缝奇痒，起皮疹，未经过治疗半月后痊愈。3 个月前无明显诱因解黑便，黑便为柏油样便，每日一次，每次约 80~100g，为成形便，伴头昏、乏力、心慌，偶有出虚汗，无腹痛、腹泻，无恶心、呕吐，无反酸、胃灼热(烧心)、呕血，无腹胀、腹块、腹鸣，院外未予特殊诊治，现为求进一步诊治来我院，患者自本次发病以来小便无异常，食欲、睡眠同前，体重无明显变化。

既往体健，无特殊不良嗜好及传染病史。

体格检查：患者贫血貌，睑结膜苍白，心率 102 次/min，各瓣膜区未闻及明显杂音，双肺呼吸音清，未闻及干湿罗音，腹软，无压痛及反跳痛，肝脾未扪及，肠鸣音 3~4 次/min。

实验室检查：血常规：WBC 5×10^9，HB 80g/L；大便常规：潜血试验（+）。

【思考题】

(1) 贫血是本病重要临床症状，其主要临床表现有哪些？诊断贫血的最常用实验室指标是？

(2) 导致贫血的原因有很多，本病例患者贫血的原因为？

(3) 本病例黑便形成的原因？

病例三

患者，男性，76 岁。因"进行性身目尿黄染 1 月"入院。

既往有糖尿病、高血压、前列腺肥大病史。否认肝炎病史，十多年前有进食生鱼及生食蛇胆饮食史。

体格检查：皮肤巩膜黄染。腹平软，无压痛，无反跳痛，肝脾肋下未及，叩诊肝浊音界存在，无移动性浊音，肠鸣音正常。实验室检查：入院后全肝功：谷丙转氨酶（ALT）184IU/L↑、谷草转氨酶（AST）124 IU/L↑；碱性磷酸酶（ALP）255 IU/L↑、总胆红素（TBIL）128.83μmol/L↑、直接胆红素（DBIL）106.31μmol/L↑、间接胆红素（IBIL）22.52 μmol/L↑、血清总胆汁酸 243.2↑、r-谷氨酰转酞酶（r-GT）488IU/L↑。MRCP：肝内外胆管扩张，胆总管下端结石（约 1cm）。入院后 1 周复查全肝功：总蛋白 58.4g/L↓，白蛋白 34.4g/L↓，白/球（白蛋白/球蛋白）比值 1.43↓，谷丙转氨酶 58IU/L↑，碱性磷酸酶 321IU/L↑，总胆红素 219.92μmol/L↑，直接胆红素 184.49μmol/L↑，间接胆红素 35.43μmol/L↑，血清总胆汁酸 143.8μmol/L↑，r-谷氨酰转酞酶 411IU/L↑。CA199 696.80IU/mL↑。

【治疗】

入院后第 10 天予行内镜下逆行胰胆管造影术+十二指肠乳头括约肌切开术（ERCP+EST 术），阻塞造影示结石已取净，术中发现胆总管下段狭窄，切开后胆汁排空好，未予留置鼻胆管。术后常规抗感染及护肝处理，术后患者诉无不适，一般情况良好，但术后查房见患者身目尿黄染仍进行性加重，术后 3 天复查全肝功：白蛋白 33.3↓g/L；谷丙转氨酶 52↑IU/L；谷草转氨酶 56↑IU/L；碱性磷酸酶 514↑IU/L；总胆红素 288.70↑μmol/L；直接胆红素 238.71↑μmol/L；间接胆红素；49.99↑μmol/L；血清总胆汁酸 94.8↑μmol/L；r-谷氨酰转酞酶 407↑IU/L。患者黄疸持续增高，当日予留置鼻胆管及十二指肠乳头活检。十二指肠乳头病理活检示慢性炎症。

【思考题】

(1) 为什么术后黄疸仍持续增高，原因是什么？

(2) 肝功异常、肝损害明显的疾病有哪些？分别是哪些病原体感染？

(3) 为确诊本病例，还需要进行哪些实验室检查？

(4) 该病的诊断是什么？如何治疗？

病例四

患者，浙江杭州人，男性，41 岁。以"反复咳嗽，胸背部疼痛 1 月"入院。

1 月前着凉后出现双侧胸痛，咳嗽，食欲减退，自觉夜间发热盗汗，未测体温，外院胸片示双肺多发斑片影，为进一步诊治入院。

体格检查：中性粒细胞 66%，绝对值 7.72×109/L；红细胞沉降率 69mm/h；C 反应蛋白 15mg/L；γ 谷氨酰转肽酶 55U/L；血肿瘤指标 CA125 314.5U/L，CEA、CA199、NSE、SCC 正常；血 IgE 2800 IU/mL；抗核抗体等风湿免疫学指标正常。痰抗酸杆菌(-)。

辅助检查：支气管镜未见明显异常，左舌段灌洗未见抗酸杆菌脱落细胞及真菌。PET-CT 全身扫描表现：肺内散在云絮状不均匀高密度影，部分病灶内见空洞，其内可见附壁结节，空洞为病灶内坏死物与支气管沟通排空后形成，附壁结节由肺吸虫或卵团或肉芽组织增生所致。右下肺的结节状实变影，提示局部肉芽组织增生；两下肺见多发不规则“隧道征”。PET-CT 诊断为炎性病变可能大。追问病史：发病前 1 月曾有食入小溪内生蟹史。

【思考题】

(1) 为确诊本病例，还需要进行哪些实验室检查？

(2) PET-CT 扫描出现的肺部征象的原因是什么？还需与哪种疾病相鉴别？

(3) 除了食生蟹感染此病，病原体还有哪些感染方式和途径可以进入人体？

病例五

患者，女，32 岁。因白带增多、阴部瘙痒伴有腥臭味 3 天。

现病史：3 天前患者自觉劳累后腰酸，白带增多，伴淡黄色泡沫样黏液，阴部经常瘙痒，时闻腥臭味。

自述 1 月前曾经出现类似症状，遵医嘱经口服灭滴灵合并拴剂一个疗程后，症状好转，逐渐消失。

浙江宁波人，已婚，农民。

体格检查：外阴部有红肿，子宫颈周围糜烂Ⅱ度。

实验室检查：阴道分泌物生理盐水涂片检可见病原体运动活泼，外观无色透明。

【思考题】

(1) 根据上述病史和检查，诊断何种疾病以及病原体是？

(2) 该病原体的主要形态特征？选用什么培养基进行分离培养？

(3) 病人经治疗后为何症状再次出现？该病应如何防治？

病例六

患者，男，23 岁。因发热伴头痛 6 日，神志不清 10h 入院。

因工作需要，于××年 7 月下旬到非洲出差，8 月初回国后反复出现恶寒发热、出汗，伴头痛及全身酸痛，当地医院拟诊“上呼吸道感染”，给予服速效伤风胶囊、银翘解毒片、肌注青霉素等治疗三天无效后入院，入院后体检；体温 39.5℃，贫血貌，RBC 3.0×10^{12}/L，脾肋下 2cm，血涂片镜检查到某病原体，遂给予氯喹+伯氨喹啉治疗，症状很快消失，病人自我感觉良好，治疗三天后病人要求出院。10 月下旬，患者又出现前述症状并加重，连续 6 日后，10h 前出现昏厥、神志不清、抽搐再次入院。

既往史：既往体健，无遗传性或过敏性疾病。

四川绵阳人，已婚，公务员。

体格检查：神志不清，体温 40℃，贫血貌，瞳孔对光反射迟钝，颈强直，脾肋下 3cm。

实验室检查：RBC 1.5×10^{12}/L，Hb 58 g/ L，WBC 3.6×10^{9}/L，血涂片查见红细胞内有某种病原体。

【思考题】

(1) 诊断为什么疾病?

(2) 患者10月下旬发病是否与8月初的疾病是否有关联? 为什么?

(3) 患者每天出现发热,头痛的原因?

(4) 本例患者因病情加重,昏迷加深,经2天抢救无效死亡,试分析患者死亡原因是? 从中应吸取什么教训。

病例七

患者,男,35岁,私企老总。晚期艾滋病患者,出现发热、头痛、喷射状呕吐。按病毒性脑炎治疗无效,现转院诊治。

体检检查:慢性病容,颈项强直,全身淋巴结肿大,神志不清,TC(体温)39℃。

实验室检查:血常规:WBC $9.3×10^9$/L(嗜中性粒细胞70%,嗜酸性粒细胞2%,嗜碱性粒细胞0%,淋巴细胞28%)。

脑脊液沉淀物涂片革兰染色镜检:未发现革兰阴性双球菌,而找到另一种革兰阳性椭圆形大菌体。

【思考题】

(1) 艾滋病晚期患者,死亡最常见的原因是什么?

(2) 革兰阳性椭圆形大菌体提示了什么?

病例八

患者,女,35岁。近1个多月出现阴道痒、阴道分泌物增多等症状。在某医院经抗生素治理月余未见好转,转来我院就诊。自述因治疗其他疾病长期使用激素类药物。

体格检查:宫颈轻度糜烂,阴道壁黏膜有较多白色豆渣样分泌物,TC(体温)37℃。

实验室检查:阴道分泌物镜检:可见革兰阳性椭圆形有核大菌体。

【思考题】

(1) 白色豆渣样阴道分泌物,最常见于什么病原体引起的阴道炎症?

(2) 本病例中,患者长期使用抗生素、激素,与本病的发病是否有关? 为什么?

(3) 如果本病例患者做病原体培养,选用什么培养基进行分离培养?

病例九

患者,男,63岁,退休教师。右背部皮肤肿块伴畏寒、发热5天入院。患者于5天前感觉右背部疼痛不适,触及约2cm直径皮肤硬块,未予处理,硬块逐渐增大,疼痛加重,伴有畏寒、发热、食欲减退和全身不适。2天前家人发现肿块表面有小脓点,曾间断服用磺胺类抗菌药,无明显效果。患糖尿病10余年,服药治疗,但已半年未就医检查,否认药物过敏史。

查体:TC(体温)39℃,P 90次/分,R 20次/分,BP135/90mmHg。发育营养中等,全身皮肤黏膜无黄染。双肺叩清,双肺呼吸音清,未闻及干湿性啰音。心界不大,律齐,未闻及杂音。腹软,无压痛和反跳痛,未扪及包块。右背上方,肩胛骨内侧可见约6cm×5cm椭圆形皮肤隆起肿块,色暗红,表面有数个脓点,个别脓头破溃,有浅黄色脓液流出。右腋可及淋巴结数枚,最大者约2cm×1.5cm,轻度触痛。

血常规:白细胞$21×10^9$/L,中性粒细胞86%。

【思考题】

(1) 该患者可诊断为什么疾病？诊断依据是什么？

(2) 引起该病的病原体可能是？请用适宜的标本设计微生物检测方案。

病例十

患者，男，24 岁。

主诉：发热伴头痛一月。

现病史：患者病前 2 个月曾在安徽贵池县装水泥，经常下水捕鱼，采河蚌。入院前一个月突然恶寒，继而高热，呈弛张热型，最高达 40℃，同时伴有额部胀痛及夜汗，出汗后头痛随之缓解。曾在安徽某医院经林可霉素，复方阿司匹林等药物治疗均未见好转。后因出现干咳又一次住院治疗，经血象、骨髓象检查均提示嗜酸粒细胞增多，家族无嗜酸性粒细胞增多史。胸片示两下肺野纹理粗乱，肝功正常，HBsAg(+)、HBeAg(+)、抗-HBs(-)、抗-HBe(-)、抗-HBc(+)。接受氨苄青霉素、丁胺卡那及青霉素 G 等抗感染治疗 10 天，继而又以氯喹进行诊断性治疗亦无效。于 1990 年 10 月 2 日入院治疗，经病原检查确诊为某病，并投以吡喹酮治疗。服药后第二天体温明显下降，第三天降至正常。

既往史：既往体健，无遗传性或过敏性疾病。

个人史：安徽合肥人，已婚，渔民。

体格检查：神志清楚，热性面容，巩膜无黄染，扁桃体 I 度肿大。皮肤无黄染，无皮疹、颈软、浅表淋巴结未见肿大。心律齐、两肺呼吸清晰，腹平软，肝肋下 2.0cm，质中，轻压痛，脾肋下 2.0cm，质软，腹水征(-)，神经系统经检查均为阴性。T 39℃，P 92/min，R 18/min，BP 16.0/12.0Kpa(120/90mmHg)。

实验室检查：血常规：Hb 115g/L，WBC 7.5×109/L(嗜酸粒细胞 0.3×109/L)。

B 超：肝脾肿大。

【思考题】

(1) 嗜酸粒细胞增多且家族无嗜酸粒细胞增多史提示了什么？

(2) 本病例中用氯喹进行诊断性治疗有什么意义？

(3) 本病例中吡喹硐治疗有效提示了什么？

(4) 本病例中导致肝脾肿大的原因最有可能是？

(5) 该病原体的主要形态特征？如何诊断？

病例十一

患者：女，2 4 岁。

主诉：大便排白色节片 4 月，多次昏迷 2 月。

现病史：1994 年 2 月食用 A 单位集体发放的猪肉，5 月突发肚疼并发现大便中有白色节片，但并未引起重视。6 月感到左眼视力下降并感头痛，以往无抽搐史。7 月份开始曾不明原因多次晕倒，曾怀疑是否怀孕，经查排除妊娠。9 月份就诊河南省人民医院，粪便检查确诊，发现左眼黄斑区网膜下可见活动的虫体并手术摘除。

既往史：既往体健，无遗传性或过敏性疾病。

个人史：洛阳人，已婚，工人。

体格检查：发育中等，营养尚可，皮肤无黄染，无皮疹及结节。

实验室检查：血常规：Hb 120g/L，WBC6.5×10^9/L（嗜酸粒细胞 0.4×10^9/L）；囊虫间接血凝试验呈阳性；颅脑 MRI 检查脑内有多发病变。

【思考题】

(1) 引起视力下降的病原体是什么？如何进入眼？

(2) 眼中虫体采用手术摘除治疗，可用药物否？

(3) 本病例中导致多次昏迷的原因最有可能是？病原体是如何感染的？

(4) 本病例中粪便中排出的白色节片是什么？与脑中及眼中的病原体是一样的吗？

病例十二

患者，女，12 岁。因关节疼痛近 2^+ 个月，眼睑水肿 5^+ 月，高热、咽喉肿痛 1^+ 天入院。半年前，患者出现发热，咽痛，吞咽困难到医院就诊，诊断为扁桃体炎，经青霉素类抗菌药物治疗好转（具体治疗不祥）。5^+ 月前出现眼睑水肿，以晨起为重。3^+ 月前出现发热，体温最高 40℃，外院查尿蛋白（+++），诊断"肾炎"，予泼尼松治疗后症状消失（具体不详）。2^+ 月前出现无明显诱因下肢关节疼痛，下肢近端肌肉疼痛无力，经泼尼松治疗（具体不详），症状略有好转。1 天前，患者突发咽喉肿痛，吞咽困难，高热入院。

既往时有扁桃体炎发作，无结核，结核接触史，否认肝病，肾病史，否认药物过敏史。否认家族中类似疾病史。

入院体检：T39.4℃，P130 次/分，R28 次/分，BP125/70mmHg。皮肤黏膜未见皮疹出血点，浅表淋巴结不大，双瞳孔等大，光反射存在，颈无抵抗。心律齐，未闻及病理杂音；双肺呼吸音对等，未闻及干湿啰音。腹（-），下肢近端肌肉压痛，肌力Ⅱ～Ⅲ级，远端肌力Ⅴ级。实验室检查：血红蛋白 78g/L，白细胞 5.2×10^9/L，血小板 120×10^9/L。尿常规：蛋白 5g/L。血白蛋白 18g/L，肝肾功能未见异常。肌酶谱：肌酸激酶（CK）、天冬氨酸氨基转移酶（AST）正常。类风湿因子（RF）阴性；抗"O"抗体 1∶640。

【思考题】

(1) 该患者可诊断为什么疾病？诊断依据是什么？

(2) 引起该病的病原体可能是？如果该病人做病原体培养，标本用什么？

(3) 为什么该病原菌感染会引起病人关节、肾脏等器官损伤？

病例十三

患者，男，20 岁，学生。寒战、高热、呼吸困难、胸痛半天入院。2 天前，回家被雨淋，于当天晚上出现发热（体温 37.9℃）、咳嗽、打喷嚏。服三九感冒冲剂未见好转。半天前寒战、高热加剧（体温 40℃）、伴呼吸困难、胸痛，继而咳嗽，咳铁锈色痰，其家属急送当地医院就诊。

查体：T40℃，P130 次/分，R28 次/分，BP125/70mmHg，皮肤黏膜未见皮疹，浅表淋巴结不大；左肺下叶有大量湿性啰音；触诊语颤增强。心律齐，未闻及病理杂音。

血常规：白细胞 17×109/L，中性粒细胞 84%。

X 线检查：左肺下叶有大片致密阴影。

入院后经抗生素治疗，病情好转，各种症状逐渐消失；再次 X 线检查，左肺下叶的大片致密阴影缩小 2/3 面积。病人于入院后第 7 天自感无症状出院。

【思考题】

(1) 该患者可诊断为什么疾病? 诊断依据是什么?

(2) 引起该病的病原体可能是? 请用适宜的标本设计微生物检测方案。

(3) 患者为何会出现高热、寒战、白细胞计数增多?

(4) 比较甲型溶血性链球菌和肺炎链球菌的差异。

病例十四

患者,男,1 岁,发烧(体温 40℃)、全身出现皮疹,喷射样呕吐 3 次入院。3 天前发热(体温 38℃),鼻塞、流鼻涕,咳嗽。服感冒冲剂未好转。今晨起发烧(体温 40℃)、全身出现皮疹,喷射样呕吐 3 次,精神极差,烦躁不安而就诊。

查体:T40℃,面色苍白、眼神发呆、双目凝视,不时用手打头、摇头。头向后仰、颈项强直、哭声尖锐、前囟饱满、轻微咳嗽。无瞳孔改变。四肢及臀部皮肤可见淤血点。

血常规:白细胞 14×10^9/L,中性粒细胞 85%,有明显核左移现象。

腰穿检查脑脊液:脑脊液压力明显升高,外观混浊,呈米汤样。白细胞 3×10^9/L,以多核细胞为主。蛋白增高。糖和氯化物减少。

【思考题】

(1) 该患儿可诊断为什么疾病? 诊断依据是什么?

(2) 该患儿可能感染的病原体是什么? 用采集的脑脊液标本设计微生物检查方案。

(3) 请列举能引起急性中枢神经系统感染的微生物。

病例十五

患者,34 岁,男,外企职工。尿频、尿痛、尿道口有脓性分泌物 1 周而就诊。自述半月前去外地出差时,发生了不洁性行为。一周后出现尿频、尿痛,尿道口红肿痒感,小便时常灼痛,有血丝,尿道口有黄色分泌物并伴有恶臭,遂到医院就诊。

查体:T37.8℃,尿道口红肿,挤压尿道可见脓性分泌物流出。分泌物涂片检查,革兰阴性双球菌++。

【思考题】

(1) 该患者可诊断为什么疾病? 诊断依据是什么?

(2) 该患者可能感染的病原体是什么? 请用适宜的标本设计微生物检查方案。

(3) 怎样才能尽量避免在微生物检测中出现假阴性?

病例十六

患者,女性,35 岁,工人,已婚。

主诉:尿频、尿急 2 天,伴尿痛、发热 1 天。

现病史:患者 1 周前出现低热、流涕、乏力、头痛、轻微咳嗽症状,按上感治疗后好转。两天前出现尿频、尿急。昨日又开始出现头痛、乏力、寒战、发热、食欲减退、腰痛、并向下阴部下传的放射性痛。尿频、尿急加重,并出现尿痛。

既往史:无高血压、糖尿病、肾脏病史,无手术史。

体格检查:发育中等,营养尚可,神志清楚,查体合作,急性病容,无皮疹,全身淋巴结无肿大,眼睑及双下肢无明显水肿,肾区叩痛,膀胱区压痛,腹部平软,无压痛、反跳痛。体温

38.5℃，血压120/80mmHg，脉搏72次/min。

实验室检查：血常规：WBC 16×10^9/L（中性粒细胞0.82，嗜酸粒细胞0.01，嗜碱粒细胞0，淋巴细胞0.17）。尿常规：蛋白（++）、脓细胞（+++）、RBC（+++）、WBC（++）。

辅助检查：B超提示双肾、输尿管、膀胱未见异常回声。

【思考题】

（1）“尿频、尿急、尿痛”称为“尿路刺激三联症”，提示了什么？

（2）血常规检查时，WBC总数升高，又以中性粒细胞升高为主，主要见于哪一类病原体感染？

（3）能够导致泌尿道感染的常见病原体有哪些？最常见的病原体是什么？

（4）本例例中病原体感染人体致病具有哪些有利条件？

病例十七

患者，男性，23岁，未婚。

主诉：腹痛、腹泻伴发热2天。

现病史：患者2天前突发水样腹泻，量中等，每日约10次，伴有恶心、呕吐、畏寒、发热，未进行特殊治疗。今日上午又出现高热，阵发性腹痛，疼痛无放射性，无寒战抽搐随后水样腹泻转变为胶冻状黏液脓血便，里急后重，有口渴感。

既往史：无特殊病史。

体格检查：发育较佳，营养可，神志清楚，面色微红，唇舌干燥，四肢温暖，全身无皮疹，淋巴结不肿大，腹部平软，无压痛反跳痛，肝脾未扪及，肾区无压痛叩痛。体温38℃，血压120/60mmHg，脉搏90次/min。

实验室检查：血常规：WBC 18×10^9/L（中性粒细胞0.83，嗜酸粒细胞0.01，嗜碱粒细胞0，淋巴细胞0.16）。电解质：Na^+ 125.0mmol/L，K^+ 3.4mmol/L。大便常规：脓血黏液便，RBC（++）、WBC（+++）、脓细胞（+++），潜血试验（+）。未见阿米巴原虫。

【思考题】

（1）可初步诊断为什么疾病？导致该疾病最可能的病原体是什么？

（2）水泻转为胶冻状黏液脓血便是什么疾病的典型症状？是怎么导致的？

（3）病原学检查应选用什么培养基进行分离培养？为什么？

（4）还应与哪些病原体感染引起的腹泻进行鉴别？

病例十八

患者，女，25岁，未婚。

主诉：发热、乏力10天，加重2天。

现病史：患者10天前天出现发热、乏力、全身不适、食欲减退、咽痛、偶有咳嗽，无腹痛腹泻，服用感冒冲剂后未见好转。2天前出现持续高热，自测体温39℃以上，轻微腹胀，无恶心、呕吐。

既往史：无高血压、糖尿病史，无手术史。

体格检查：发育中等，表情淡漠，神志迟钝；体温40℃，血压110/70mmHg，脉搏110次/min；肝肋下2cm，剑突下3cm，脾肋下3cm，右下腹轻微压痛，无反跳痛，腹股沟、腋下、颈部淋巴结肿大，前胸、腹部出现数个玫瑰疹。

实验室检查:血常规:WBC 6×10^9/L(中性粒细胞 0.63,嗜酸粒细胞 0.01,嗜碱粒细胞 0,淋巴细胞 0.36)。

【思考题】

(1) 皮肤玫瑰疹最常见于什么疾病?是什么病原体感染引起的?

(2) 该疾病是由细菌感染引起,白细胞为什么没有升高?

(3) 若对患者做病原学的分离培养,应选取什么标本?为什么?

(4) 辅助诊断该疾病还可选用哪种血清学试验?原理是什么?对结果怎样判断?

病例十九

患者,男,24 岁,自由职业者,未婚。

主诉:严重水样腹泻伴呕吐 30 余小时。

现病史:患者 2 天前从印度旅游回国,30h 前突然出现腹泻,开始几次为黄色样便,24h 前变为白色米泔水样便,约每小时腹泻 1 次,每次 100~200mL,粪便中无脓血,无明显腹痛,无里急后重;伴呕吐,喷射状,开始为胃内容物,随后变为白色水样呕吐物,无恶心、发热、头痛。几小时前出现尿量明显减少、乏力、反应迟钝,无腰痛。

既往史:无高血压、糖尿病史,无手术史。

体格检查:发育中等,营养可,神志不清,眼窝深陷,唇舌干燥,口渴欲饮,四肢冰凉,未见抽搐,全身无皮疹,淋巴结不肿大,眼睑及双下肢无水肿,腹部稍下陷、软,无压痛反跳痛,肝脾未扪及,肾区无压痛叩痛。体温 35℃,血压 80/50mmHg,脉搏 110 次/min。

实验室检查:血常规:WBC 14×10^9/L(中性粒细胞 0.83,嗜酸粒细胞 0.01,嗜碱粒细胞 0,淋巴细胞 0.16)。电解质:Na^+ 115.0mmol/L, K^+ 3.0mmol/L,CL^- 90.0mmol/L,BUN 8.0 mmol/L,CR 130.0μmol/L。

【思考题】

(1) 实验室检查结果正常吗?说明了什么问题?

(2) 患者最可能患什么疾病?是由什么病原体感染引起的?

(3) 可以用哪些病原学检查法确诊该疾病?怎样分离出病原体?

(4) 试述该患者的治疗策略。

病例二十

患者,男性,28 岁,广东打工,持续腹泻、低烧达 10 个月,身体特别虚弱消瘦。在县城一家医院同样进行了一系列化验、检查,诊断结果为“深度霉菌中毒”,给予抗感染及对症治疗后,症状缓解出院。半月后,又开始腹泻、低烧,于是前往省城医院,检查发现其 HIV 抗体(+)。查体:双侧腋下、腹股沟及颈部均可触及肿大淋巴结(直径 2~3cm)。

【思考题】

(1) 该患者最可能感染了哪种病原体?

(2) 为确诊本病例,实验室首先进行的初筛实验是什么?确认实验是什么?

(3) 若患者为晚期,其死亡最常见的原因是什么?

病例二十一

患者,男,38 岁,HBsAg 阳性 20 年,肝功能异常 5 年。20 年前体检发现 HBsAg 阳性,当时肝功能正常,无明显症状。5 年前开始 ALT 升高。HBeAg 及 HBV DNA 均阳性,服用中药或保肝药治疗,ALT 时而正常或升高。一周前工作忙感乏力。化验 ALT 200IU/L 来诊,处有轻度乏力外无其他症状。无其他疾病,无烟酒嗜好无输血及服用损肝药物史,家中母亲及姐姐均为乙肝。查体:一般情况良好,无黄疸、肝病病容、肝掌及蜘蛛痣,肝肋下未及,脾侧位可及。

【思考题】

(1) 该患者感染的病原体是什么?

(2) 该患者感染的途径可能有哪些?

(3) 此时需做哪些必要的检查以指导临床治疗?

病例二十二

患者,女,27 岁,阴道口出现菜花状赘生物 3 月。患者 3 月前偶尔发现阴道口出现数颗米粒大小淡红色丘疹,不伴任何症状,未行特殊处理。随后皮损迅速增多,融合形成菜花状的赘生物。身体健康,家族中无类似病史体格检查一般情况好。皮肤科检查阴道口见淡红色、菜花样赘生物。血尿常规正常,肝、肾功正常。

【思考题】

(1) 为明确诊断,需进行什么微生物学检查?

(2) 该病原体最可能是什么? 是否存在病毒血症?

(3) 该病原体是否具有致癌性?

病例二十三

患者,男,70 岁,发热一周余。患者于约一周前无明显诱因出现稽留高热,体温 39.1℃,在当地门诊接受赖氨匹林后体温降至正常,后再次升高,伴畏寒、鼻塞、流涕、咳嗽、咳痰等。血常规白细胞 8.02×109/L,中性粒细胞 58.2%,血红蛋白 197g/L,血小板 211×109/L;胸片示左下肺少量渗出影;胸部 CT 示双下肺背部斑片状渗出影。予头孢噻肟、洛美沙星等抗感染,间断地塞米松对症治疗,患者发热无缓解,出现呼吸困难被收入院。既往吸烟 40 年,30 支/天;饮酒 38 年,啤酒 4kg/d;脂肪肝 15 年。体查:体温 39.1℃,脉搏 70 次/min,呼吸 19 次/min,血压 139/78mmHg,双肺呼吸音粗,闻及干湿啰音。

【思考题】

(1) 该患者引起肺部感染的病原体最可能是什么?

(2) 为确定诊断该病毒唯一可靠的微生物学检查方法是什么?

(3) 用于该病毒的鉴定实验有哪些?

病例二十四

患者,男,5 岁,因频繁呕吐伴腹痛半天就诊。发病前 1h 曾进食清蒸海蟹一只,而后出现呕吐,为清水样内容物,量中等,同时伴有脐周、中上腹阵发性疼痛。无发热、无腹泻、无皮疹。

体格检查:脉搏 68 次/min,体温 37.1℃,神志清楚,双侧腕关节、肘关节处可见湿疹,腹平软,脐周、中上腹压痛(+),反跳痛(-),无肌紧张。颈软,神经系统(-)。

实验室检查:嗜酸粒细胞百分比为 10%,血清 IgE1600IU/mL。大小便无异常。

既往患者有湿疹史及哮喘性支气管炎病史，3岁时哮喘发作过一次，给予普米克、喘康速吸入治疗，并服用开瑞坦，以后未再发作。以往曾有进食螃蟹史。

患者母亲和外祖父曾有类似食物过敏史。

入院后立即给予琥珀氢考静脉点滴，奥美拉唑静脉推注，限制饮食，仅给予粥和幼儿配方奶，3天后呕吐腹痛症状消失。嘱患者两周后来院作过敏原皮肤检测。

【思考题】

(1) 该患者所患疾病是什么？诊断依据是什么？

(2) 该疾病如何进行免疫学诊断？

(3) 为何嘱咐患者两周后来作过敏原检测，而不是立即做检测？

(4) 该疾病的发病机制是什么，有何方法可以避免患者再次发病？

第三篇　创新性实验相关内容

大学生创新性实验计划是高等学校本科教学“质量工程”的重要组成部分,计划的启动和实施,旨在探索并建立以问题和课题为核心的教学模式,倡导以本科学生为主体的创新性实验改革,调动学生的主动性、积极性和创造性,激发学生的创新思维和创新意识,在校园内形成创新教育氛围,建设创新教育文化,全面提升学生的创新实验能力。通过开展实施计划,带动广大的学生在本科阶段得到科学研究与发明创造的训练,改变目前高等教育培养过程中实践教学环节薄弱,动手能力不强的现状,改变灌输式的教学方法,推广研究性学习和个性化培养的教学方式,形成创新教育的氛围,建设创新文化,进一步推动高等教育教学改革,提高教学质量。

一、创新性实验选题原则

(1) 实验项目要体现理论知识的创新或技术方法创新。

(2) 选题科学、内容新颖,具有挑战性,能够培养学生的创新精神和创新意识。

(3) 项目方案条理清晰,实验设计合理,方法切实可行,有充足的实验条件满足项目的开展。

(4) 项目目标明确,具有可考核的技术指标和理论体系。

二、实 施 原 则

(1) 兴趣驱动。参与计划的学生要对科学研究或创造发明有浓厚兴趣。在兴趣驱动下,在导师指导下完成实验过程。

(2) 自主实验。参与计划的学生要自主设计实验、自主完成实验、自主管理实验。

(3) 重在过程。注重创新性实验项目的实施过程,强调项目实施过程中学生在创新思维和创新实践方面的收获。

三、对学生的要求

(1) 参与项目的学生一定要出于对科学研究或创造发明的浓厚兴趣,发挥学生主动学习的积极性。

(2) 学生是项目的主体。每个项目都要配备导师,但导师只是起辅导作用,参与项目的本科学生个人或创新团队,在导师指导下,一定要自主选题设计、自主组织实施、独立撰写总结报告。

(3) 学生项目选题要适合。项目选题要求思路新颖、目标明确、具有创新性和探索性,学生要对研究方案及技术路线进行可行性分析,并在实施过程中不断调整优化。

(4) 参与项目的学生要合理使用项目经费,要遵守学校财务管理制度。

(5) 参与项目的学生要处理好学习基础知识和基本技能与创新性实验和创造发明的关系。

四、文献检索

文献检索是选题和论文撰写的重要步骤之一，常用的文献检索资源包括：

(1) 中国生物医学文献服务系统(http://www.sinomed.ac.cn/)

(2) 万方医学网(http://med.wanfangdata.com.cn/)

(3) 中国知网(http://www.cnki.net)

(4) 国家科技图书文献中心(www.nstl.gov.cn)

(5) Pubmed (http://www.ncbi.nlm.nih.gov/pubmed)

(6) 荷兰医学文摘数据库 EMBASE(http://www.embase.com)

(7) 美国《生物学文摘》(http://biosis.org)

附一：

国家级大学生创新创业训练计划指南

教育部在原有“国家大学生创新性实验计划”的基础上实施新的“国家级大学生创新创业训练计划”，是高等学校本科教学质量与教学改革工程的重要组成部分，其内容主要如下。

一、计划目标

建设国家级、省级、校级三级大学生创新创业训练计划体系，通过实施大学生创新创业训练计划，促进高等学校转变教育思想观念，改革人才培养模式，强化创新创业能力训练，提升大学生的综合素质，增强大学生的创新能力和在创新基础上的创业能力，培养适应国家发展战略需要、适应各行各业需要的高素质人才。

二、计划内容

大学生创新创业训练计划内容包括创新训练项目、创业训练项目和创新创业训练项目三类。

(1) 创新训练项目是本科生个人或团队，在导师指导下，自主完成创新性实验方法的设计、设备和材料的准备、实验的实施、数据处理与分析、总结报告撰写等工作。

(2) 创业训练项目是本科生团队，在导师指导下，团队中每个学生在项目实施过程中扮演一个或多个具体的角色，通过编制商业计划书、开展可行性研究、模拟企业运行、进行一定程度的验证试验，撰写创业报告等工作。

(3) 创新创业训练项目是学生团队，在学校导师和企业导师共同指导下，采用前期创新训练项目(或创新性实验)的成果，提出一项具有市场前景的创新性产品或者服务，以此为基础开展创业实践活动。

三、参与高校

国家级大学生创新创业训练计划参与高校由我部确定。省级大学生创新创业训练计划参与高校由省级教育主管部门确定。

中央部委所属高校原则上都应参与国家级大学生创新创业训练计划,由学校直接向我部提交工作方案,我部组织专家论证,通过论证后即可执行计划。

地方所属高校希望参与国家级大学生创新创业训练计划的,由省级教育主管部门推荐,向我部提交学校工作方案,我部组织专家论证,通过论证后即可执行计划。

我部将分两批确定国家级大学生创新创业训练高校,中央部委所属高校为第一批,地方所属高校为第二批。

四、计 划 管 理

1. 经费来源 建设国家级、省级、校级三级大学生创新创业训练计划体系,由中央财政、地方财政和高校自筹经费共同支持。中央部委所属高校参与国家级大学生创新创业训练计划,由中央财政专项资金支持;地方所属高校参加国家级大学生创新创业训练计划,由地方财政或高校自筹经费支持。省级大学生创新创业训练计划的经费支持方式由省级教育主管部门决定。

2. 经费管理 中央财政支持国家级大学生创新创业训练计划的资金,要按照财政部与教育部制订的《“十二五”期间“高等学校本科教学质量和教学改革工程”专项资金管理办法》进行管理。地方教育、财政主管部门或高等学校应制订相应的专项资金管理办法。项目承担学校和单位根据相应专项资金管理办法,负责经费的使用和管理。

五、项 目 管 理

1. 项目申请者 创新训练项目、创业训练项目和创新创业训练项目应面向本科生申报,在校各年级的学生均可参与,实施期限一般不超过4年。创新训练项目的申请者需是本科生个人或团队。创业训练项目的申请者需是本科生团队。创新创业训练项目的申请者可以是本科生团队,或者由本科生和研究生组成的团队。在能继续履行项目负责人责任的情况下,允许项目负责人毕业后以大学生自主创业者的身份继续担任该创新创业训练项目负责人。

2. 项目立项 具体的学生项目由各校自行组织评审,报我部备案和对外公布。各高校按照公开、公正、透明的原则,自主决定国家级大学生创新创业训练计划学生项目的管理方式,并报我部备案和对外公布。

3. 项目评价 国家级大学生创新创业训练计划的项目评价由各高校自主安排。项目结束后,由学校组织项目验收,并将验收结果报我部。验收结果中,必需材料为各项目的总结报告,补充材料为论文、设计、专利以及相关支撑材料。我部将在指定网站公布项目的总结报告。

六、学 校 工 作

(1) 参与计划高校要成立校级的组织协调机构,包括教务、科研、设备、财务、学工、团委等职能部门人员,制定切实可行的管理办法和配套政策,提供支撑条件。

(2) 大学生创新创业训练计划要纳入人才培养方案,促进人才培养模式改革,其训练项目作为选修课程开设,获得一定的学分。

(3) 参与计划高校要为参加项目学生制订个性化培养方案,采取相关配套措施予以支持,包括选课、考试、成果认定、学分认定、灵活学籍管理等。

(4) 参与计划高校需同时开设与创新训练有关的创新思维与创新方法类选修课程,开设与创业训练有关的项目管理和企业管理类选修课程。

(5) 对参与大学生创新创业训练计划的学生实行导师制,对参与创新创业实验项目的学生,还要聘请企业导师,实行双导师制。

(6) 对担任大学生创新创业训练计划导师的教师,要制定相关的激励措施,计算专门工作量,或给予工作补贴。

(7) 参与计划高校的示范性实验中心、各类开放实验室和重点实验室要向参与项目的学生免费提供实验场地和实验仪器设备。

(8) 各大学科技园要积极参与大学生创新创业训练计划,提供技术、场地、政策、管理等支持服务。

(9) 项目经费由学校代管,由承担项目的学生使用,教师不得使用学生项目经费,学校不得提取管理费,不得截留和挪用。

(10) 学校要营造创新创业文化氛围。搭建项目学生交流平台,定期开展交流活动。组织项目学生参加校内外学术会议,为学生创新创业提供交流经验、展示成果、共享资源的机会。学校还要定期组织项目指导教师之间的交流。

(11) 学校要鼓励学生积极参加大学生创新创业计划,对表现优秀的学生进行奖励。对项目申报、实施过程中弄虚作假、工作无明显进展的学生要及时终止其项目运行。对更改项目内容、更换项目成员、提前或推迟项目结题等事项要制定规范的管理办法。

(12) 参与项目的学生对所属高校违反我部要求的做法,可以直接向我部投诉,学校不得阻拦和压制。投诉的问题要确切,要求投诉者署真实姓名。我部将在调查核实之后予以处理。

附二：

大学生创新创业训练计划项目

申　报　书

项目类型：□创新训练项目

□创业训练项目

□创业实践项目

项目名称________________________________

负 责 人________________________________

起止时间________________________________

指导老师________________________________

申报部门________________________________

二〇　　年　　月　　日

填写说明

一、项目类型:大学生创新创业训练计划内容包括创新训练项目(项目代码 A)、创业训练项目(项目代码 B)和创业实践项目(项目代码 C)三类。

二、申报书要逐项认真填写,填写内容必须实事求是,内容表达需明确、严谨。空缺项需填“无”。

三、项目只能由全日制本科生提出申请,原则上以二、三年级学生为主。各类项目负责人仅限 1 人。有未结题项目的学生不得申请。项目团队的人数含负责人在内不得超过 5 人。项目申请表由项目负责人填写。

四、训练项目面向全校本科学生申报,可以是个人或团队(不超过 5 人)。鼓励跨年级、跨专业、跨学科合作研究,同等条件下优先资助团队合作项目和跨年级、跨专业、跨学科合作项目。

五、创新训练项目实施期限一般为 1 年,创业训练项目一般不超过 2 年,创业实践项目一般不超过 3 年。

六、项目需由指导教师参与,指导教师参与项目申报书的填写和论证。其中,创业训练项目和创业实践项目的指导教师一般不少于 2 名,大学生创业实践项目实施学校导师和企业导师双导师制。

七、申报书填写内容应言简意赅,思路清晰,论证充分,一律用计算机输入并打印。

八、填表字体用小四号宋体,单倍行距。要求统一用 A4 纸双面印制、于左侧装订。所附材料用小四号宋体打印,附于申报书后。

<table>
<tr><td colspan="6">项目名称</td></tr>
<tr><td colspan="2">项目起止时间</td><td colspan="2">年　月至　年　月</td><td>申请金额</td><td>元</td></tr>
<tr><td rowspan="3">项目负责人</td><td>姓名</td><td>学号</td><td>专业年级</td><td>手机</td><td>E-mail</td></tr>
<tr><td></td><td></td><td></td><td></td><td></td></tr>
<tr><td>曾参与其他科研、创新、创业活动情况</td><td></td><td></td><td></td><td></td></tr>
<tr><td rowspan="5">项目组成员</td><td>姓名</td><td>学号</td><td>学院专业年级</td><td>手机</td><td>项目中的分工</td></tr>
<tr><td></td><td></td><td></td><td></td><td></td></tr>
<tr><td></td><td></td><td></td><td></td><td></td></tr>
<tr><td></td><td></td><td></td><td></td><td></td></tr>
<tr><td></td><td></td><td></td><td></td><td></td></tr>
<tr><td rowspan="4">指导教师一</td><td>姓名</td><td></td><td>职务/职称</td><td></td><td></td></tr>
<tr><td colspan="5">所在单位</td></tr>
<tr><td>联系电话</td><td></td><td>E-mail</td><td></td><td></td></tr>
<tr><td>承担科研课题或指导创新创业活动情况</td><td></td><td></td><td></td><td></td></tr>
<tr><td rowspan="4">指导教师二</td><td>姓名</td><td></td><td>职务/职称</td><td></td><td></td></tr>
<tr><td colspan="5">所在单位</td></tr>
<tr><td>联系电话</td><td></td><td>E-mail</td><td></td><td></td></tr>
<tr><td colspan="5">承担的工作和主要成绩</td></tr>
</table>

<table>
<tr><td colspan="3">一、项目简介(300字左右)</td></tr>
<tr><td colspan="3">二、申请理由(包括申请项目的目的、意义、已有的工作基础等,1000-4000字)</td></tr>
<tr><td colspan="3">三、项目方案(包括项目内容、技术路线、人员分工、组织实施、实践环节、教师指导、项目结题等)</td></tr>
<tr><td colspan="3">四、项目特色与创新点</td></tr>
<tr><td colspan="3">五、项目进度安排(准确到月)</td></tr>
<tr><td colspan="3">六、项目经费使用计划(要求说明项目经费)</td></tr>
<tr><td>序号</td><td>经费预算项目</td><td>金额(元)</td></tr>
<tr><td>1</td><td></td><td></td></tr>
<tr><td>2</td><td></td><td></td></tr>
<tr><td>3</td><td></td><td></td></tr>
<tr><td>4</td><td></td><td></td></tr>
<tr><td>5</td><td></td><td></td></tr>
<tr><td>6</td><td></td><td></td></tr>
<tr><td colspan="2">合计</td><td></td></tr>
<tr><td colspan="3">七、项目的预期成果和拟解决的关键问题(论文、专利、设计、产品、服务;创业实践项目需说明公司规模、营业额等)</td></tr>
</table>

续表

八:项目诚信承诺 本项目负责人和全体成员慎重承诺:本表所填写的各项内容真实、可靠,无知识产权争议,该项目未抄袭他人成果、无弄虚作假现象,项目组成员保证按项目进度保质保量完成各项工作。 项目负责人签名:　　　　项目组成员签名: 年　月　日　　　　年　月　日
九、指导教师意见: 签　名: 年　月　日
十、学院意见: 负责人签字:　　　盖章: 年　月　日
十一、学校意见: 负责人签名:　　　盖章: 年　月　日

参考文献

曹雪涛 . 2013. 医学免疫学[M]. 第 6 版 . 北京:人民卫生出版社,

陈敏芳,麦荣嘉,莫倩珍,等 . 2012. 日本血吸虫小热休克蛋白 Sjp40RNA 干扰效应[J]. 南方医科大学学报,32(4):456-461.

丁慧萍,卢思奇,戎煜,等 . 2002. 用 PCR 扩增 tim 基因检测蓝氏贾第鞭毛虫[J]. 寄生虫与医学昆虫学报,9(2):65-71.

范立梅 . 2012. 微生物学与免疫学实验[M]. 杭州:浙江大学出版社 .

黄敏,张佩 . 2010. 医学微生物学(案例版)[M]. 第 2 版 . 北京:科学出版社 .

李磊,郜金荣,徐进平,等 . 2001. 丙型肝炎病毒 HIJK 基因在昆虫细胞中的表达[J]. 武汉大学学报,47(2):217-219.

李明远 . 1998. 医学免疫学与微生物学实验教程[M]. 成都:四川科学技术出版社 .

李明远 . 2013. 医学微生物学[M]. 北京:科学出版社 .

刘辉 . 2006. 临床免疫学和免疫检验实验指导[M]. 北京:人民卫生出版社 .

吕世静 . 2005. 免疫学检验[M]. 第 2 版 . 北京:人民卫生出版社 .

仇锦波 . 2002. 寄生虫检验[M]. 北京:人民卫生出版社 .

沈继龙 . 2002. 临床寄生虫学和寄生虫检验[M]. 北京:人民卫生出版社 .

陶义训 . 2002. 免疫学和免疫学检验[M]. 第 2 版 . 北京:人民卫生出版社 .

汪世平 . 2004. 医学寄生虫学[M]. 北京:高等教育出版社 .

王廷华,李官成,Xin-Fu Zhou. 2005. 抗体理论与技术[M]. 北京:科学出版社 .

熊平源,王强 . 2011. 医学免疫学实验教程[M]. 武汉:武汉大学出版社 .

杨翀,曾令娥 . 2010. 病原生物学与免疫学实验教程[M]. 武汉:华中科技大学出版社 .

杨继文 . 2013. 病原生物与免疫学实验[M]. 第 3 版 . 北京:科学出版社 .

杨致邦,叶彬 . 2013. 病原生物学与免疫学实验[M]. 第 2 版 . 北京:科学出版社 .

张冬梅,刘延珍,单淑香 . 2013. 豚鼠和大鼠被动皮肤过敏试验[J]. 动物医学进展,34(12):241-224.

张赟,温伟红 . 2013. 细胞和分子免疫学实用实验技术[M]. 西安:第四军医大学出版社 .

中华人民共和国药典委员会 . 2010. 中华人民共和国药典[M]. 北京:中国医药科技出版社 .

周小鸥,余辉,李曼君 . 2012. 病原生物学与免疫学实验教程[M]. 北京:科学出版社 .

J. E. 科利根,B. E. 比勒,D. H. 马古利斯,等 . 2009. 精编免疫学实验指南[M]. 北京:科学出版社 .

彩 图

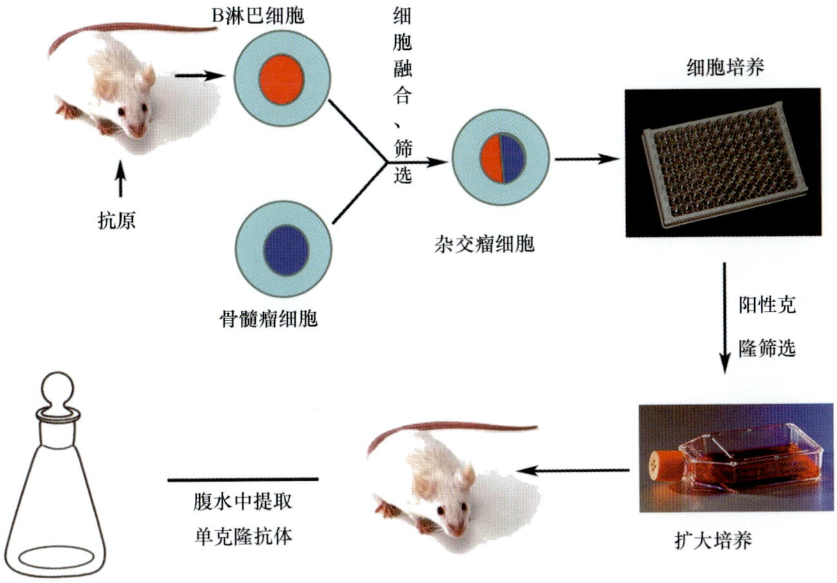

图 1-1 单克隆抗体制备过程示意图

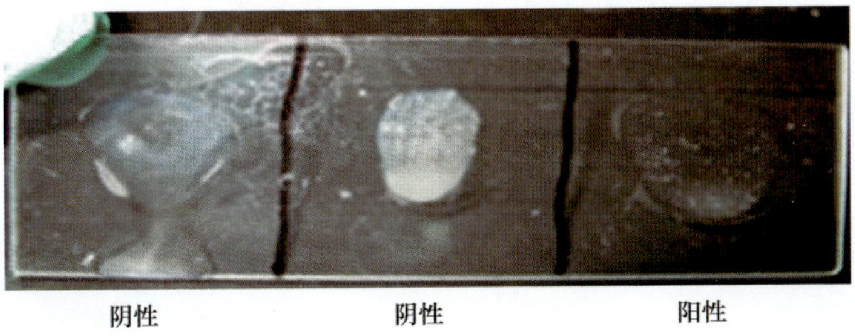

图 1-2 玻片凝集结果示意图

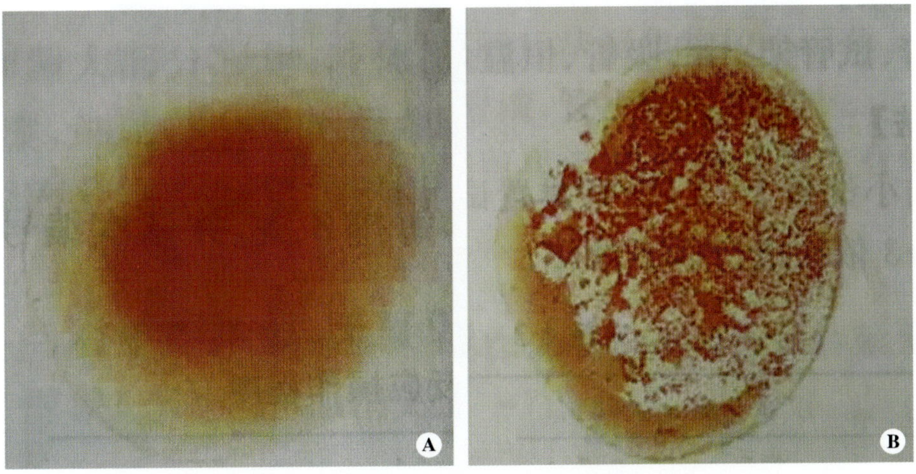

图 1-3 血型鉴定结果示意图

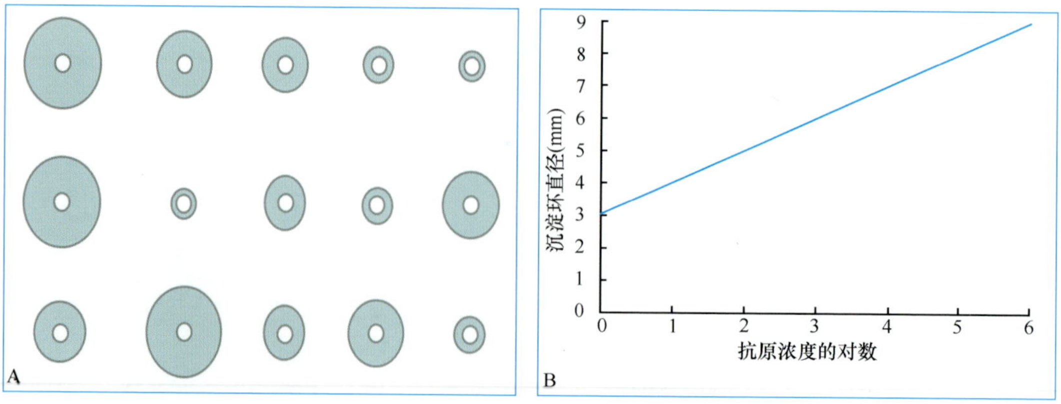

图 1-4　单向琼脂扩散试验结果示意图

上排为 5 个不同的参考血清；中排、下排为患者血清

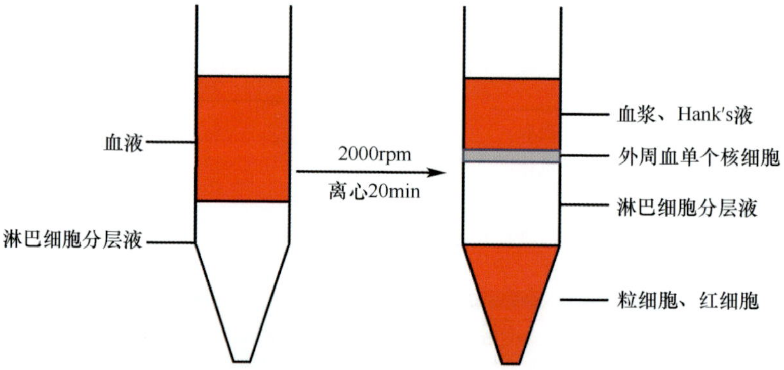

图 1-11　血细胞离心前后分布示意图

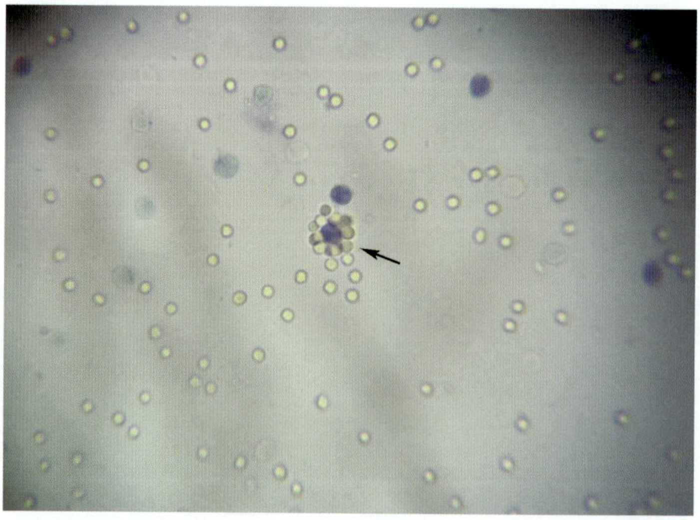

图 1-12　E 花环 (100 ×)

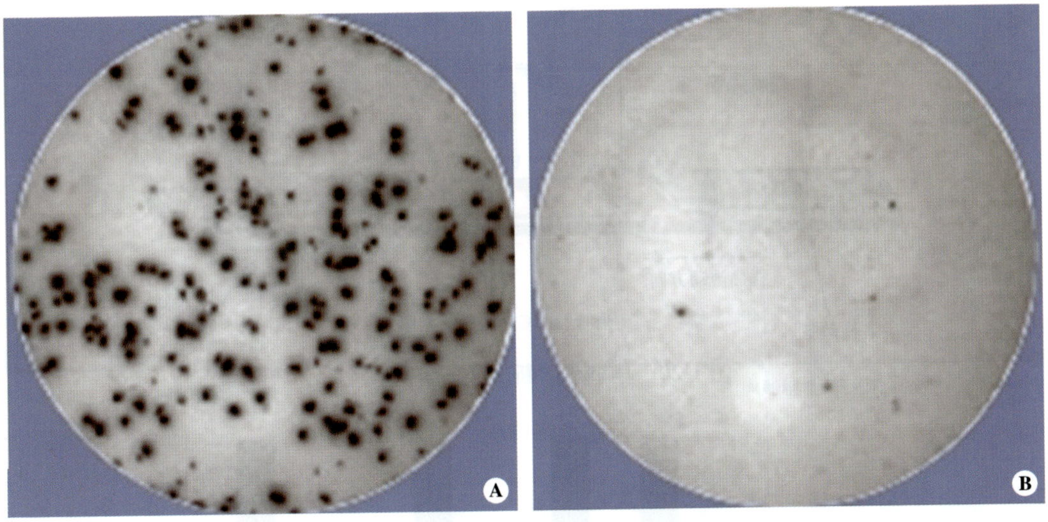

图 1-15　ELISPOT 技术检测分析人淋巴细胞分泌 IFN-γ 的结果

A. 接受刺激剂的细胞，可见散在的黑色斑点，每个斑点是激活的淋巴细胞分泌的待测细胞因子区域，代表一个活性淋巴细胞；B. 未接受刺激细胞对照，未见明显斑点

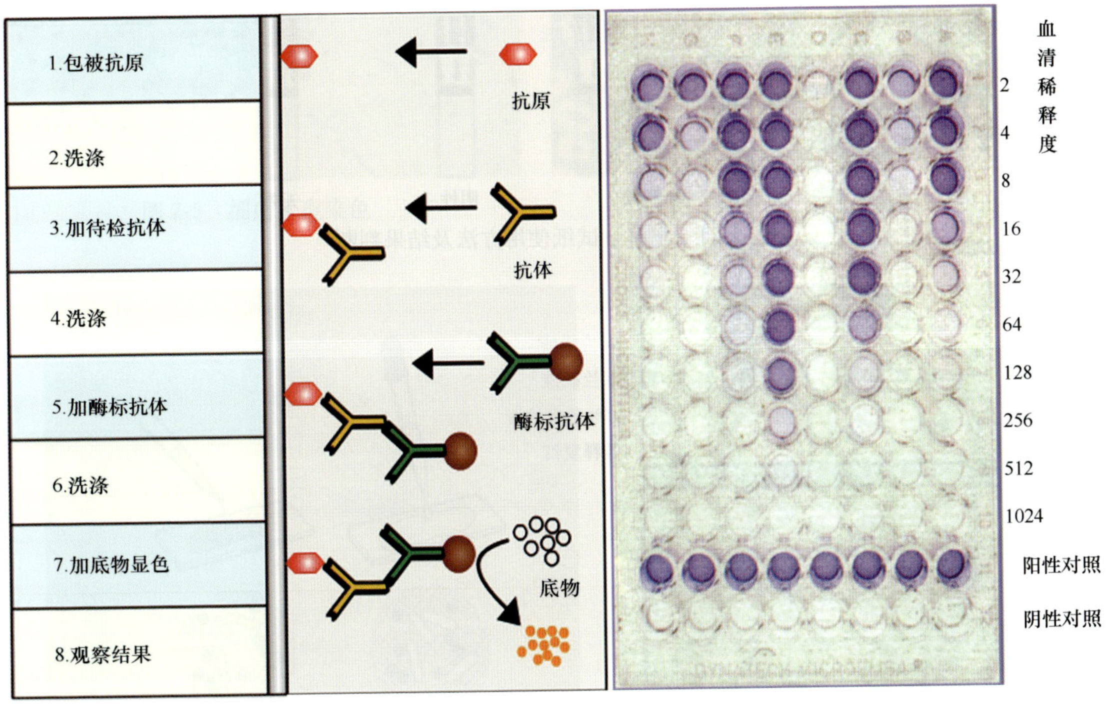

图 1-17　间接 ELISA 操作步骤及结果示意图

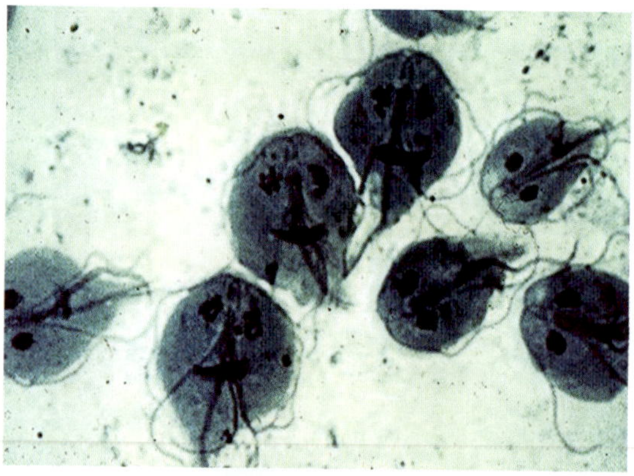

图 3-20　蓝氏贾第鞭毛虫滋养体

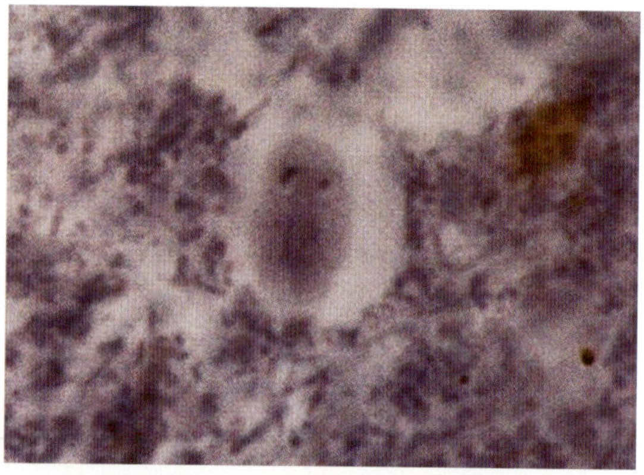

图 3-21　蓝氏贾第鞭毛虫包囊

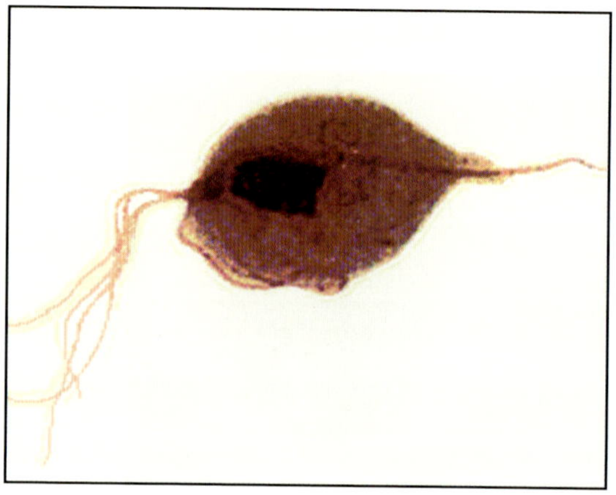

图 3-22　阴道毛滴虫滋养体

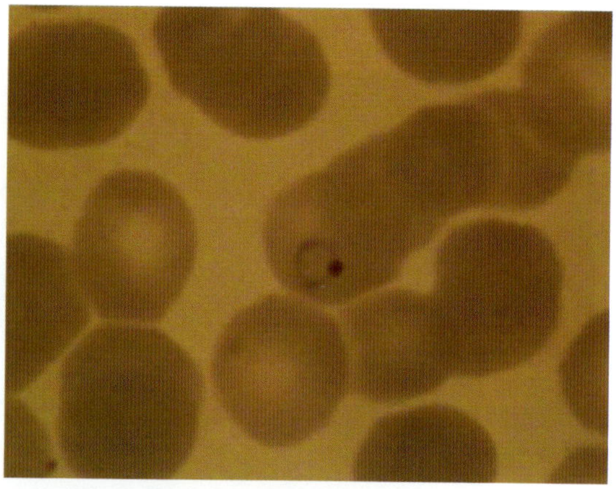

图 3-23　间日疟原虫环状体

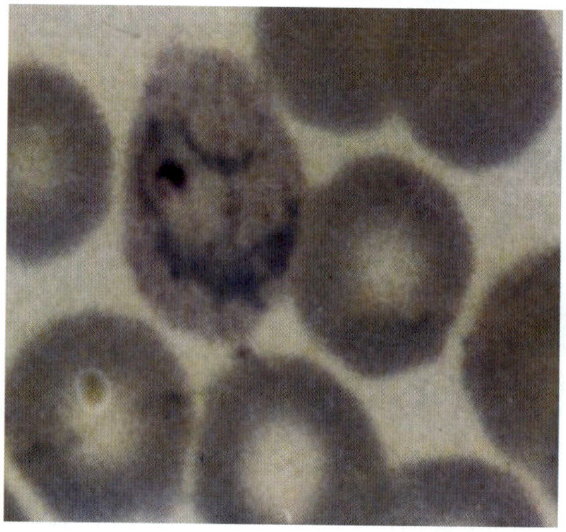

图 3-24　间日疟原虫大滋养体

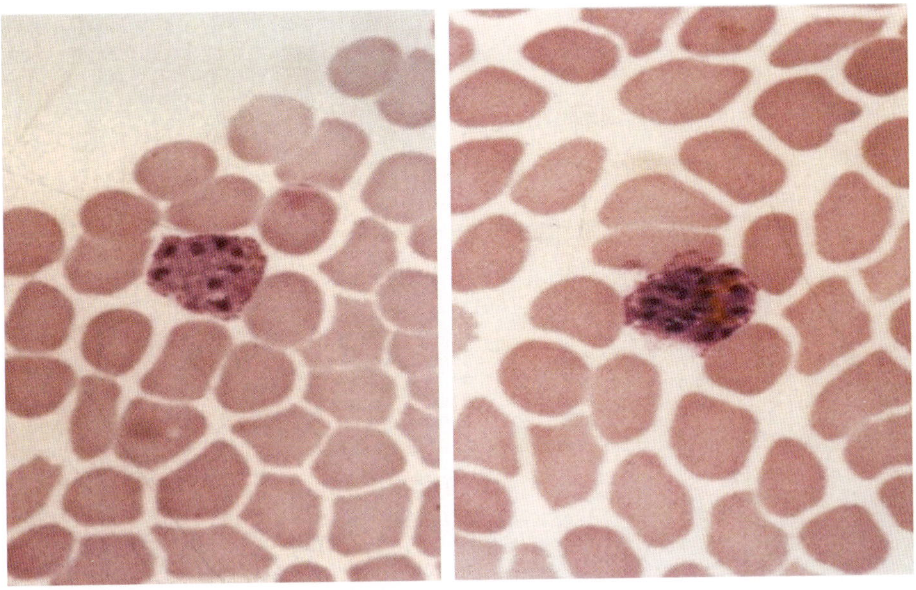

图 3-25　间日疟原虫裂殖体

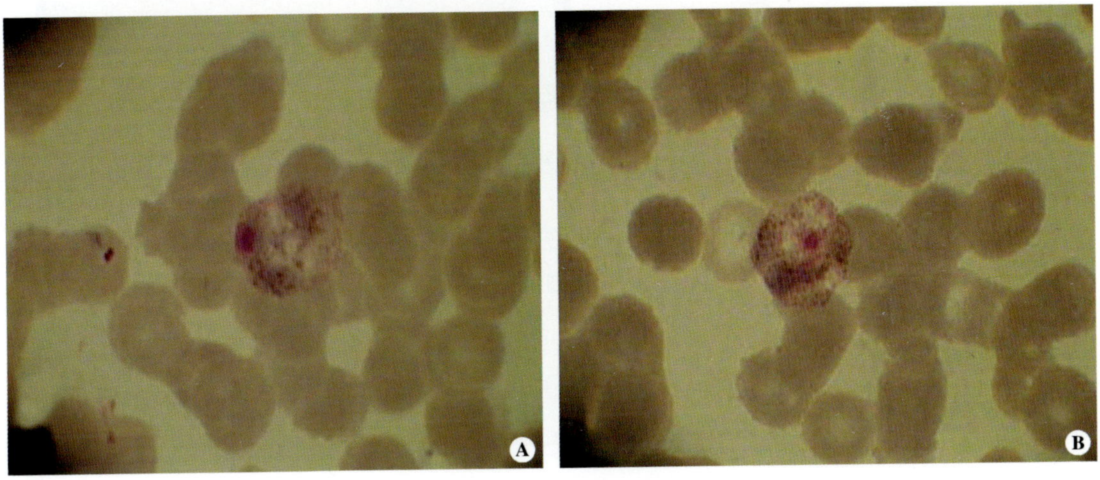

图 3-26　间日疟原虫配子体

A. 雌配子体，B. 雄配子体

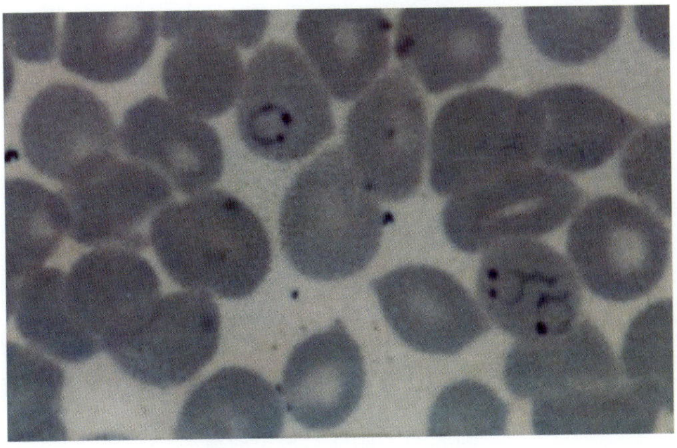

图 3-27　恶性疟原虫环状体

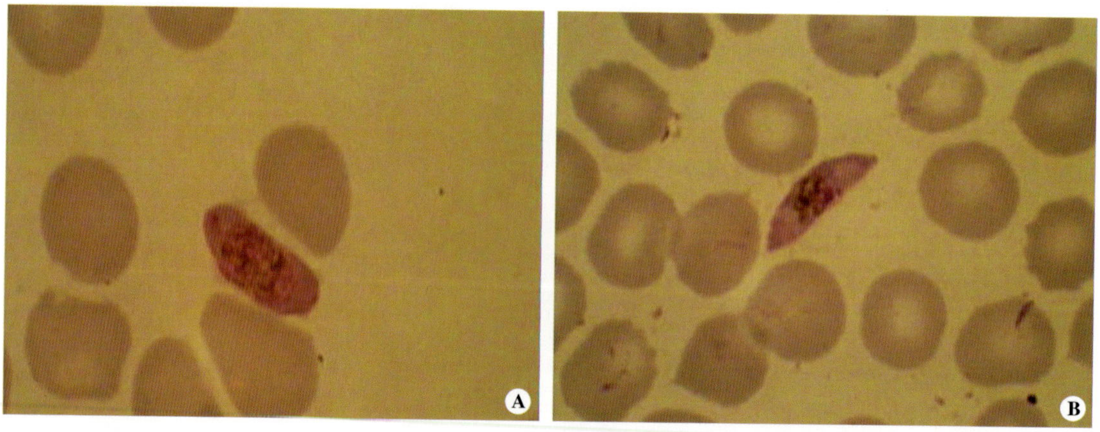

图 3-28　恶性疟原虫配子体

A. 雄配子体；B. 雌配子体

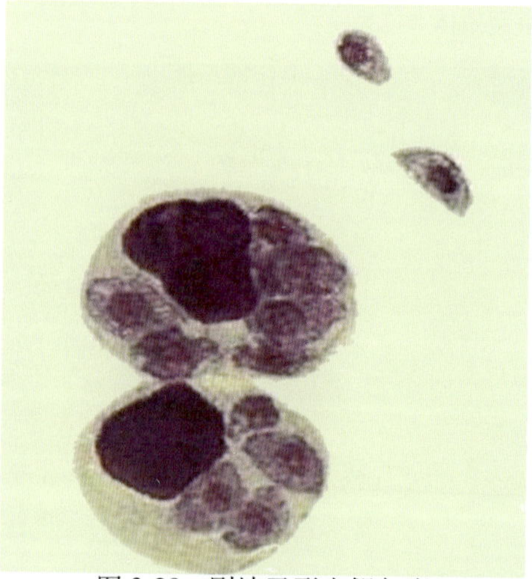

图 3-29　刚地弓形虫假包囊

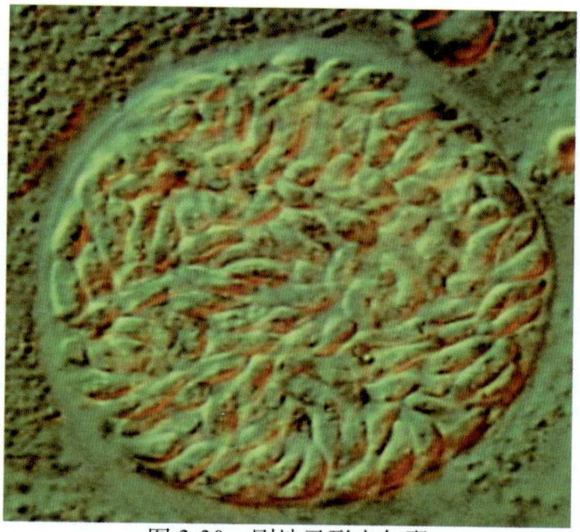

图 3-30　刚地弓形虫包囊

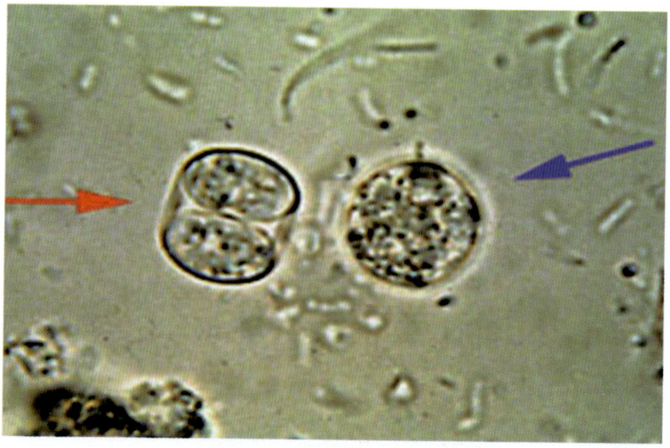

图 3-31　刚地弓形虫卵囊

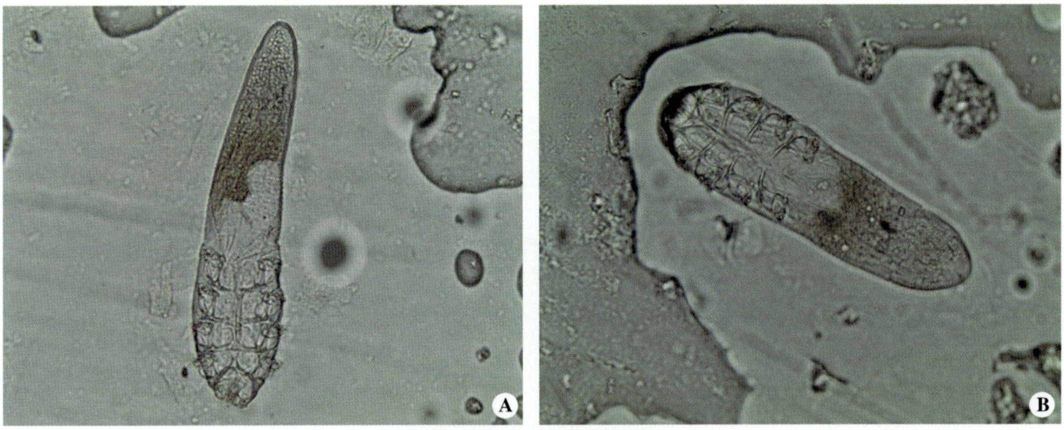

图 3-32　蠕形螨

A. 毛囊蠕形螨；B. 皮脂蠕形螨

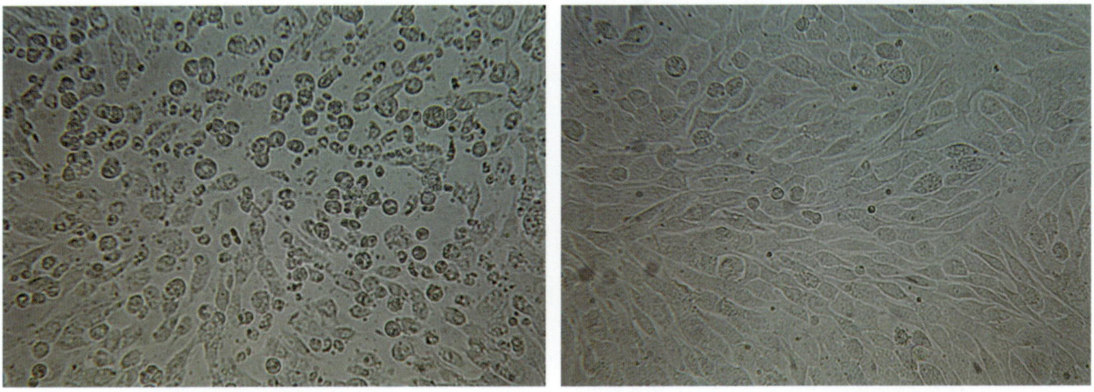

BHK21(接种乙型脑炎病毒)　　BHK21(未接种病毒)

图 4-3　乙型脑炎病毒 CPE

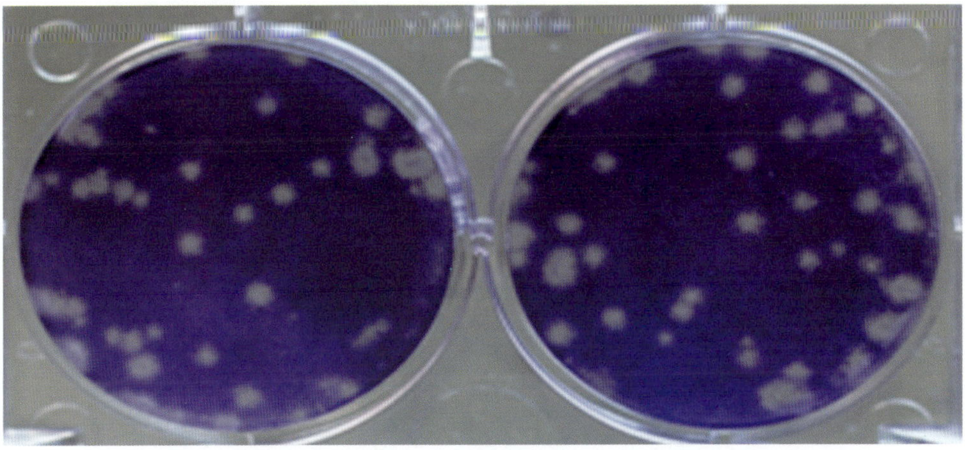

图 4-4　病毒蚀斑形成

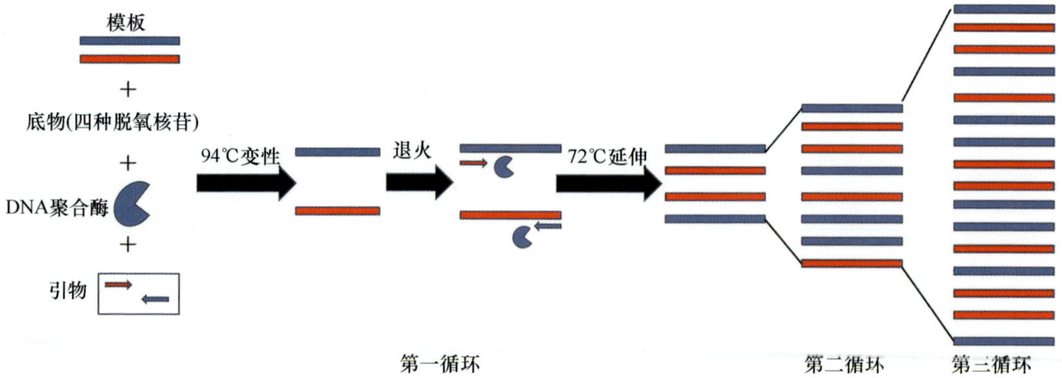

图 5-1　PCR 原理示意图

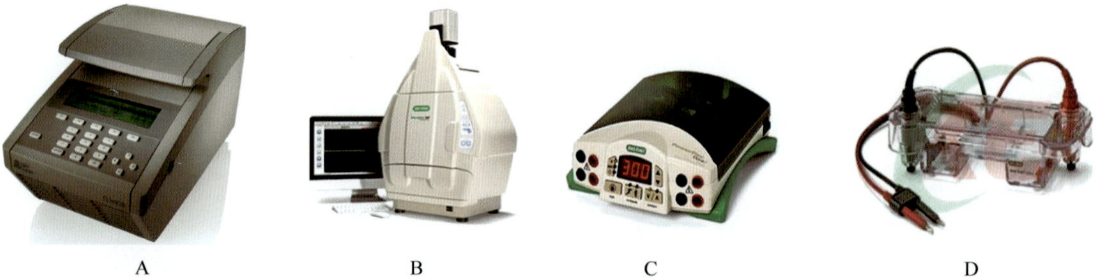

图 5-2　PCR 实验相关重要设备

A. PCR 仪；B. 凝胶成像仪；C. 电泳仪；D. 电泳槽

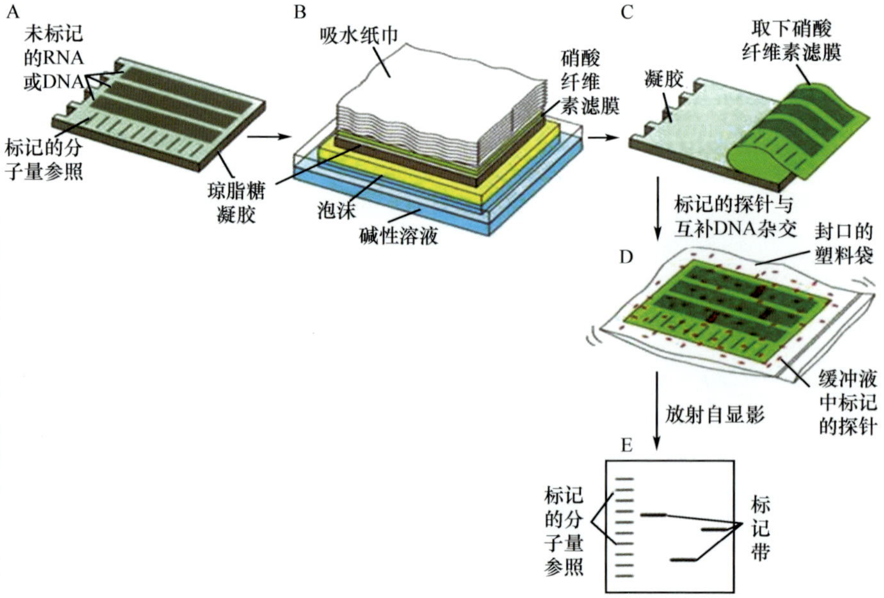

图 5-3　southern 杂交的原理示意图

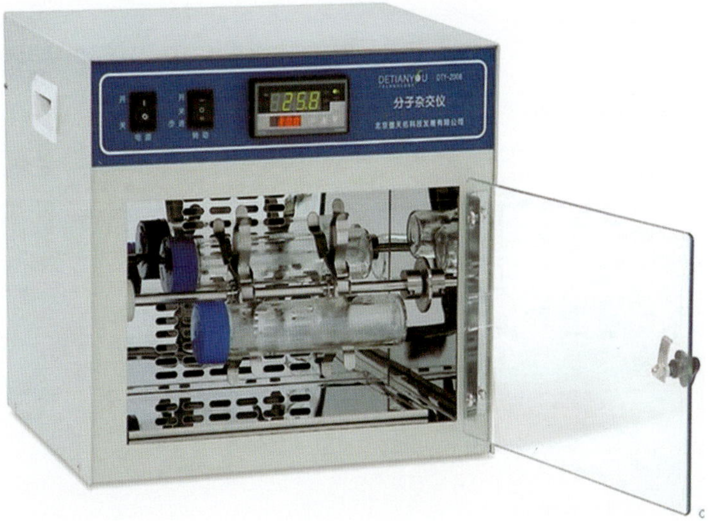

图 5-4　杂交箱

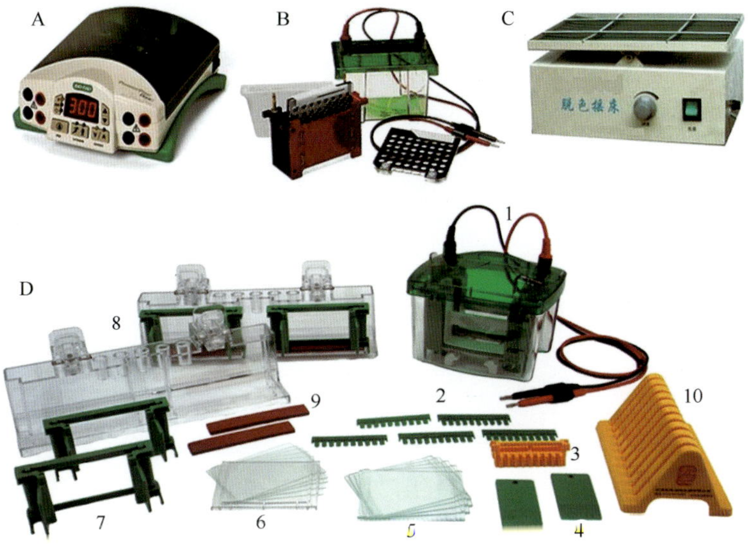

图 5-5　WB 相关重要仪器设备

A. 电泳仪；B. 转印仪；C. 脱色摇床；D. 垂直电泳槽 (1. 电泳槽；2. 电泳梳；3. 上样托架；4. 剥胶铲；5. 厚玻璃；6. 薄玻璃；7. 夹胶框；8. 制胶架；9. 密封垫；10. 玻板架)